10分钟拔罐排毒祛湿

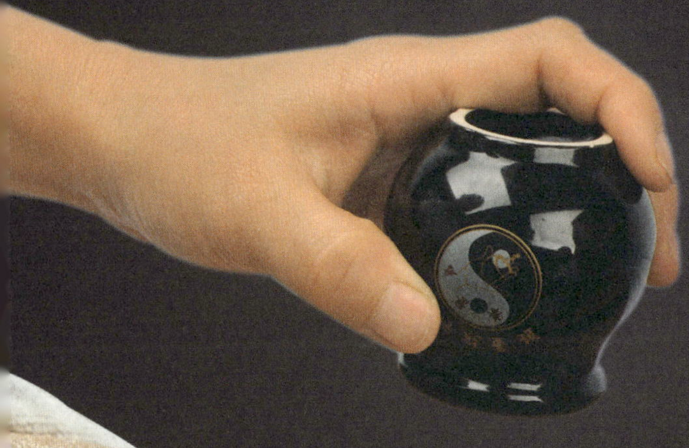

李建鹏◎编著

中医古籍出版社
Publishing House of Ancient Chinese Medical Books

图书在版编目（CIP）数据

10分钟拔罐排毒祛湿 / 李建鹏编著. -- 北京：中医古籍出版社，2023.4

ISBN 978-7-5152-2440-4

Ⅰ. ①1… Ⅱ. ①赵… Ⅲ. ①拔罐疗法 Ⅳ. ①R244.3

中国版本图书馆CIP数据核字(2022)第175188号

10分钟拔罐排毒祛湿

李建鹏　编著

策划编辑： 李　淳
责任编辑： 李　炎
封面设计 王青宜
出版发行： 中医古籍出版社
社　　址： 北京市东城区东直门内南小街16号（100700）
电　　话 010-64089446（总编室）010-64002949（发行部）
网　　址 www.zhongyiguji.com.cn
印　　刷： 水印书香（唐山）印刷有限公司
开　　本： 710mm × 1000mm　1/16
印　　张 14
字　　数： 235千字
版　　次： 2023年4月第1版　2023年4月第1次印刷
书　　号： ISBN 978-7-5152-2440-4
定　　价： 68.00元

前言

拔罐疗法是最佳的物理疗法之一，具有调理人体阴阳平衡、解除疲劳、增强体质的功能，并能起到祛寒除湿、疏通经络、消肿止痛的作用，许多疾病都可以采用拔罐疗法进行治疗。其简便易行，容易掌握，即时即地均可应用，疗效显著且副作用小，可施用于身体很多部位，适合养生保健、防病治病、美容养颜之用；其使用工具取材容易，经济实惠，备受古今医家和普通百姓的重视与推崇。

本书第一章介绍了拔罐治病的原理、常用工具、拔罐方法、拔罐的风险及注意事项等；第二章简要介绍了寒湿的由来、对人体的影响及十大祛寒湿的穴位；第三章到第十章分别就保健及常见病、骨伤科、妇科、男科、儿科、五官科、皮肤科、美容养颜的选穴定位、方义分析、拔罐方法和注意事项进行了详细介绍。拔罐简单易行、安全灵活，既适合病患祛病除疾，也适合亚健康人群养生保健，根据自己的时间和需要，在不同的地点、不同的季节选择最适合自己的拔罐方法。

本书语言通俗易懂，图文并茂，帮助读者轻松在家拔罐，以扶助人体阳气，祛除体内毒邪，预防疾病。希望我们的努力能帮助您获得更加健康的身体。

编者

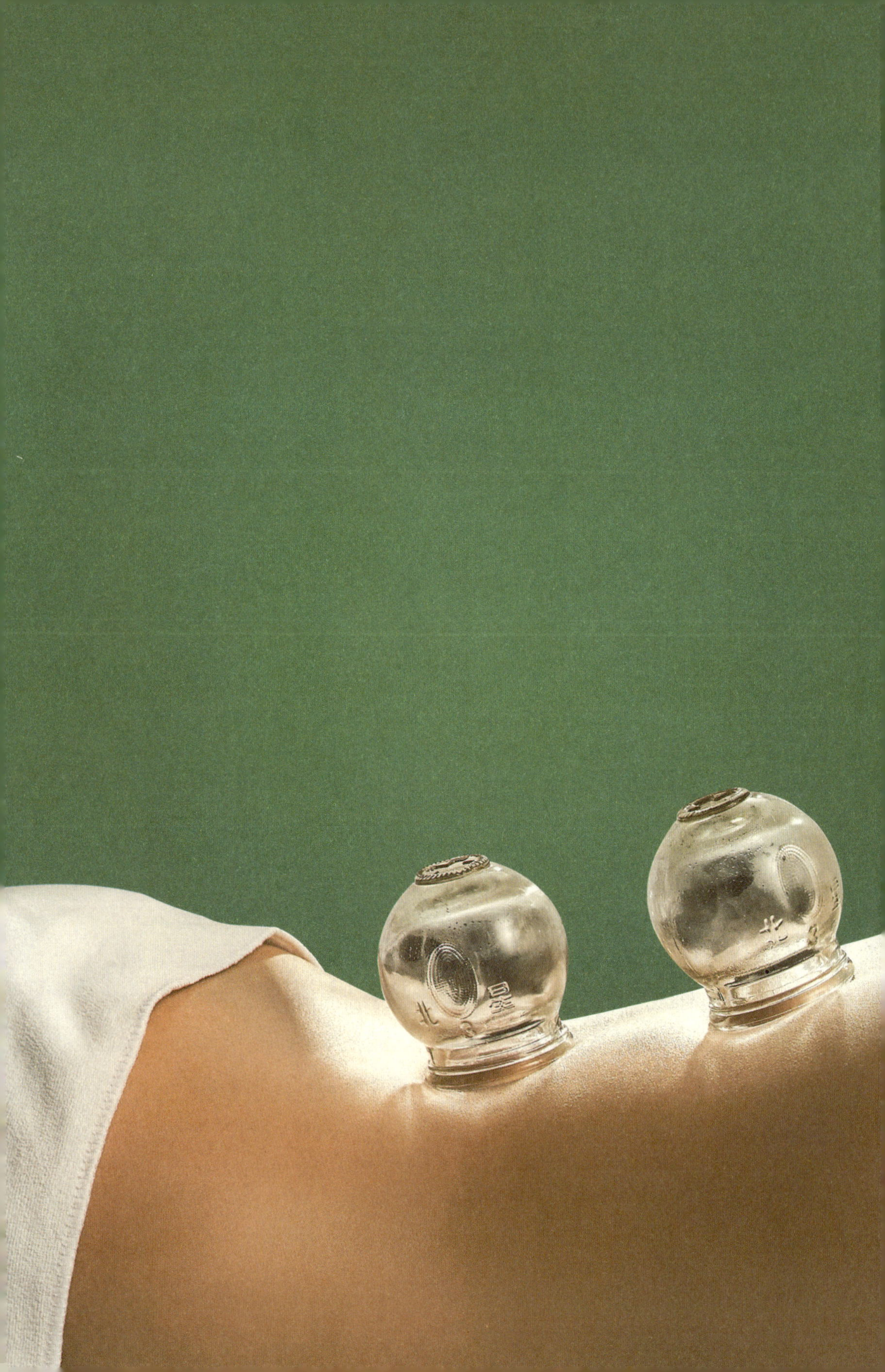

目录

CONTENTS

PART 1

拔罐：传统的绿色疗法

PART 2

寒湿：万病之源

PART 3 拔罐保健：益寿延年少生病

PART 4 常见病拔罐：告别病痛的折磨

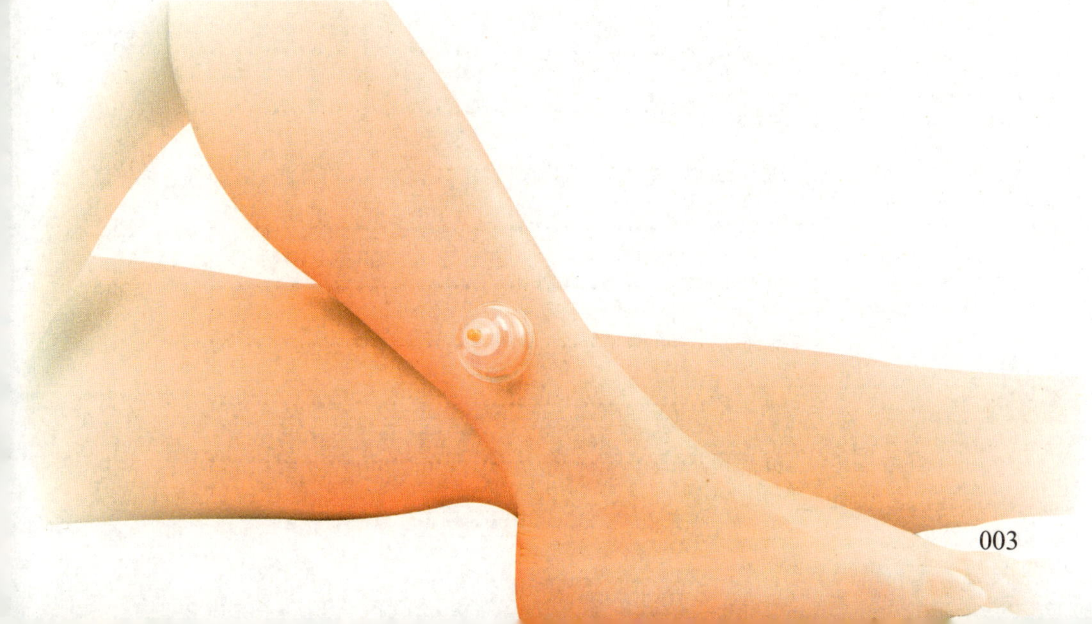

PART 5

罐到痛自消：拔除颈肩腰腿痛

PART 6

皮肤病拔罐：秀出白嫩好肌肤

PART 7

妇科男科拔罐：缓解难言之隐

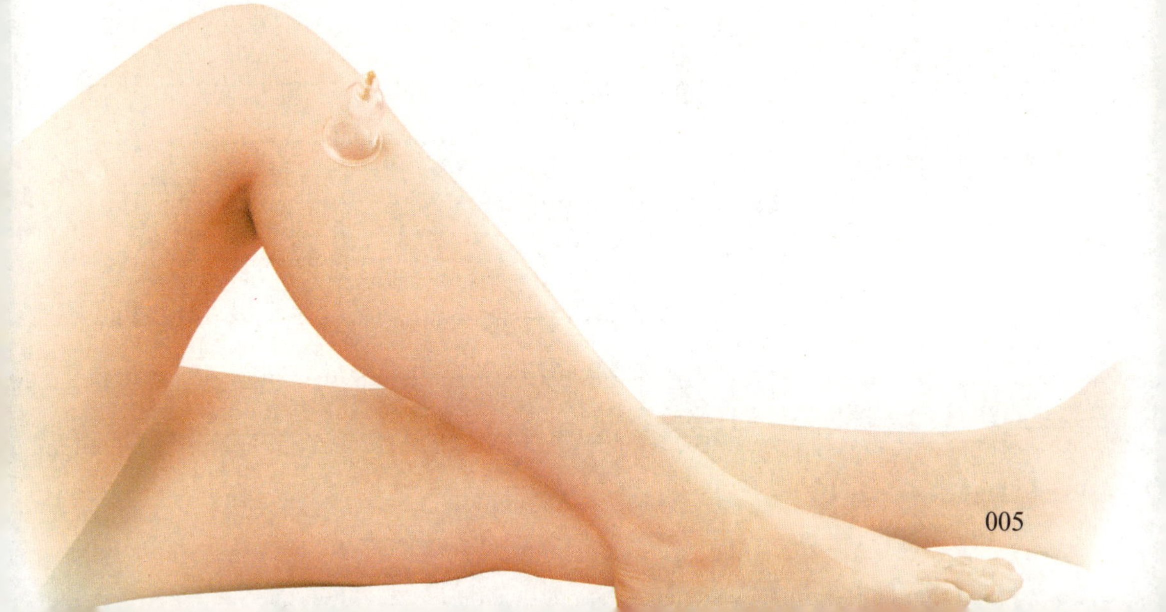

PART 8

儿科拔罐：护佑宝宝健康成长

PART 9

五官科拔罐：拔除隐患一身轻

PART 10

美容美体拔罐：让青春永驻

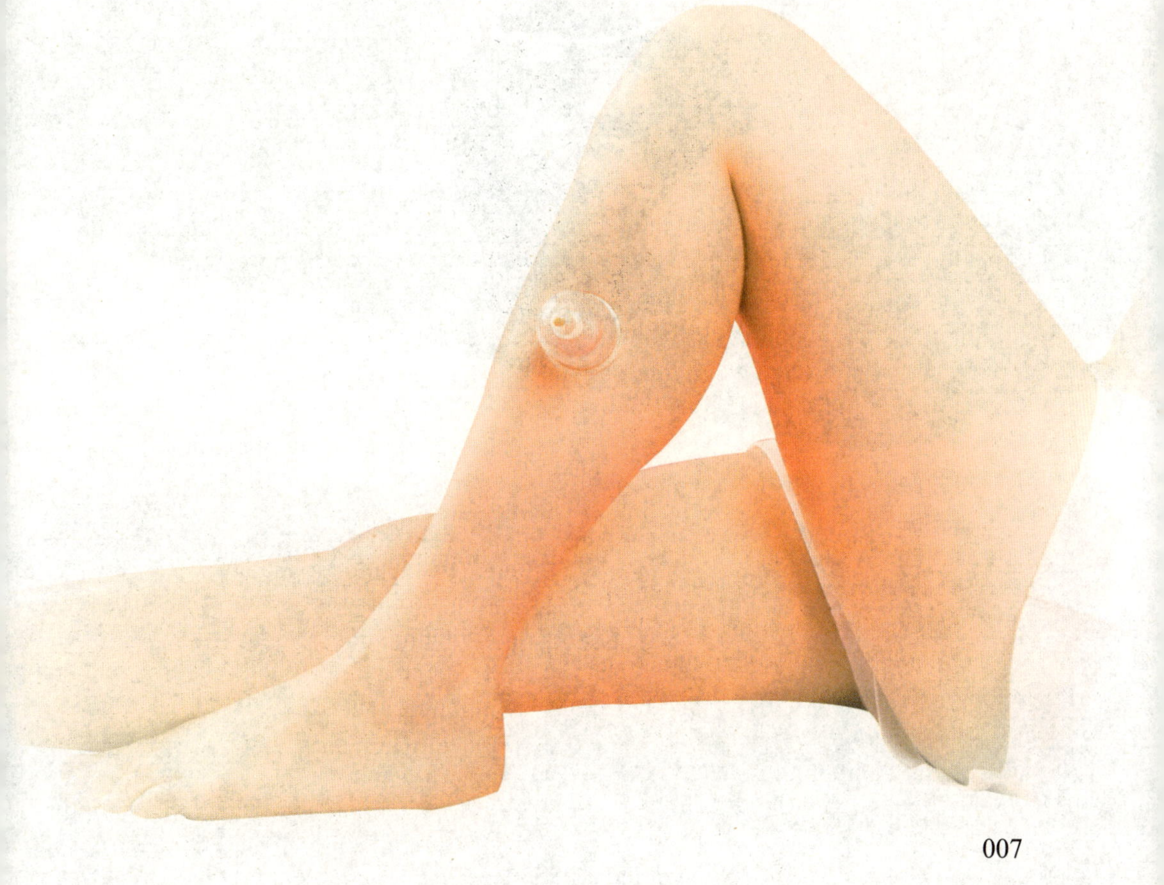

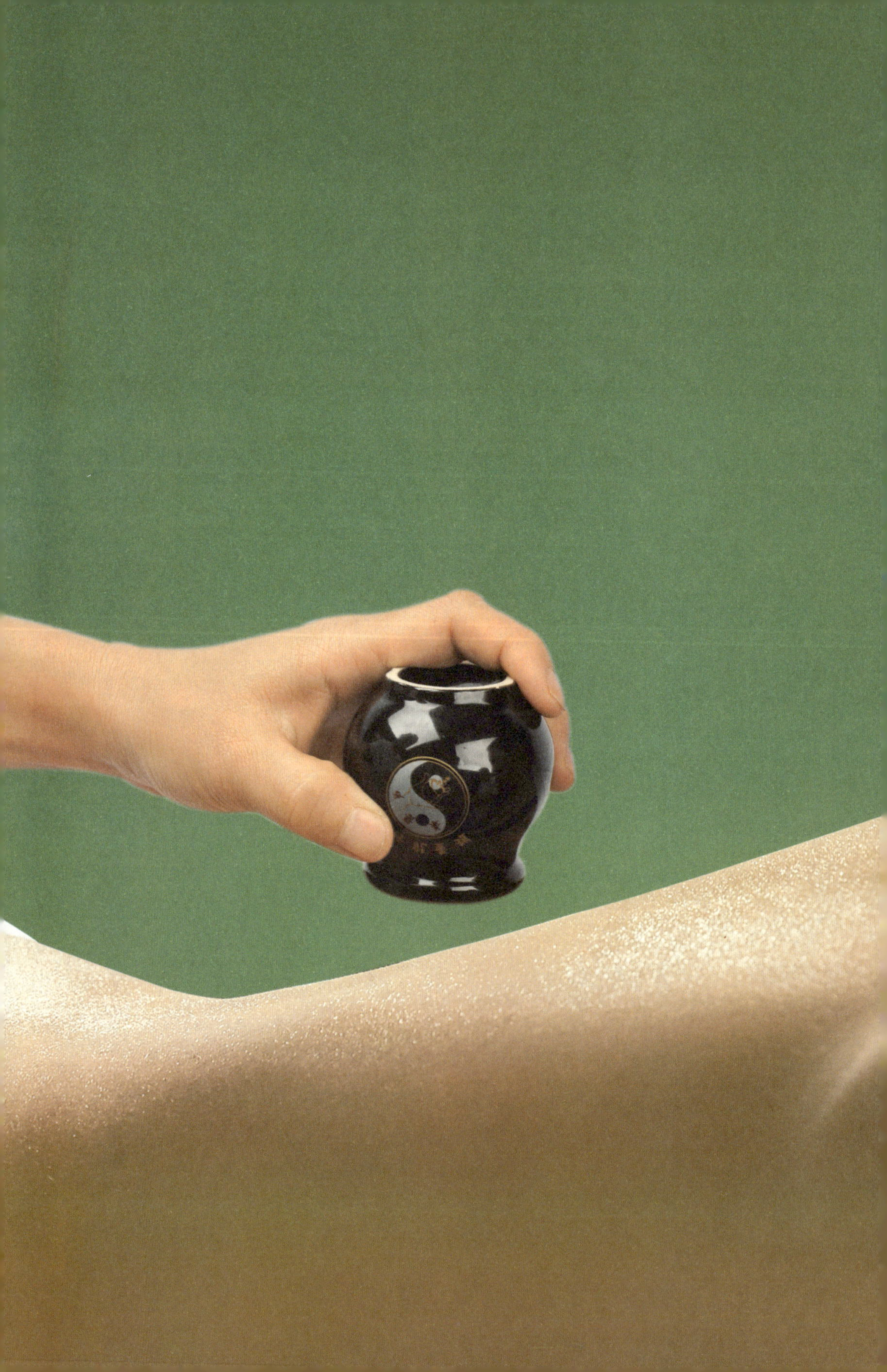

PART 1

拔罐：传统的绿色疗法

拔罐的起源与发展

“拔火罐”是在我国民间流传很久很广的一种独特的治病方法，俗称“拔罐子”“吸筒”，《本草纲目拾遗》中称作“火罐气”，《外科正宗》中又叫“拔筒法”。古代多用于外科痈肿，起初并不是用罐，而是用磨有小孔的牛角筒，罩在患部排吸脓血，所以一些古籍中又称其为“角法”。早在成书于西汉时期的帛书《五十二病方》中就有关于“角法”的记载，表明我国医家至少在两千多年前的汉代，就已经采用拔罐这一治疗方法。

到了隋唐时期，拔罐工具有了突破性的改进，开始用经过削制加工的竹罐来代替兽角。竹罐取材广泛，价廉易得，有助于这一疗法的普及和推广；同时竹罐质地轻巧，吸拔力强，也在一定程度上提高了治疗的效果。在隋唐的医籍中，记载这方面内容较多的是王焘的《外台秘要》，如文内说：“……取三指大青竹筒，长寸半，一头留节，无节头削令薄似剑，煮此筒子数沸，及热出筒，笼墨点处按之，良久，以刀弹破所角处，又煮筒子重角之，当出黄白赤水，次有脓出，亦有虫出者，数数如此角之，令恶物出尽，乃即除，当目明身轻也。”从以上介绍的青竹筒制火罐的情况看来，我国隋唐时代已流行火罐了。

宋金元时代，竹罐已完全代替了兽角。拔罐疗法的名称，亦由“吸筒法”替代了“角法”。在操作上，则进一步由单纯用水煮的煮筒法发展为药筒法，即先将竹罐在按一定处方配制的药物中煮过备用，需要时，再将此罐置于沸水中煮后，趁热拔在穴位上，以发挥吸拔和药物外治的双重作用。明确加以记述的是元代医家萨谦斋所撰的《瑞竹堂经验方》。

在明代，拔罐法已成为中医外科重要的外治法之一，主要用于吸拔脓血，治疗痈肿。在吸拔方法上，较之前代又有所改进。用得较多的是将竹罐直接放在多味中药煎熬后的汁液中，煮沸直接吸拔。所以，竹罐又被称为药筒。除了煮拔筒法，也应用到一些更为简便的拔罐法，如申斗垣的《外科启玄》就载有竹筒拔脓法：“疮脓已溃已破，因脓塞阻之不通……如此当用竹筒吸法，自吸其脓，乃泄其毒也。”

至清代，拔罐法获得了更大的发展。首先是拔罐工具的又一次革新。竹罐尽管价廉易得，但吸力较差，且久置干燥后，易产生燥裂漏气。为补此不足，清代出现了用陶土烧制的陶罐，并正式出现了沿用至今的“火罐”一词。其次拔罐方法有了较大进步，“以小纸烧见焰，投入罐中，即将罐合于患处。如头痛则合在太阳、脑户或巅顶，腹痛合在脐上。罐得火气舍于内，即卒不可脱，须得其自落，肉上起红晕，罐中有气水出”。此类拔罐法即目前仍常用的投火法。同时，一改以往以病灶区作为拔罐部位，采用吸拔穴位来提高治疗效果。同时，拔罐疗法的治疗范围也突破了历代以吸拔脓血、疮毒为主的界限，开始应用于治疗风寒头痛及眩晕、风痹、腹痛等多种病症。

到了现代，拔罐疗法已越出中医外科外治法的边界，取得突破性进展，治病范围已经扩展至内、外、妇、儿、五官等各科病症。既用于急性病症，诸如急性阑尾炎、胆绞痛、急性扁桃体炎、急性腰扭伤、带状疱疹等，也用于治疗某些疑难病症，如牛皮癣、红斑性肢痛症、遗尿等。除传统的拔罐器具外，也创制出很多新的用具，如玻璃罐、橡皮罐、塑料罐及穴位吸引器等。在拔罐的操作方法上也多种多样，以吸拔的排气法分，有利用火力排去空气的火罐法，包括闪火法、投火法、架火法、滴酒法等；有利用煮水排去空气的水罐法；有利用注射器或其他方法抽去空气的抽气罐法。以吸拔的形式分，又有单罐、排罐、闪罐、走罐之别。另外，近年来，拔罐法与其他穴位刺激法的结合运用日趋广泛，其中不少已成有机整体，如用中草药煎煮竹罐后吸拔，或在罐内预行贮盛药液吸拔的药罐；在针刺过的部位或留针处拔罐的针罐；用三棱针或皮肤针等刺破体表细小血管之后拔罐的刺络拔罐，等等。

拔罐疗法是我国古代劳动人民在长期的劳动实践和同疾病的斗争中，不断总结、逐渐积累起来的经验，是传统中医学中的一颗明珠，具有历史悠久、方法独特、简便安全、容易操作、适应广泛、疗效稳定、设备简单、对周围环境无特殊要求等特点，是一种从临床实践中总结和完善出来的、行之有效的、很有前途的单纯物理疗法。随着我国医药卫生事业的不断发展，拔罐这种无化学疗法副作用的物理疗法，逐渐被重视起来，其临床应用的范围也不断扩大。经过不断研究、完善其理论和治疗体系，拔罐疗法一定能够进一步发扬光大，为人类的健康做出更大的贡献。

拔罐治病的原理

俗话说“拔拔火罐，病好一半”。拔火罐为什么能治病呢？拔罐疗法是遵循中医理论，在中医的阴阳五行学说、脏腑经络学说及针灸腧穴学说等的指导下，随罐具、操作方式、穴位选择、配合疗法等方面的不同，而分别具有调节阴阳、疏通经络、活血行气、温经散寒、消肿止痛等不同疗效，从而可将充斥于体表、经络、局部病灶，乃至脏腑中的各种致病因素加以祛除，使失调的脏腑功能得以恢复，最终使疾病痊愈。

综合古人对于拔罐疗法的认识和临床应用，可以将拔罐疗法的保健作用归为10个方面，下面就来简单介绍一下。

调整阴阳

中医理论认为，阴阳失调，百病丛生，“阴平阳秘，精神乃治”，说明保持和调整机体阴阳的相对平衡是防病治病的基础。拔罐可刺激皮肤神经感受器和血管感受器，使其通过反射途径传导到神经中枢，提高兴奋或抑制兴奋，使人体阴阳趋于平衡，从而加强大脑皮层对身体各部分的调节与控制功能，使局部皮肤相对应的内脏及组织代谢旺盛。

疏通经络

人体的经络就像网络一般，纵横交错，遍布全身，将人体的脏腑与肢体联系成有机的整体，承担着人体的五脏、六腑、四肢、百骸、五官、九窍的气血运行、输布、濡养、联络、调节作用。经络气血通达则人体健康；若阴阳失调、邪正相争，经络之气亦随之逆乱，气血运行被阻，则可发生各种疾病。在相应病所（如阿是穴）拔罐，可使阻塞的穴位、经络得以开通，气血得以通达。拔罐可疏通经络，对颈椎病、肩周炎、腰腿痛等痛症患者疗效颇佳。

行气活血

气血是人体生命活动的基础，对于维持人体的正常活动具有十分重要的意义。拔罐通过吸附肌表使经络通畅，气血通达，则瘀血化散，凝滞固塞得以崩解消除，全身气血通达无碍，局部疼痛得以减轻或消失。现代医学认为，拔罐可使局部皮肤充血、毛细血管扩张，血液循环加快；另外拔罐的吸附刺激可通过神经——内分泌调节血管舒、缩功能和血管壁的通透性，增强局部血液供应而改善全身血液循环。

发汗解表

肌表是人体的藩篱，外感六淫伤人，一般都先出现表证，此时邪气较浅，可通过宣发肺气、调畅营卫、开泄腠理等作用，通过人体的漐漐汗出，使停留在肌表的外感六淫之邪随汗而解。拔罐通过吸附作用，使局部毛细血管充血、扩张以及良性刺激对神经反射作用，达到发汗，祛除风、寒、湿邪的目的。这就是中医学所说的“风寒邪气随气出”。

温经散寒

寒为阴邪，易伤阳气。“阴胜则阳病”，阳气受损，失其温煦气化作用，会出现阳气衰退的寒证。由于火罐吸附皮肤形成温热刺激，通过经络传导给相应的内脏器官组织，使体内寒邪得以排出体外，从而达到“温经散寒通络”的治疗效果。

化瘀散结

瘀血乃是疾病过程中产生的病理产物，也是引起某些疾病的致病因素。拔罐作用于肌表，通过对经络、穴位或病变部位产生负压吸引作用，使体表组织产生充血、瘀血、出血、放血等变化，改善血液循环，使气血通畅，化瘀解滞，组织、皮毛、五脏六腑得以濡养，人体气血功能得以提振，人体生命活动恢复正常。

通利关节

风、寒、湿邪侵袭人体，痹阻于筋脉，致使筋脉关节失于濡养而疼痛、拘急、屈伸不利。拔罐疗法具有祛风散寒、温经通脉、疏通气血之功效，通过其温热、机械刺激及负压吸拔作用，吸出筋肉血脉中的风寒，逐其湿气，从而祛除筋络之邪，筋脉关节得以濡养、通利。循腧穴在患处施行此法，通利关节之效更显。

消肿止痛

所谓“不通则痛”，风、寒、湿、瘀等致病因素作用于人体，经脉气血运行不畅，致使局部发生红、肿、热、痛等一系列病理变化，同时疼痛又进一步加重气血的痹阻。拔罐疗法能祛除病邪，吸拔出有害物质，增强血流量，故可使邪去而肿消、络通而痛止，从而达到“消肿止痛”的目的。

吸毒排脓

湿热火毒之邪蕴结于局部，阻碍气血运行，从而出现红、肿、热、痛、脓成、化脓等一系列表现。拔罐疗法所产生的负压吸力很强，用于治疗痈疖疮疡、恶血瘀滞、邪毒郁结等外证有特效。未化脓时，采用针罐，可使毒邪排出，气血畅通，瘀阻消散。已化脓时，可吸毒排脓，清疮解痛，促进疮口愈合。

扶正固本

中医学认为，疾病的产生关系人体的正气与邪气，正气是指人体的功能活动和其抗病、康复能力。邪气是指各种致病因素，如外感六淫、痰饮、瘀血以及跌扑损伤等。拔罐通过肌表作用使经络气血通畅，机体正气自然便可安康。现代医学认为拔罐可使吸附部位毛细血管破裂，继而出现局部血液凝固，但不久即崩溃而引起自身性溶血现象，随即产生一种新的刺激素，一种类组织胺的物质，随体液周流全身，刺激全身组织器官，增强其功能活动。自身性溶血是一个延缓的良性弱刺激过程，可以增强免疫机能，提高机体抗病能力。

罐印传达的信息

因每个人的体质不同，所以对治疗的反应也不同，如拔完火罐，有些人只会在皮肤上留下淡淡的印记，且很快就能消失；而有些人则要“背”着紫红的罐印好几天。中医认为，拔罐后皮肤局部出现的不同颜色或形态的罐印是门大学问。这些印记其实就是一种语言，传达着人体的疾病所在。

罐印紧黑而黯，一般表示体有血瘀，如痛经或心脏供血不足，患部受寒较重也会出现。如印迹数天不退，通常表示病程已久，需要较长的时间来调理，如走罐时出现大面积黑紫印，提示风寒所犯面积大，应对症祛寒为主。

罐印发紫伴有斑块的，一般提示有局部寒凝血瘀。

罐印呈散发性的紫点，深浅不一，一般提示为气滞血瘀之症。

罐印鲜红而艳，一般提示阴虚或气阴两虚。

罐印呈鲜红散点，通常在大面积走罐后出现，并不高出皮肤。如系在某穴及其附近集中，则预示该穴所在脏腑存在病邪（临床中有以走罐寻找此类红点，用针刺以治疗疾患的）。

罐印红而暗，说明血脂高，且有热邪。

罐印表面有纹络且微痒，表示风邪和湿症。

罐体内有水气，表示该部位有湿气。

罐印出现水泡，说明体内湿气重，如果水泡内有血水，反映体内有热湿毒。

拔罐区出现深红、紫黑或丹痧，或触之微痛兼见身体发热者，提示患热毒症；身体不发热者，提示患瘀症。

罐印灰白或无颜色改变，触而不温，多为虚寒或湿邪所致。

拔罐常用的器具

竹筒罐

由竹管制成，一端以竹节为底，另一端为罐口。罐口必须打磨平整光滑。竹罐有轻巧、价廉、不易破碎、取材容易、制作简便等优点，但易爆裂漏气。口径大的，用于面积较大的腰背及臀部；口径小的，用于四肢关节部位。

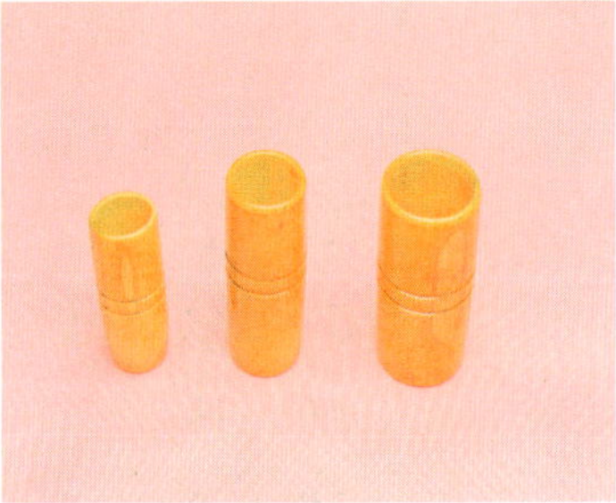

陶瓷罐

使用陶土，作成口圆肚大，再涂上黑釉或黄釉，经窑里烧制的叫陶瓷火罐。有大、中、小和特小等几种。其优点是吸附力大，经济实用；缺点是易于破碎、损坏，不便于携带，无法观察罐内皮肤的变化。

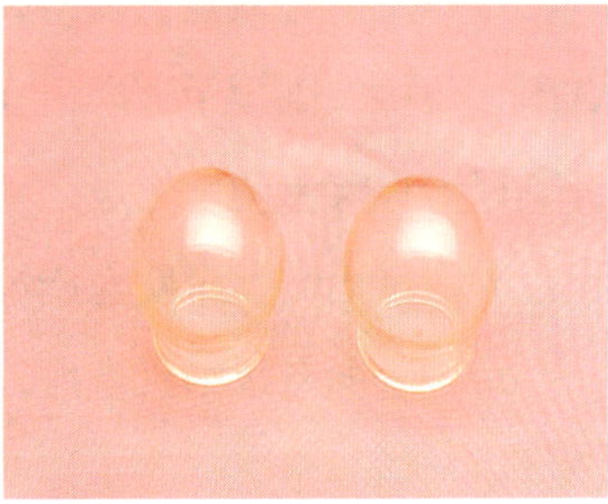

玻璃罐

用玻璃加工而成，其形如球状，罐口平滑，分大、中，小三种型号。优点是造型美观、清晰透明，使用时可以观察所拔部位皮肤充血、瘀血程度，便于随时掌握情况，随时调整；缺点是导热快，易烫伤，容易破碎、损坏，不易携带。

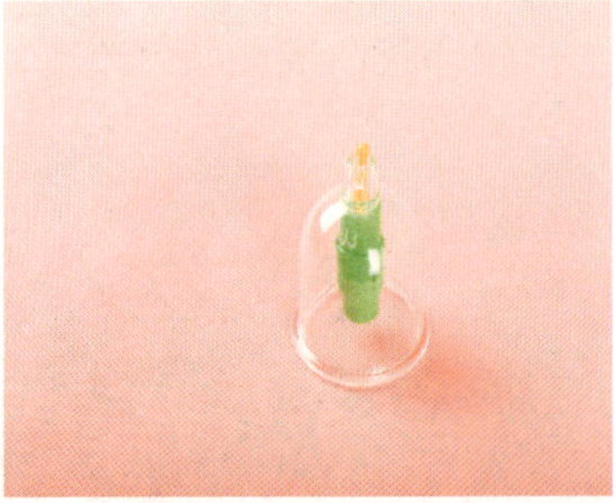

抽气罐

用有机玻璃或透明的工程塑料制成，采用罐顶活塞控制抽排气。优点是不用点火，不会烫伤，安全可靠，抽气量和吸拔力可控制；自动放气起罐不疼痛；罐体透明，便于观察吸拔部位皮肤的充血情况，便于掌握拔罐时间。

橡胶罐

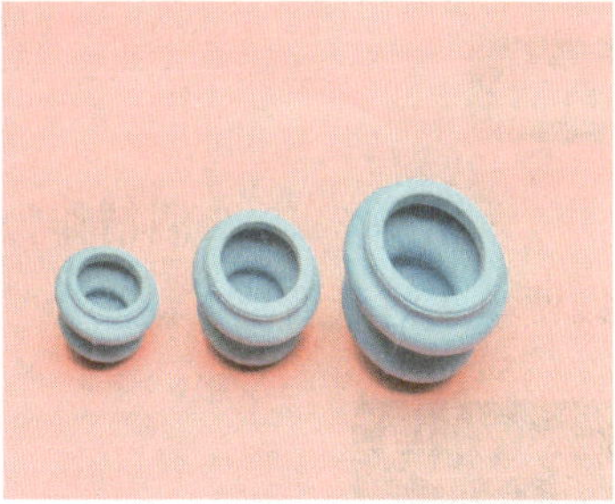

用具有良好伸缩性能的橡胶制成，形状因临床需要各异。口径小至可用于耳穴，大到可以覆盖整个人体。优点是消毒便利，不易破损，适用于耳、鼻、眼、头皮、腕踝和凹凸不平等特殊部位拔罐；缺点是价格高，无法观察罐内皮肤的变化。

金属罐

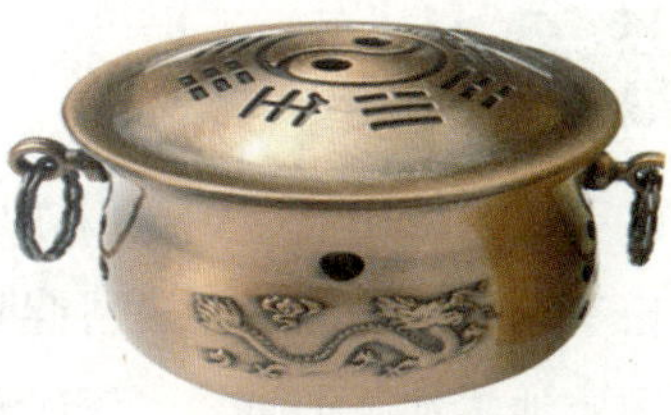

用铜或铁、铝、不锈钢等金属材料制成，规格与型号要求与陶瓷罐、玻璃罐相似。优点是消毒便利，不易破损；缺点是造价高，传热快，易烫伤皮肤，无法观察拔罐部位皮肤的变化。

塑料罐

用耐热塑料压制而成，规格型号与玻璃罐相似。优点是不易破损，轻便易携带；缺点是不能观察罐内变化，并易老化变形。

温馨小贴士

在没有专用罐具的突发紧急情况下，可用随手可得的代用罐进行拔罐治疗，如茶杯、酒杯、空药瓶、罐头瓶、碗等，只要口部平整光滑，能耐热，能产生一定吸拔力的器具皆可用来拔罐。

拔罐的辅助器具

燃料

采用75%～95%酒精作为点火用的材料。可以使用酒精灯或小口瓶装酒精，以便点火时蘸酒精方便。

点火工具

可以用止血钳或镊子夹住棉球作为点火工具，点火蘸酒精时要注意酒精的量，以不滴下为度，酒精过多容易滴在患者的身上导致烫伤。

介质

可以选用能起到润滑作用的液体，常用的介质有液状石蜡、按摩乳、甘油、松节油、植物油等。既可起到润滑作用，又可以增强拔罐时的吸附力。还可以选用质地柔软、细腻、光润的软质固体，如凡士林、面霜、板油等，既可起到润滑的作用，又可对局部皮肤起到滋润作用，以防局部皮肤干裂。

药物

行药罐法的时候，需要把竹罐放在药液里煎煮，所用药物以活血化瘀、行气止痛、温经散寒为主，如桃仁、红花、延胡索、香附、黄连、生姜等。

消毒清洁用品

选择常用的消毒液，一般与针灸挑刺放血配合使用，消毒局部皮肤，如用75%酒精或1%新洁尔灭等。清洁用品如棉签、酒精脱脂棉球等。

针具

行刺络拔罐法的时候，需要梅花针、皮肤针或者三棱针。如果没有这些专业的用具，用家里的缝衣服针也是可以的，但要做好消毒工作。

拔罐的方法

火罐法

火力排气法是利用燃烧时火焰的热力排去空气，使罐内形成负压，将罐吸着在皮肤上。火力排气法的选择，应根据施术部位和体位灵活运用。有下列几种方法：

贴棉法 用1厘米左右的棉花一块，不用太厚，略浸酒精，贴在罐内壁上中段或底部，点燃后将火罐扣于选定的部位上，即可吸住。此法多用于侧向横拔，同样不可蘸太多酒精，以免灼伤皮肤。

闪火法 用镊子夹酒精球点燃后，伸入罐内旋转一圈立即退出，再迅速将罐具扣在需拔穴位上。操作时要注意不要蘸太多酒精，避免火焰随酒精流溢烫伤皮肤；火焰也不宜在罐内停留太长时间，以免罐具过热而烫伤皮肤。

投火法 是指将点燃的小纸条或酒精棉球投入罐内，不等纸条烧完，迅速将火罐扣在应拔的部位上，纸条未燃的一段向下，可减少烫伤皮肤。此法适用于侧向横拔，不可移位，否则会因燃烧物下落而灼伤皮肤。

滴酒法 用95%以上酒精或高浓度（50度以上）的白酒，在罐体内滴3～4滴，将罐子转动一周，使酒精均匀地附着于罐子的内壁上（不要沾罐口），然后用火柴将酒精燃着，将罐口朝下，迅速将火罐扣在选定的部位上。操作时要注意不要蘸太多酒精，避免火焰随酒精流溢烫伤皮肤。

架火法 准备一个不易燃烧但传热的块状物，直径2～3厘米，放在应拔的部位上，上置小块酒精棉球，将棉球燃着，马上将罐子扣上，可产生较强的吸力。块状物可选择小瓶盖、生姜、橘皮等，如果用小瓶盖，应将瓶盖的凹面向上。

弹簧架法 用一根直径0.5～1毫米的钢丝绕成弹簧状，放入火罐内，近罐底的一端扭成钩状，钩端部卷上一个棉球，悬挂在罐的中央。拔罐时，在棉球上滴上几滴酒精，点燃后将火罐扣在应拔部位即可吸住，此架可反复应用。

走罐法

又称推罐法或拉罐法，一般用于身体面积大而平坦、肌肉丰厚结实的部位，如背、腰部等，适用于经脉气血阻滞、筋脉失养等病证，如寒湿久痢、坐骨神经痛、肌肉萎缩及痛风等。操作时选择罐口较大、罐壁较厚且光滑无破损的罐具，然后在要拔罐的部位，薄薄地涂一层润滑剂，如液状石蜡、凡士林或其他植物油。采用闪火法或投火法将罐吸拔在皮肤上之后，手握罐底，稍倾斜罐体慢慢来回推移。方向可以向前、后、左、右，还可以做旋转。反复数次，直至皮肤潮红出现瘀斑。

操作时应注意根据患者的病情和体质调整罐内的负压，以及走罐的快、慢、轻、重。罐内的负压不可过大，否则走罐时疼痛较剧烈，患者无法接受；推罐时应轻轻推动罐的颈部后边，用力要均匀，以防火罐脱落。

闪罐法

闪罐法是临床常用的一种拔罐手法，一般多用于皮肤不太平整、容易掉罐的部位。闪罐法是一手执罐，一手用镊子夹住酒精棉球或系有棉团的铁丝，点燃后立即抽出，迅速将罐拔在患处，随后立即取下，反复操作十数次乃至数十次，直至皮肤潮红出现瘀斑为止。此法适应于肌肉比较松弛处。通过反复拔起，使皮肤反复地紧松，反复地充血、不充血、再充血形成物理刺激，对神经和血管有一定的兴奋作用，可增加细胞的通透性，改善局部血液循环及营养供应，适用于治疗肌萎缩、局部皮肤麻木酸痛或一些较虚弱的病症。

采用闪罐法要注意操作时罐口应始终向下，棉球应送入罐底，棉球经过罐口时动作要快，避免罐口反复加热烫伤皮肤，操作者应随时掌握罐体温度，如感觉罐体过热，可更换另一个罐继续操作。

留罐法

留罐法是拔罐中最常用的一种方法，又称坐罐法，指将罐吸拔在皮肤上留置一段时间的拔罐法。留罐时间为5～15分钟不等，视患者和疾病的情况以及季节的不同而定。一般夏季及皮肤薄处留罐时间不宜过长。留罐法主要用于以寒邪为主的脏腑病、久病，部位局限、固定、较深者，多选用留罐法。如经络受邪（外邪）、气血瘀滞、外感表证、皮痹、麻木、消化不良、神经衰弱、高血压等病症，用之均有良效。留罐法可与走罐法配合使用，即先走罐，后留罐。

水罐法

一般用竹罐，是利用沸水排出罐内空气，形成负压，使罐吸附在皮肤上。根据病情需要还可在水中加入适量活血祛风的药物，即为药罐法。操作时先将罐倒置于沸水内，煮沸1～2分钟，然后用镊子夹住罐底，罐口朝下夹出，趁热扣在皮肤上，即能吸住。镊子夹住竹罐时，一定要使罐口朝下，可用湿毛巾捂住罐口，降低温度，随即迅速将罐扣于应拔部位。观察罐口吸附情况，如过紧或疼痛应立即起罐。

刺络拔罐法

又被称为血罐法，是将刺络放血与拔罐配合应用的一种拔罐方法。先用三棱针、梅花针、七星针等，根据病变部位的大小、疾病情况，对出血量的要求，迅速点刺数下或十数下，轻者皮肤出现红晕即可，中者以微出血为度，重者以点状出血为度，然后迅即拔罐并留罐15～20分钟。取罐后，用消毒棉球拭净血渍，罐内血块应清洗干净。此法在临床治疗中较常用，而且适应证广，见效快，疗效好，具有开窍泄热、活血祛瘀、清热止痛、疏经通络等作用。凡属实证、热证者，如中风、昏迷、中暑、高热、头痛、咽喉痛、目赤肿痛、睑腺炎、急性腰扭伤、痈肿、丹毒等，皆可用此法治疗。此外，对重症、顽症及病情复杂的患者也非常适用，如对各种慢性软组织损伤、神经性皮炎、皮肤瘙痒、神经衰弱、胃肠神经痛等疗效尤佳。

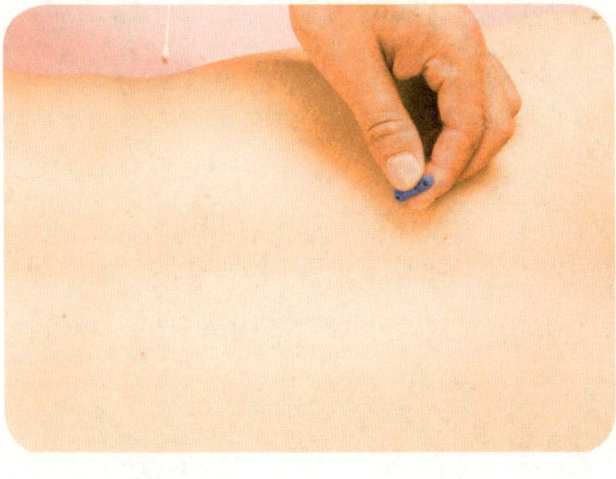

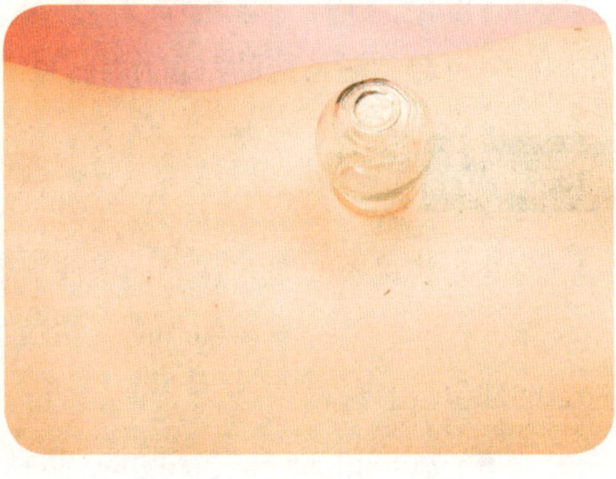

针罐法

针罐法是将针刺与拔罐相结合的一种综合拔罐法。针刺穴位后，将针留在穴位上，再以针刺处为中心拔罐，使针体罩于罐内。一般以玻璃罐为宜。留罐10～20分钟，最后起罐取针。还有一种方法是针刺后取掉针，再以针刺部位为中心拔罐。操作时要特别注意针柄不宜过长，以防吸拔时触及罐底，使针头深入体内出现危险；不得在胸、背部使用。针罐法应该注意手法的掌握，防止滞针、断针。

此法可加大刺激量，提高针刺疗效，适用于顽固性痹痛证，如顽固性风湿痛、陈旧性筋骨损伤、坐骨神经痛、腰椎间盘突出等。也可在局部消毒后，用梅花针叩击体表，使皮肤潮红或微出血后再拔罐，并留罐5～10分钟，适用于麻木、瘫痪等病症。

药罐法

药罐法是将拔罐与药物治疗法结合在一起使用的一种治疗方法。常用于治疗感冒、咳嗽、哮喘、风湿痛、溃疡病、慢性胃炎、消化不良、银屑病等。药罐法一般选择竹罐为罐具。竹罐在拔罐之前经药液蒸煮，利用高热排出罐内的空气，造成负压，使罐吸附于皮肤上。此法既有温热刺激和机械刺激，还可以发挥中药的作用，提高拔罐的疗效。药物可以根据患者的病情进行选择。

操作时，用特大号的陶瓷锅或特制的电煮药锅，先将中药用纱布包好，放入锅中，加入适量的水煎煮20分钟，再将竹罐或木罐放入煎好的中药液中，煮10分钟左右（一般可根据药性决定时间），再用镊子或筷子将罐夹出，迅速用干净的毛巾捂住罐口，以便吸去药液，降低罐口温度，保持罐内的热气，趁热迅速将罐扣在所选部位，手持竹罐稍加按压约半分钟，使之吸牢即可。此法的优点是温热作用好，可起到罐与药的双重作用，多用于风寒湿痹证。

抽气罐法

此法是将罐紧扣在穴位上，将注射器从橡皮塞刺入瓶内，抽出空气，使其产生负压，即能吸住。或将抽气筒套在塑料杯罐活塞上，将空气抽出，使之吸拔在选定的部位上。

按摩罐法

按摩罐法是将按摩和拔罐相结合的一种拔罐方法。两者可先后分开进行，也可同时进行。在拔罐前，先根据病情循经点穴和按摩，对于疼痛剧烈的病症及软组织劳损或损伤引起疼痛的患者，治疗效果十分显著。

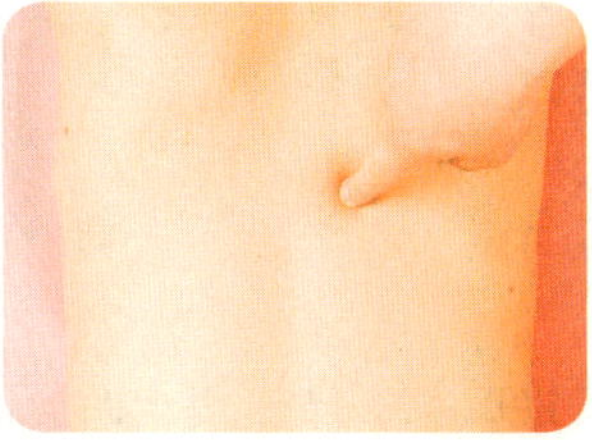

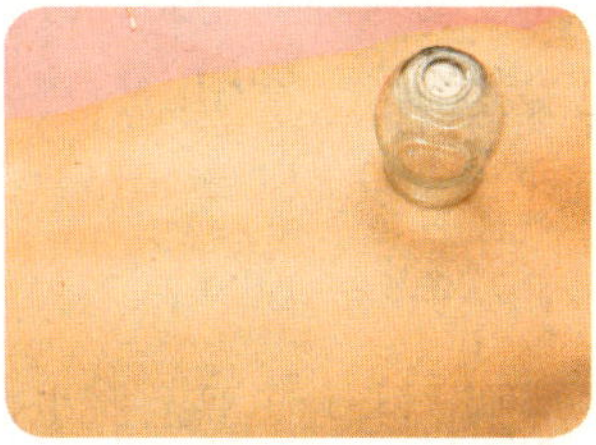

刮痧罐法

刮痧罐法是利用特定的工具，如刮痧板、木梳背等，在人体某一部位的皮肤上进行刮痧，使皮肤发红充血，呈现一块或一片紫红色的斑点，然后再拔罐，从而达到防治疾病目的的一种疗法。此法可作为病变范围较窄的部位及走罐法受到限制时的补充方法。

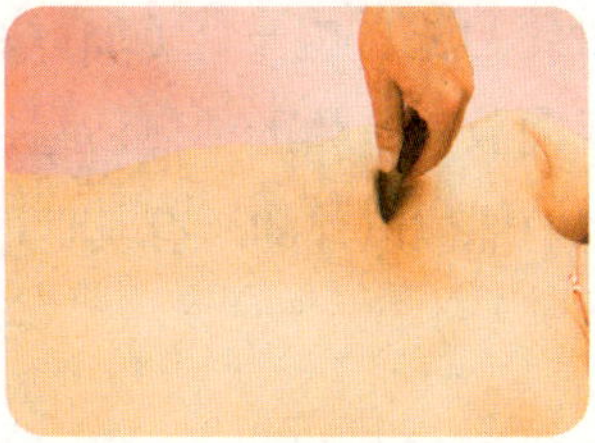

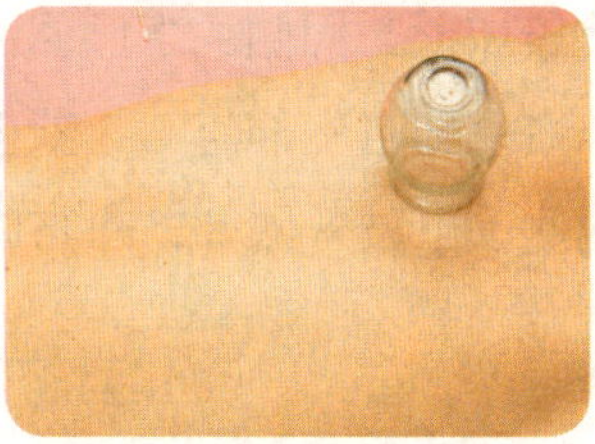

转罐法

用手握着罐体，慢慢地使罐体向左水平旋转90° ~180° ，然后再向右水平旋转90° ~180° ，一个左右转动为一次，反复10~20次。转罐法扭矩力较大，可造成更大的牵拉，放松局部肌肉组织，促进气血流动，增强治疗效果。使用此手法前应在施术的肌肤上涂抹“刮痧拔罐润肤剂”，手法要轻柔，以患者能忍受为度，忌用强力。罐口应平滑，避免转动时划伤皮肤。多用于软组织损伤如腰肌劳损等深部无菌性炎症所致的局部疼痛。

拔罐的常用体位

拔罐体位正确与否，直接关系到治疗效果，所以说，选择好拔罐时的体位十分重要。拔罐体位的选择原则是：一要能充分暴露治疗部位，二要使患者舒适持久，三要方便术者操作。常用的拔罐体位有以下几种：

仰卧位

患者自然平躺于床上，双上肢平摆于身体两侧。适用于头面、前额、胸腹、上下肢前侧及手足部。

俯卧位

患者俯卧于床上，两臂顺平摆于身体两侧，颌下垫一薄枕。适用于拔治颈部、背部、腰部、臀部、双下肢后侧等处。

侧卧位

患者侧卧于床上，同侧的下肢屈曲，对侧的腿自然伸直（如取左侧卧位，则左侧腿屈曲、右侧腿自然伸直），双上肢屈曲放于身体的前侧。适用于头侧、面侧、肩侧、胸侧、下肢外侧等，除与床接触的部位以外的所有其他部位。

仰靠坐位

患者仰首靠坐于椅子上。适用于头前部、颜面部、胸腹部及腿前部等部位的拔罐治疗。

俯首坐位

患者俯首而坐，两手平放在桌上，暴露颈项背腰部。适用于头后部、肩背及腰部的拔罐治疗。

拔罐操作的三大要素

拔罐操作前，应认真检查和询问患者，以确定是否有禁忌证，根据病情确定诊治方案，然后让患者取适当的体位，暴露拔罐部位，穴位处用乙醇棉球消毒（有汗液的用纸巾拭干）。拔罐中还要注意以下三大要素。

掌握拔罐时间

拔罐时间应根据患者病情、体质、年龄等因素和拔罐手法（如闪罐、留罐、走罐）不同而变化。一般拔罐时间以5～20分钟为宜，若以罐体大小来说，罐体大者拔罐时间应稍短，在5～10分钟；罐体小者拔罐时间应稍长，在15～20分钟。若以年龄来说，青壮年拔罐时间可稍长，年老者或儿童拔罐时间可稍短；若以体质来说，体健肌丰者拔罐时间可稍长，体虚瘦弱者拔罐时间可稍短；若以病情来说，病重、疼痛、慢性病患者拔罐时间可稍长，病轻者拔罐时间可稍短；若以拔罐手法来说，留罐手法时间稍长，走罐次之，闪罐稍短。

拔罐次数与疗程

拔罐次数与疗程主要根据患者病情、体质、拔罐后皮肤颜色变化而定。常规治疗一般每日拔罐1次或隔日1次，6～10日为1个疗程。有慢性病或拔罐后皮肤出现红、紫、黑斑者，可3～5日拔罐1次，或待皮肤红、紫、黑斑完全消退后再拔罐。若是需要尽快治疗的疾病（如感冒发烧、急性胃肠炎），可轮换穴位进行拔罐，每日可拔罐1～2次。

起罐及起罐后的处理

起罐是拔罐疗法的最后一步操作。起罐的顺序和方法也有一定的讲究，起罐后还需对拔罐部位进行适当的处理。

起罐顺序 起罐时，要遵循先拔先起、先上后下的原则，可防止发生头昏脑涨、恶心呕吐等现象。如胸或背部拔多个罐时，应以时间先后为序，先起最先拔下的罐，以此类推。

操作方法 真空罐打开罐顶气阀即可。其他罐具起罐时要两手协作，一般先用一手夹住火罐，另一手拇指或食指从罐口旁边按压一下，使气体进入罐内，即可将罐取下。若罐吸附过强时，切不可用力猛拔，以免擦伤皮肤。一般用侧法和立法。侧法用手背近小指侧着力于治疗部位，肘关节微屈，靠前臂的旋转及腕关节的屈伸，使产生的力持续地作用在治疗部位上；立法用小指、无名指、中指背侧及其掌指关节着力于治疗部位，肘关节伸直，靠前臂的旋转及腕关节的屈伸，使产生的力持续地作用在治疗部位上。

拔罐疗法的注意事项

读懂病情

检查病情，明确诊断，是否合乎适应证。检查拔罐的部位和患者体位，是否合适。要让患者了解拔罐的过程，解除恐惧心理，增强治疗信心。

拔罐时的环境

拔罐时要选择清洁卫生的环境，避风寒，注意保暖，防止患者受凉。

选择罐具

根据患者的体质、胖瘦及待拔部位的面积、所治疾病的需要，正确选择罐具和罐型。检查罐口是否光滑和有无残角破口。

预防晕罐发生

和晕针一样，晕罐也是一种血管抑制晕厥。其发生率虽无针刺高，但也绝非罕见。临床表现也和晕针类似，如头晕、胸闷、恶心欲呕、肢体发软、冷汗淋漓，甚者可出现瞬间意识丧失等。因此，应引起充分重视。为防止晕罐的发生，对初次拔罐并有畏惧心理者，或有晕针晕罐史者，应注意预防。预防分心理预防和生理预防两方面。所谓心理预防，即对患者进行解释，消除其恐惧心态。所谓生理预防，则是让这类患者最好采取卧位拔罐。饥饿者，应令其先适当进食；过度疲劳者，先让其适当休息。另外，诊室中应保持安静，吸拔时吸力不宜过强等，也十分必要。

拔罐时要避免烫伤

应注意熟练掌握各种吸拔之法，动作要正确、迅速。每种吸拔法之注意点，前面已有详细说明，这里不再赘述。需要特别说明的是，在机体凹凸不平处，特别是关节部位拔罐时，往往不易操作，即使拔住，也容易漏气。可事先准备一块湿面团，干湿程度如饺子面。做成5毫米厚之薄饼，置于所拔之部位，其面积应略大于罐具口径。在湿面饼上吸拔，不仅不易发生漏气，而且不会造成烫伤。

行针罐前选长度合适、针根无剥蚀的针具

针刺时毫针外留长度与罐内高度相适宜，以免因火罐将针具下压造成疼痛和深度改变。拔针罐时，选择罐具宜大，毫针针柄宜短，以免吸拔时，针柄与罐身接触，将针撞入深处，造成损伤，在胸背部拔针罐尤应注意此点，因为这是导致气胸的原因之一。其次，叩罐应正确，否则易将针柄压在罐口边沿，使针体弯曲及漏气。最后，针罐吸力不宜过强，否则，会引起局部肌肉强烈收聚，使针体弯曲，造成滞针或断针，亦可在相对应处加一火罐，使拉力均衡，从而防止弯针、折针。起罐时宜缓慢放气，以防压力突变而弯针。

注意询问拔罐后感觉

患者拔罐后如有局部发热、发紧、凉气外出、温暖舒适等感觉，属于正常情况。如患者感到抽吸太紧、灼痛难忍，可用食指沿罐口边缘轻轻挤压吸入罐内肌肉，放入部分气体即可。如仍不缓解，可换小一号之罐具吸拔。所拔为抽吸罐时，应掌握罐内负压状况，随时予以调节。

拔罐前消毒以防止感染

首先，对罐具要进行消毒，对不同材质的罐具可因地制宜采用不同的消毒方法。玻璃罐具可采用消毒药液浸泡或75%酒精棉球反复擦拭；塑料罐具亦可用75%酒精棉球反复擦拭；竹制罐具可采用煮沸消毒。其次，如为刺络拔罐，对吸

拔部位应先用2%碘酒涂擦穴区局部皮肤，再用75%酒精脱碘，即用酒精棉球由内向外擦去碘酒；如因吸拔时间过久，局部皮肤出现密集水泡，小的多不需处理，但要防止抓破；大的可用消毒针刺破，流出泡内液体，再涂以碘伏，外用消毒敷料包扎，如此操作，直至水泡吸收，一般数日可愈。

拔罐的正常反应和异常反应

正常反应

无论采用何种方法将罐吸附于施治部位，由于罐内的负压吸拔作用，局部组织均会隆起于罐口平面以上，患者觉得局部有牵拉发胀感，或感到发热、发紧、凉气外出、温暖、舒适等，这都是正常现象。起罐后，治疗部位出现潮红、紫红或紫红色疹点等，均属拔罐疗法的治疗效应，待一至数天后，可自行恢复，毋需做任何处理。出现水泡，说明体内湿气重，如果水泡内有血水，是热湿毒的反应。水泡小者，只需小心防止擦破，可待其自然吸收；水泡较大时，常提示病情较重，可用消毒针在水泡根部将其刺破放水，敷以消毒纱布以防感染。无消毒工具切忌自行处理，应到医院或诊所处理。

异常反应

拔罐时如果患者感到有烧灼感，则应立即拿掉火罐，并检查有无烫伤，是否患者过度紧张，或术者手法是否有误，或是否罐子吸力过大等。根据具体情况予以处理。如此处不宜再行拔罐，可另选其他部位。如在拔罐过程中，患者感觉头晕、恶心、目眩、心悸，继则面色苍白、冷汗出、四肢厥逆、血压下降、脉搏微弱，甚至突然丧失意识，出现晕厥（晕罐），应及时取下罐具，使患者平躺，取头低脚高体位。轻者喝些开水，静卧片刻即可恢复；重者应立即送医院抢救。

异常反应的预防及处理措施：

1.仔细检查罐具，不符合要求的弃之不用，严格遵守操作规程。

2.虽然拔罐的刺激不像针刺那样强烈，但毕竟是穴位刺激。由于存在着个体差异，各人对刺激的反应程度强弱不一，故对于饥饿、疲劳、精神紧张、酒后的患者最好不要施术，尤其不要在反应强烈的穴位，如合谷、太冲等穴施术。环境气温不要太低，尽量不要让患者有寒冷感出现。

3.上罐后要多询问患者的感觉，多观察罐内的皮肤变化情况。如果患者诉说吸拔太紧，有疼痛或烧灼感（涂药罐、敷药罐出现轻度灼痛感属正常现象），可一手持罐，另一手食指或拇指指尖轻轻压一下罐口边缘的软组织，使软组织与罐口边缘间形成一个极小的缝隙。若是用气嘴罐者，可稍旋松气栓螺帽，让少许空气进入，以减小罐内负压。若是施行密排罐者，应检查是否罐距太近需调整。如果经上述处理后仍有不适，应脱罐检查。假若局部皮肤起泡，也应起罐。起罐后，涂以碘伏，并加以包扎，以防感染。

4.在施行针罐法时，如针口过于胀痛，或酸胀痛感向他处传感，难以忍受，应起罐调整针的深度或刺向，待反应减轻后再行拔罐。

5.在施术过程中，如果出现晕罐现象，切勿惊慌失措，应把患者的衣服纽扣解开，给其喝温热开水（可加些糖），注意保暖。经上述处理后，仍未能缓解症状，应立即起罐，让患者去枕平卧。反应仍加重者（如昏厥、低血压），应把枕头垫于脚下，呈头低脚高位，同时以指甲缘切按患者人中穴或十宣穴，或用指尖揉按合谷、内关、足三里等穴。对出冷汗多或冷汗不止者，可用艾条温灸涌泉穴或百会穴。经上述办法处理后倘若昏厥、低血压仍不能改善者，可考虑应用中枢神经兴奋剂或输液。

术前做好解释工作，消除患者的恐惧，术中很好掌握患者的情况，这种情况是完全可以避免的。

温馨小贴士

拔火罐虽是一种简便的传统中医治疗和保健方法，但必须明白在家里拔火罐只能起到辅助治疗作用，且最好在中医师的指导下进行，另外它并不是对人人都适合。有心脏病、血液病、皮肤损伤的人，肺结核及各种传染病、癌症患者，骨折、极度衰弱者，孕妇，妇女月经期，醉酒后，均不能使用。病情比较严重的患者最好还是到医院治疗，以免贻误治疗。

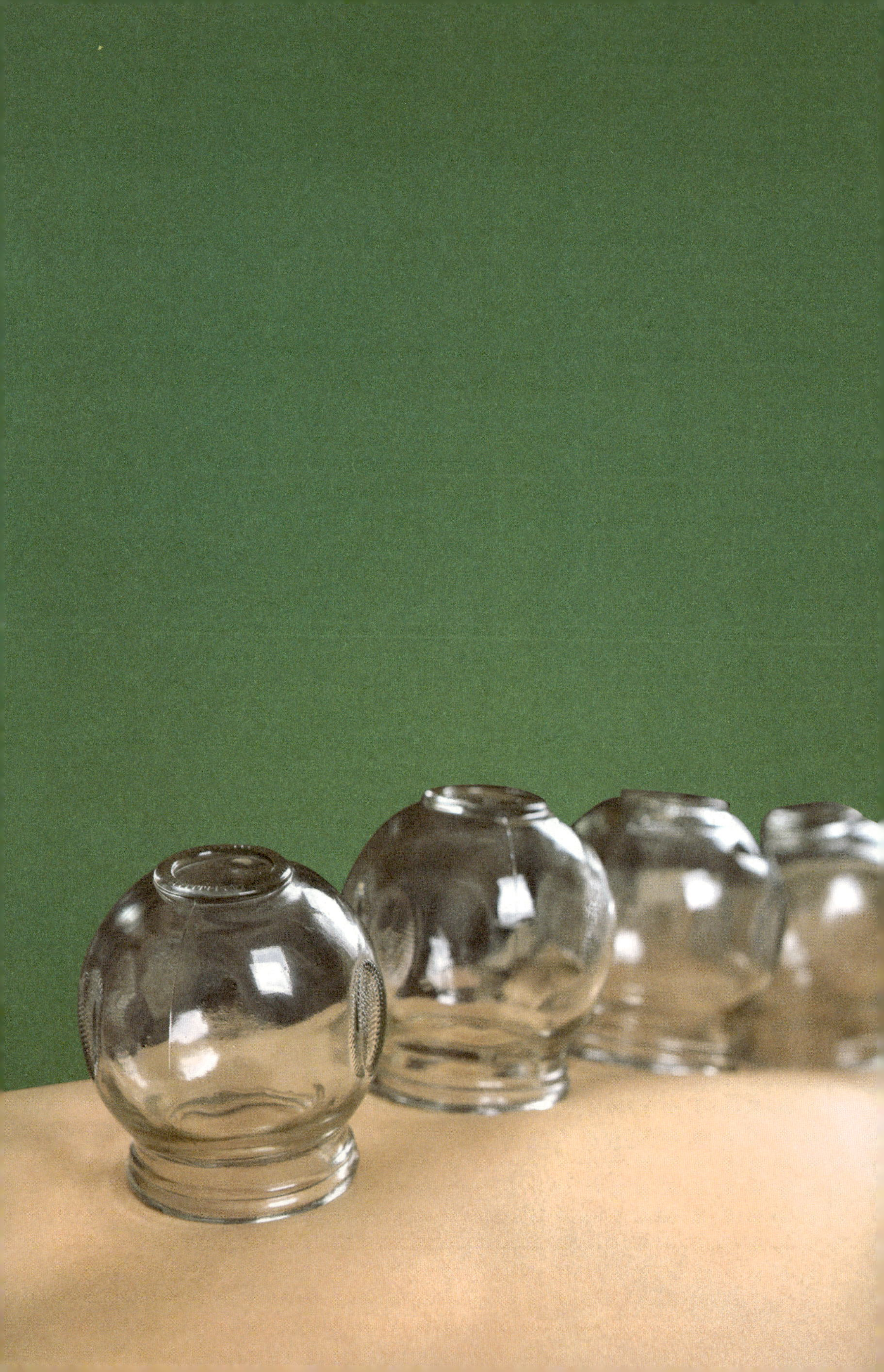

PART

2

寒湿：万病之源

在中医理论中，“风、寒、暑、湿、燥、火”被称为六淫外邪，是导致人体疾病发生的原因。寒和湿是其中两种外邪。它们的特性是通过肌表或口鼻侵入人体，与季节气候和生活环境息息相关。

寒和湿都是阴邪，阻遏气机，易伤阳气；寒性凝滞，湿性重浊；寒性收引，湿性黏滞，易袭阴位。

汉代张仲景在《伤寒论》中提到“建安纪年以来，犹未十稔，伤寒十居其七”，意思是建安纪年以来的十年中，因寒损伤阳气的患病率达到70%。清代著名医家陈修园也提出“宁事温补，勿用寒凉”。由此可见，古人非常重视寒邪对人体的影响。

当代火神派的李可名老中医认为：人体的津液精血是靠阳气的推动运行的；寒湿伤阳，导致人体的津液精血运行缓慢，甚至停滞，容易造成瘀血、痰湿和食积之类的疾病。

寒湿从哪里来？

寒湿包括外感寒湿和内生寒湿两个方面。外感寒湿即寒湿邪气从外而入，阻滞气机，导致气血运行受阻；内生寒湿乃素体阳虚，寒湿由内而生，损伤脾阳或肾阳，造成寒湿内困。

居住工作环境

潮湿的环境导致体内湿气重，经常室外淋雨、穿没干透的衣服、天气冷穿得少、夏天对着空调吹、长时间在水下工作、生活在地下室，湿邪就会很轻松侵入人体内，留滞不去。常年居住在南方湿热之地，难免也会被动地带有一些“湿气”。特别是身体差、抵抗力不够好的人，更是湿邪侵袭的对象。

压力大，不注意休息

现代人生活压力大，工作时间长，久坐不动，熬夜和早起等都会损伤人体的阳气，日久必然导致身体虚弱，百病丛生。

过食寒凉食品，损伤脾胃

现在的人尤其是年轻人，夏天喜欢喝冰水、吃冷饮、吃冰镇过的水果，这些都是寒湿之品。经常吃生冷和寒凉的食物，会损伤脾胃的阳气，滋生寒湿，日久就会出现食欲差、消化不良、易腹泻、怕冷、易感冒、身体疲乏无力、易犯困等症状。

寒湿自我诊断法

你的身体里有没有寒气

看面容

面色㿠白、发青、发暗、发黑，颜色越暗，说明体内寒气越重

看舌头

舌体胖大，舌质淡，舌苔白滑

看手脚

手脚冰凉，怕冷，久暖不热，严重时睡一夜手脚都冰凉，起床时感到手脚发麻

脚部血液循环差，脚后跟干裂

下半身水肿，如果脚踝出现水肿，说明肾虚、肾寒

看体感

容易感冒，恢复期长
睡眠质量差，睡眠浅
便秘，经常觉得肚胀
易疲劳，存在四肢关节疼痛、颈肩痛、肩周炎、腰酸背痛等症状，代表体内寒湿；疼痛部位越多，时间越长，代表体内寒气越重

你的身体里湿气重吗

看面容

面部油脂分泌多，感觉油润有余、油溢于表，鼻子部位更为明显。如果额头出油多，说明湿在脾胃；如果下巴出油多，说明湿在肾经
面部痘痘多，反复发作，不易愈合

看舌头

舌体胖大，舌苔厚腻或苔薄而润
舌苔黄腻，舌质红，说明体内环境偏热；舌质淡，舌苔白腻，说明体内环境偏寒

看大便

大便不成形，长期便溏，大便的颜色发青，大便黏滞，经常粘在马桶上，水冲不净
大便正常的话，一张手纸就擦干净了，但体内有湿的人，一张手纸是不够用的，得3~5张才能擦干净

看体感

体沉、头沉、发晕，四肢酸痛，身上像穿了一件湿衣服，没有精神
四肢乏力，小腿酸痛、肿胀
在手背呵口气，如果感觉呵气是湿乎乎的，并伴有口臭，说明体内有湿
爱出汗，出汗多

人体的寒湿分“五级”，测测你属于哪一级？

中医认为，虚则寒，寒则湿，湿则凝，凝则瘀，瘀则堵，堵则瘤。正所谓，寒湿是万病之源。按照部位和症状的不同，可将人体寒湿分为五级。

一级寒湿：多在表皮，以湿疹、荨麻疹和痤疮为主要表现，感受寒邪或湿气后瘙痒多加重，一旦搔破，脂水淋漓，犹如水泡挑破了一般，女子还会出现白带过多、淋漓不尽等症。

二级寒湿：多在肌肉，以酸困累乏、腰酸乏力、关节酸重等为主要表现。中医学认为，脾主肌肉，脾虚运化水湿无力，寒湿内困，则出现肌肉腰膝酸困无力之症。

三级寒湿：多在骨骼，以颈椎病、肩背疾病、腰椎病、风湿性关节炎等为主要表现，遇寒湿天气或季节交替时节症状加重。寒主收引，湿邪重滞，留着关节骨骼等处，则出现以骨骼关节疼痛不适为主要表现的诸多症状。

四级寒湿：多在脏腑，以畏寒、手脚常年冰冷、腹痛腹泻、周身浮肿、宫寒痛经、月经不调、带下淋漓等为主要表现。

五级寒湿：易患结节、囊肿、肌瘤、息肉等，为寒湿留聚成痰所致，且多易再长或复发。中医学认为，寒湿内蕴，日久化痰成瘀，成为痰瘀互结之证。

总之，寒湿是现代人健康的最大克星，是绝大多数疑难杂症和慢性病的源头或帮凶。人体只要寒湿之气少了，一切所谓的现代病都会远离我们，慢性的疾病也会失去存在的温床。所以，对付寒湿邪是我们养生祛病的首要任务，把体内的寒湿气驱逐出去，身心才会光明灿烂。

体内寒湿最宜拔罐的穴位

足三里：温中散寒穴

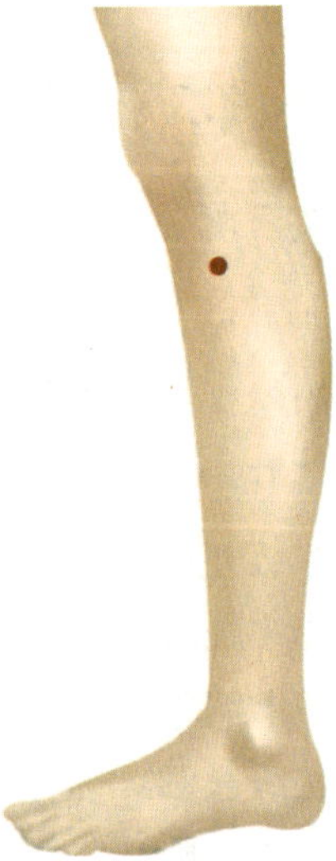

穴位释义：“三里”是指理上、理中、理下。胃处于肚腹的上部，胃胀、胃脘疼痛时，拔罐足三里可“理上”；腹部正中出现不适，拔罐足三里可“理中”；小腹在肚腹的下部，小腹的病痛拔罐足三里可“理下”。足三里别名鬼邪、下三里、下陵、三里，属足阳明胃经，为足阳明胃经五输穴的合穴，胃的下合穴。

精准定位：犊鼻下3寸，犊鼻与解溪连线上。

拔罐功效：补中益气，通经活络，健脾化湿，扶正祛邪。

主治疾病：胃痛、呕吐、噎膈、腹胀、腹泻、痢疾、便秘、下肢痿痹、癫狂、乳痈、肠痈、虚劳羸瘦。

拔罐方法：让患者取坐位，露出腿部皮肤，选择大小合适的罐具，把罐吸拔在穴位上，留罐10～20分钟，至皮肤出现潮红或瘀血再起罐。起罐后，再用酒精进行消毒，以免感染。

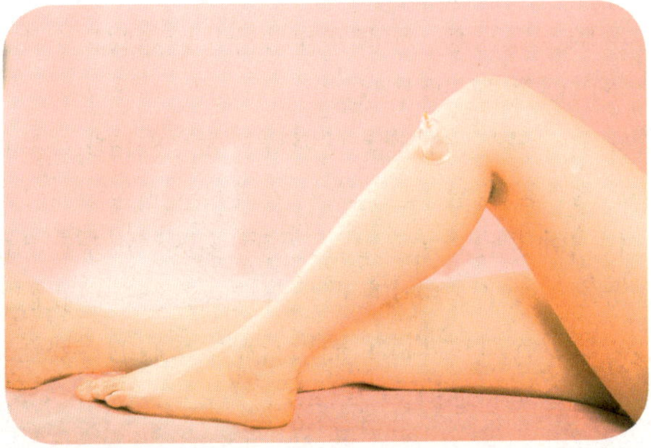

涌泉：滋肾益阴穴

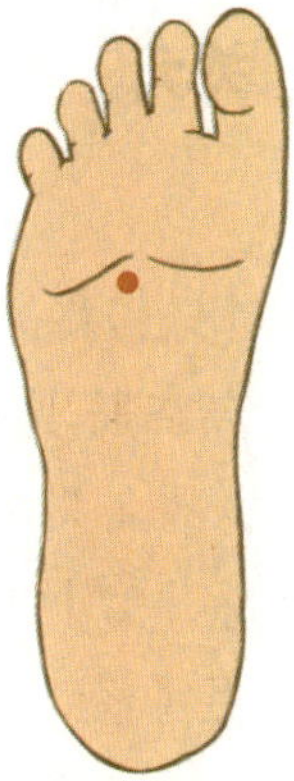

穴位释义：涌即涌出，泉即水泉，水上出为涌泉，此穴居足心中，经气自下而出，故名涌泉。别名地冲，属足少阴肾经，为足少阴肾经的井穴。

精准定位：屈足蜷趾时足心最凹陷中。

拔罐功效：益肾固本，平肝息风，滋阴降火，宁心安神。

主治疾病：昏厥、中暑、小儿惊风、癫狂痫、头痛、头晕、目眩、失眠、咯血、咽喉肿痛、喉痹、失音、大便难、小便不利、奔豚气、足心热。

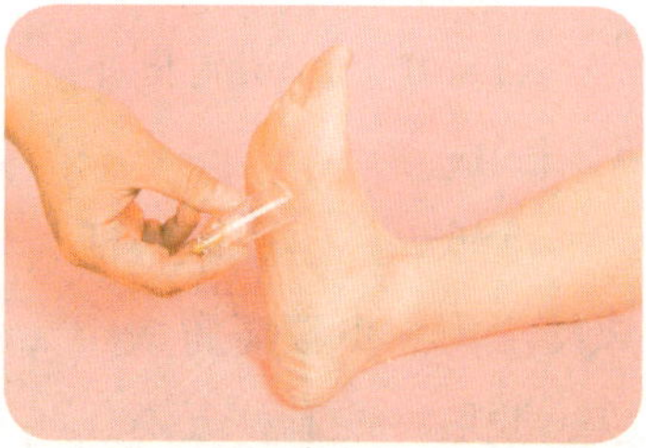

拔罐方法：拔罐前宜用温水泡脚15分钟左右，清洗掉脚底的硬皮。选择大小合适的罐具，把罐吸拔在穴位上，留罐10～20分钟，至皮肤出现潮红或瘀血再起罐。起罐后，要用消毒棉球擦去瘀血，再用酒精进行消毒，以免感染。

命门：补肾壮阳穴

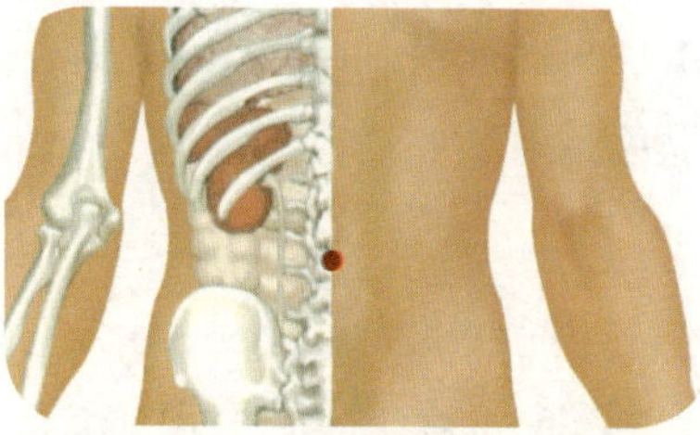

穴位释义：命即生命，门即门户，肾为生命之源，穴在两肾之间，相当于肾气出入之门户，故名命门。别名累属、精官，属督脉。

精准定位：第2腰椎棘突下凹陷中，后正中线上。

拔罐功效：培元固本，强健腰膝。

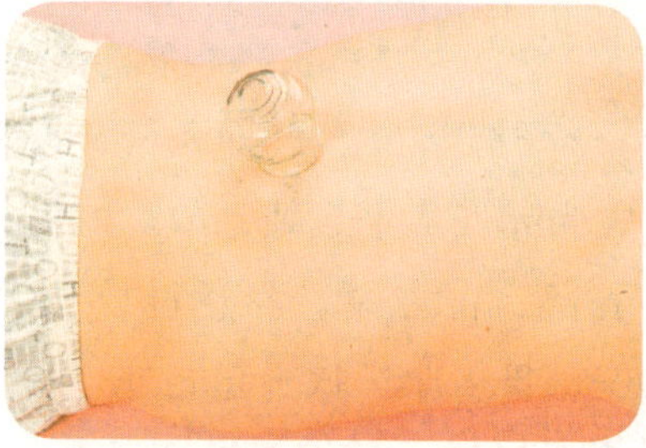

主治疾病：腰脊强痛、下肢痿痹、月经不调、赤白带下、痛经、经闭、不孕、遗精、阳痿、精冷不育、小便频数、小腹冷痛、腹泻。

拔罐方法：让患者俯卧，露出腰部，选择大小合适的罐具，把罐吸拔在穴位上，留罐10～20分钟，至皮肤出现潮红或瘀血再起罐。起罐后，要用消毒棉球擦去瘀血，再用酒精进行消毒，以免感染。

关元：补虚温阳穴

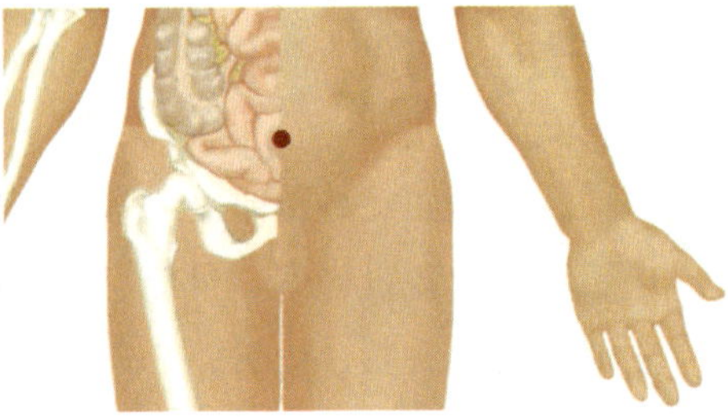

穴位释义：关即关藏，元即元气，此穴在脐下3寸，为关藏人身元气之处，故名关元。别名丹田、关原等，属任脉，为小肠的募穴，足太阴脾经、足少阴肾经、足厥阴肝经、任脉的交会穴。

精准定位：脐中下3寸，前正中线上。

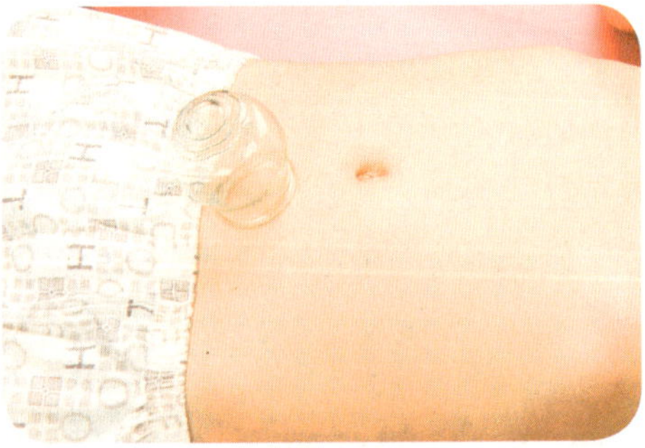

拔罐功效：培肾固本，补益元气，回阳固脱。

主治疾病：中风脱证、虚劳冷惫、羸瘦无力、少腹疼痛、疝气、腹泻、痢疾、脱肛、便血、五淋、尿血、尿闭、尿频、遗精、阳痿、早泄、白浊、月经不调、痛经、经闭、崩漏、带下、阴挺、恶露不尽、胞衣不下。

拔罐方法：让患者取仰卧位，把罐吸拔在穴位上，留罐10～20分钟，至皮肤出现充血或瘀血再起罐。起罐后，要用消毒棉球擦去瘀血，再用酒精进行消毒，以免感染。

气海：生发阳气穴

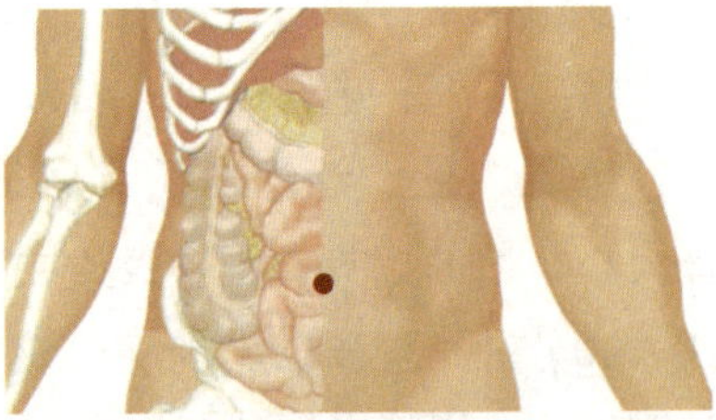

穴位释义：气即元气，海乃深大也，此穴为元气汇聚之处，故名气海。别名丹田、下肓、肓之原，属任脉，为肓的原穴，是任、督、冲三脉所起之处，是全身气血汇集的地方。

精准定位：脐中下1.5寸，前正中线上。

拔罐功效：利下焦，补元气，行气散滞。

主治疾病：虚脱、形体羸瘦、脏气衰惫、乏力、水谷不化、绕脐疼痛、腹泻、痢疾、便秘、小便不利、遗尿、遗精、阳痿、疝气、月经不调、痛经、经闭、崩漏、带下、阴挺、产后胞衣不下。

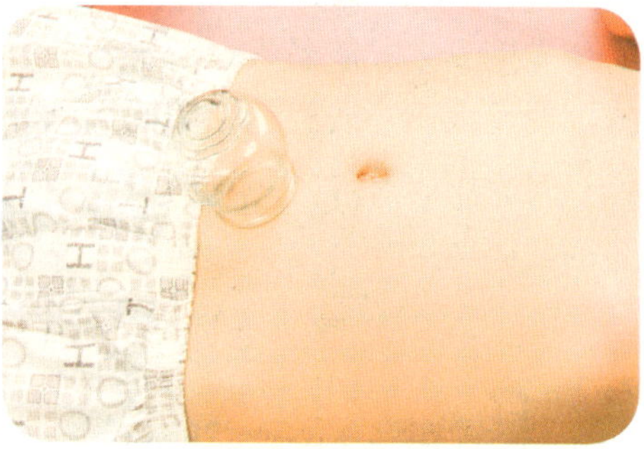

拔罐方法：让患者取仰卧位，把罐吸拔在穴位上，留罐10～20分钟，至皮肤出现充血或瘀血再起罐。起罐后，要用消毒棉球擦去瘀血，再用酒精进行消毒，以免感染。

神阙：益气补肾穴

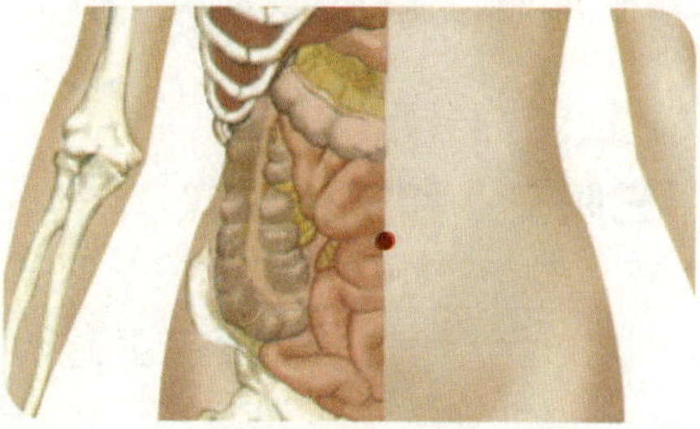

穴位释义：俗称“肚脐眼”，神，尊也、上也、长也，指父母或先天；阙，牌坊也。神阙意指先天或前人留下的标记。别名脐中、气舍，属任脉。

精准定位：腹中部，脐中央。

拔罐功效：回阳救逆，开窍苏厥，培元固本，和胃理肠。

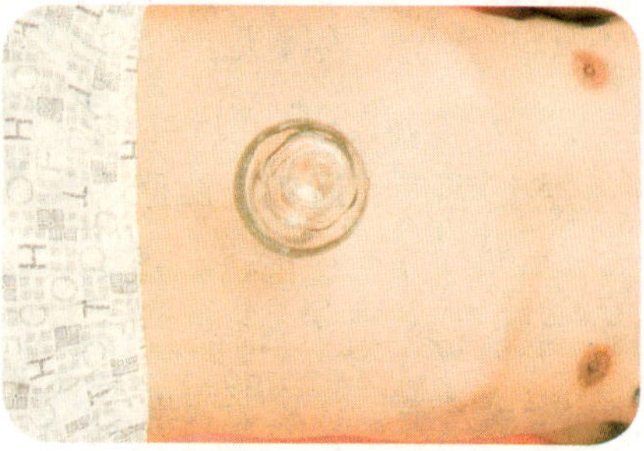

主治疾病：虚脱、中风脱证、腹痛、腹胀、腹泻、痢疾、便秘、脱肛、水肿、小便不利。

拔罐方法：让患者取仰卧位，把罐吸拔在穴位上，留罐10～20分钟，至皮肤出现充血或瘀血再起罐。起罐后，要用消毒棉球擦去瘀血，再用酒精进行消毒，以免感染。

大椎：统领一身阳气

穴位释义：在脊椎骨最高处，第7颈椎棘突下凹陷处。古人排序，认为这是脊骨中的老大，故名大椎。别名百劳、上杼，属督脉，为手太阳小肠经、手阳明大肠经、手少阳三焦经、足太阳膀胱经、足阳明胃经、足少阳胆经、督脉的交会穴。

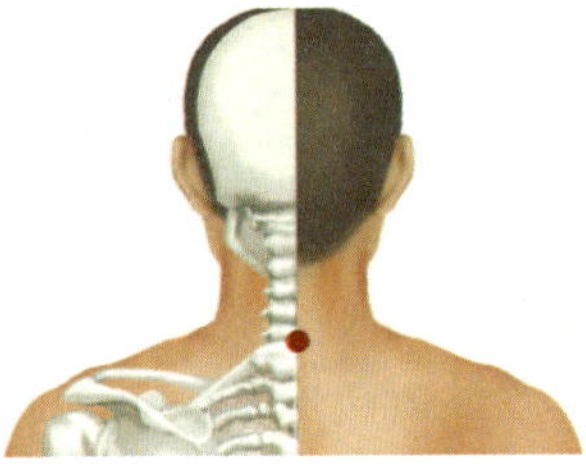

精准定位：第 7 颈椎棘突下凹陷中，后正中线上。

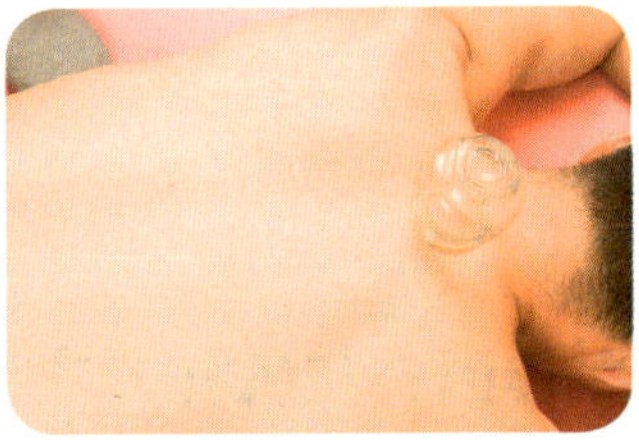

拔罐功效：清热解表，截疟止痫。

主治疾病：热病、疟疾、恶寒发热、咳嗽、气喘、骨蒸潮热、癫狂痫、小儿惊风、项强、脊痛、风疹、痤疮。

拔罐方法：让患者取俯首坐位，露出颈部皮肤，选择大小合适的罐具，把罐吸拔在穴位上，留罐10～20分钟，至皮肤出现潮红或瘀血再起罐。起罐后，要用消毒棉球擦去瘀血，再用酒精进行消毒，以免感染。

三阴交：和胃化湿穴

穴位释义：三阴指足三阴，交即交会，此穴系足太阴脾经、足厥阴肝经、足少阴肾经三经之交会穴，故名三阴交。别名承命、太阴、大阴，属足太阴脾经。

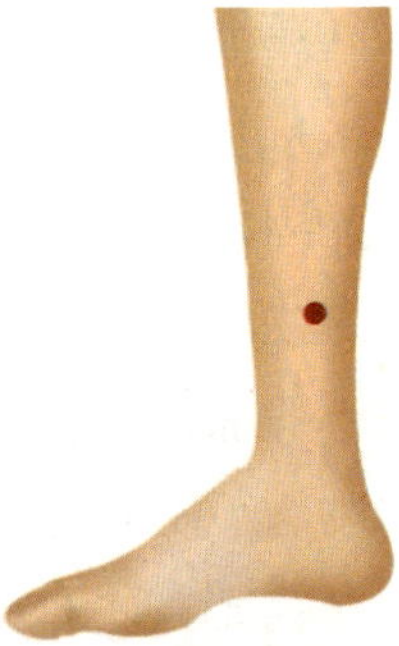

精准定位：内踝尖上3寸，胫骨内侧缘后际。

拔罐功效：健脾和胃，调补肝肾。

主治疾病：肠鸣、腹胀、腹泻、月经不调、带下、阴挺、不孕、滞产、遗精、阳痿、遗尿、心悸、失眠、高血压、下肢痿痹、阴虚诸证。

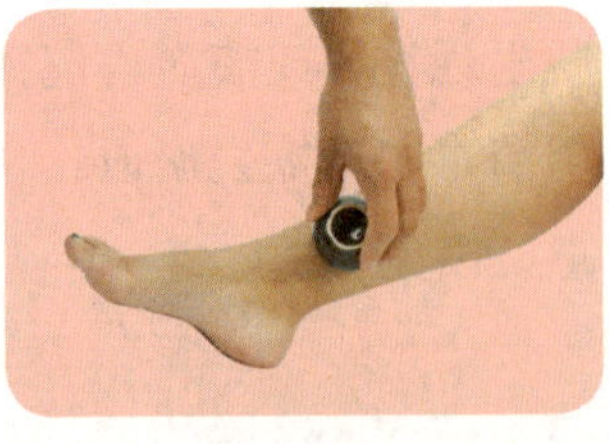

拔罐方法：让患者取坐位，露出小腿部皮肤，选择大小合适的罐具，把罐吸拔在穴位上，留罐10～20分钟，至皮肤出现潮红或瘀血再起罐。起罐后，要用消毒棉球擦去瘀血，再用酒精进行消毒，以免感染。

肾俞：强壮肾阳穴

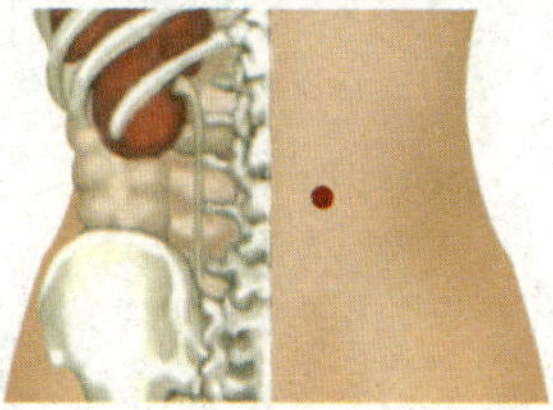

穴位释义：肾，肾脏也；俞，输送也。因该穴属足太阳膀胱经，膀胱经与肾经互为表里，且肾俞位于背部脊柱两侧，与肾脏相对应，故肾俞意指肾脏的气血物质由此外输膀胱经。别名少阴俞、高盖，为肾的背俞穴。

精准定位：第2腰椎棘突下，后正中线旁开1.5寸。

拔罐功效：益肾助阳，强腰利水。

主治疾病：遗尿、遗精、阳痿、月经不调、白带、水肿、耳鸣、耳聋、腰痛。

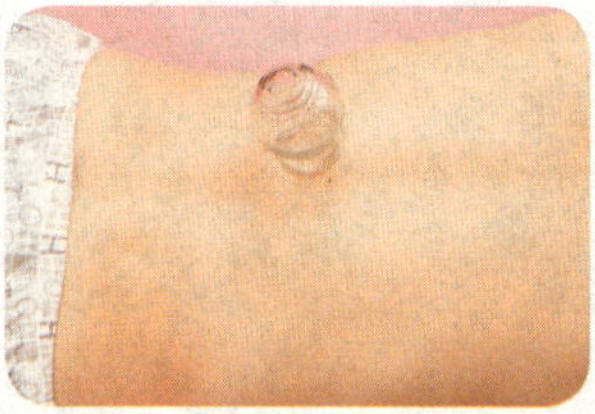

拔罐方法：让患者俯卧，露出腰部，选择大小合适的罐具，把罐吸拔在穴位上，留罐10～20分钟，至皮肤出现潮红或瘀血再起罐。起罐后，要用消毒棉球擦去瘀血，再用酒精进行消毒，以免感染。

阳陵泉：降浊除湿穴

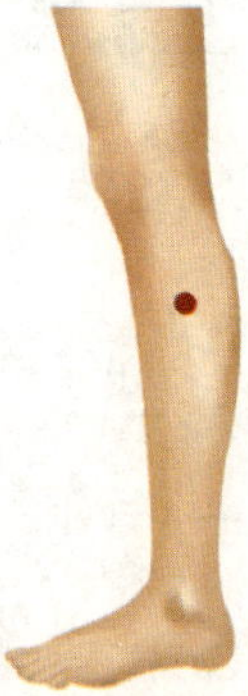

穴位释义：阳，膝外侧属阳；陵，丘陵；泉，水泉。外为阳，膝外侧腓骨小头隆起如陵，穴在其下陷中，犹如水泉。属足少阳胆经，为足少阳胆经的合穴，胆的下合穴，八会穴之筋会。

精准定位：腓骨头前下方凹陷中。

拔罐功效：活血通络，疏调经脉。

主治疾病：黄疸、胁痛、口苦、呕吐、吞酸、膝肿痛、下肢痿痹、麻木、小儿惊风。

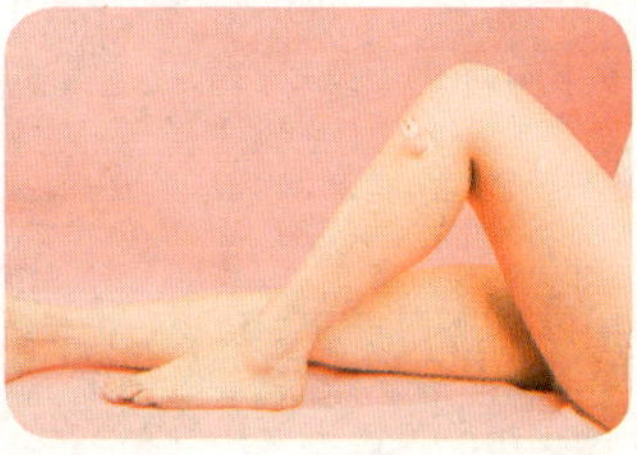

拔罐方法：让患者取坐位，露出小腿部皮肤，选择大小合适的罐具，把罐吸拔在穴位上，留罐10～20分钟，至皮肤出现潮红或瘀血再起罐。起罐后，要用酒精进行消毒，以免感染。

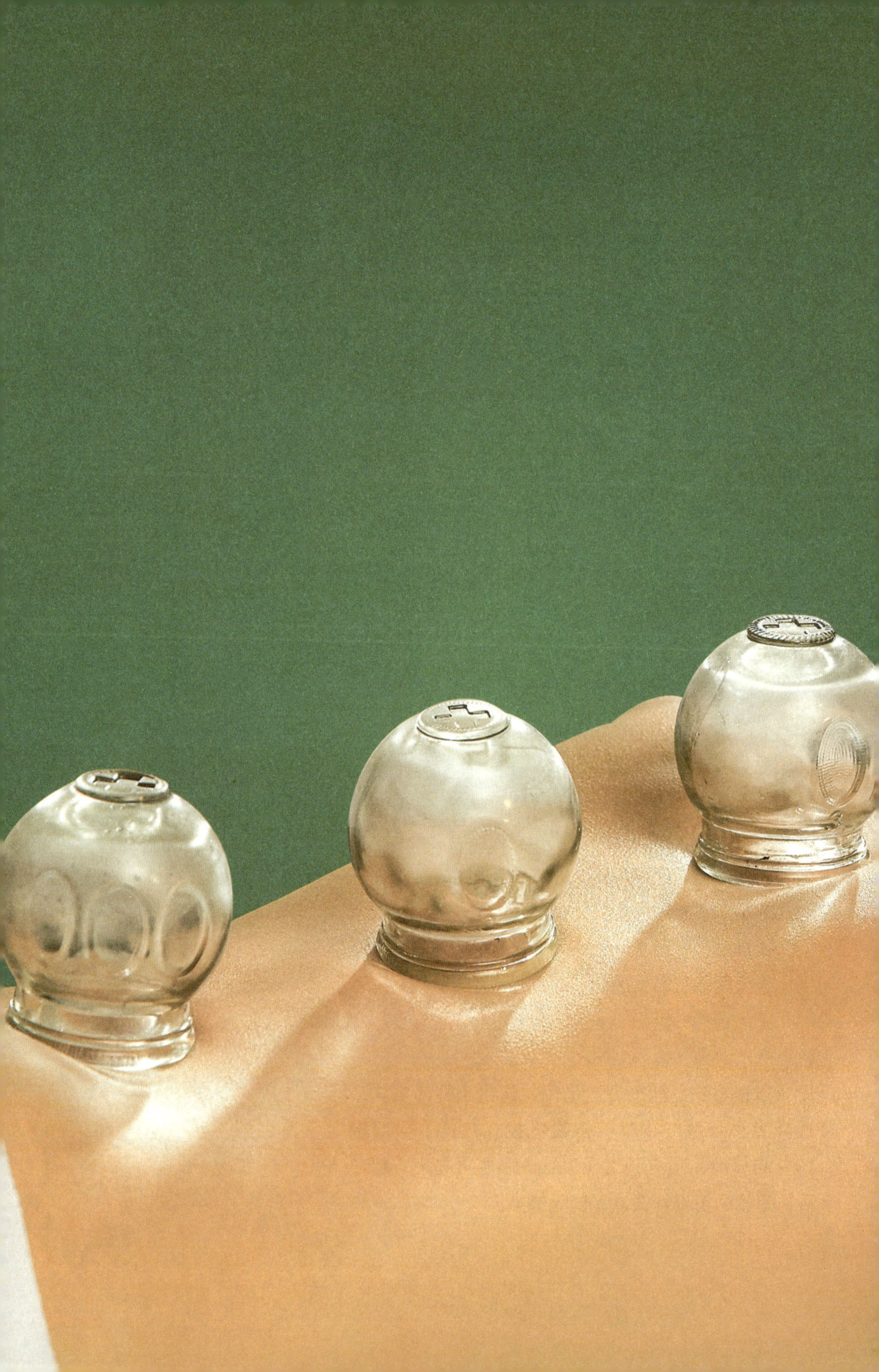

PART

3

拔罐保健：益寿延年少生病

养心安神

养心安神是一种安神方法，用于治疗阴虚造成的心神不安。心神不安的症状有心悸易惊，健忘失眠，精神恍惚，多梦遗精，口舌生疮，大便燥结。使用养心安神拔罐法可以治疗心神不安，消除以上一系列症状。

选穴定位

厥阴俞：第 4 胸椎棘突下，后正中线旁开1.5寸。

心俞：第 5 胸椎棘突下，后正中线旁开1.5寸。

肝俞：第 9 胸椎棘突下，后正中线旁开1.5寸。

肾俞：第 2 腰椎棘突下，后正中线旁开1.5寸。

三阴交：内踝尖上3寸，胫骨内侧缘后际。

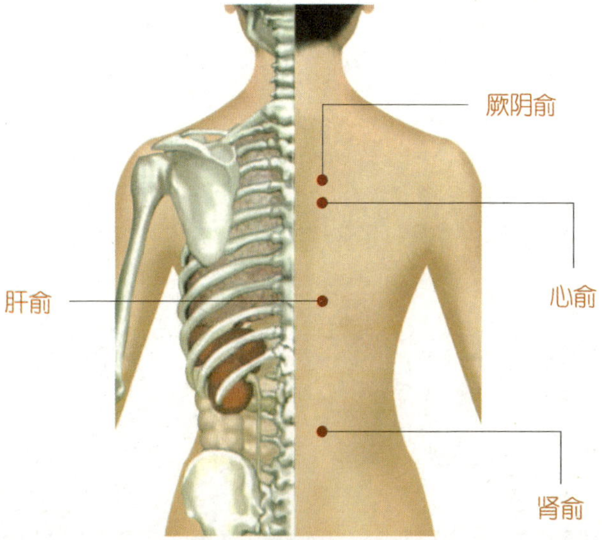

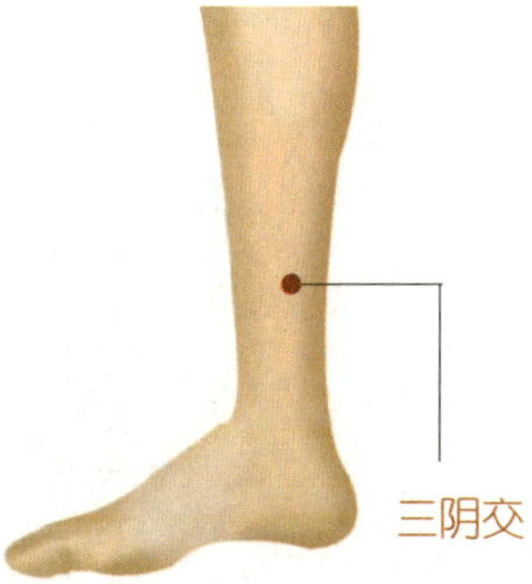

方义分析

厥阴俞、心俞、肝俞、肾俞：膀胱经腧穴，又分别为心包、心、肝、肾的背俞穴，可调心包、心、肝、肾之经气。

三阴交：足太阴脾经之腧穴，又是足三阴经交会穴，可调肝、脾、肾三经之经气，畅达血运。

拔罐方法

选择厥阴俞、心俞、肝俞、肾俞、三阴交中的2～3个穴位，把罐吸拔在所选穴位上，留罐5～10分钟。

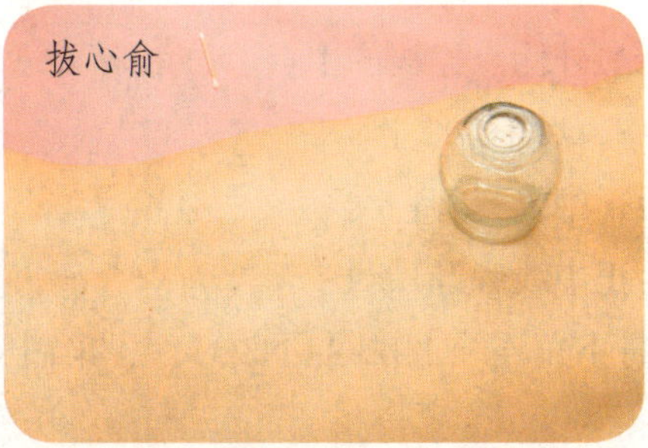

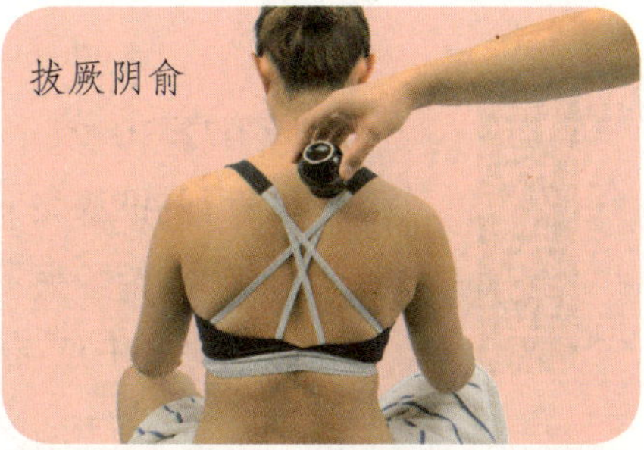

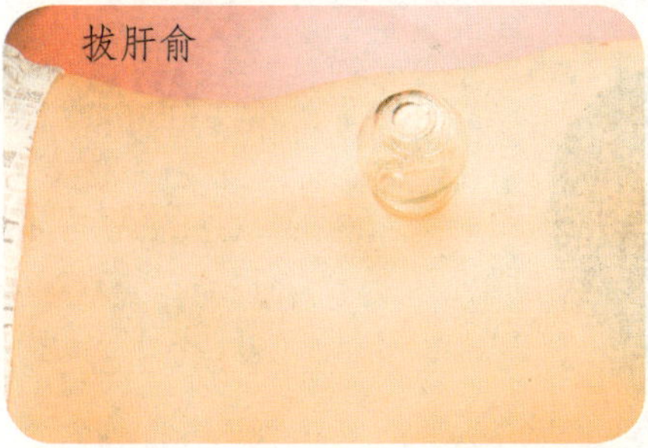

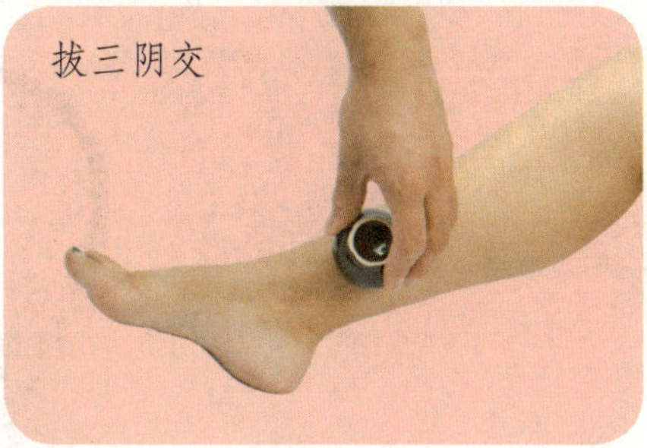

拔罐提醒

起罐后，对穴位皮肤进行消毒处理，这样的治疗隔日1次，1个月为1个疗程。

缓解疲劳

疲劳又称疲乏，是主观上一种疲乏无力的不适，感觉疲劳不是特异症状。常见的伴随症状有记忆力减退、头痛、咽喉痛、关节痛、睡眠紊乱及抑郁等多种躯体及精神神经症状。在相关穴位拔罐能够补中益气、促进气血运行，从而改善疲劳症状。

选穴定位

肩井：第7颈椎棘突与肩峰最外侧点连线的中点。

大椎：第7颈椎棘突下凹陷中，后正中线上。

大杼：第1胸椎棘突下，后正中线旁开1.5寸。

风门：第2胸椎棘突下，后正中线旁开1.5寸。

天宗：肩胛冈中点与肩胛骨下角连线上1/3 与下2/3交点凹陷中。

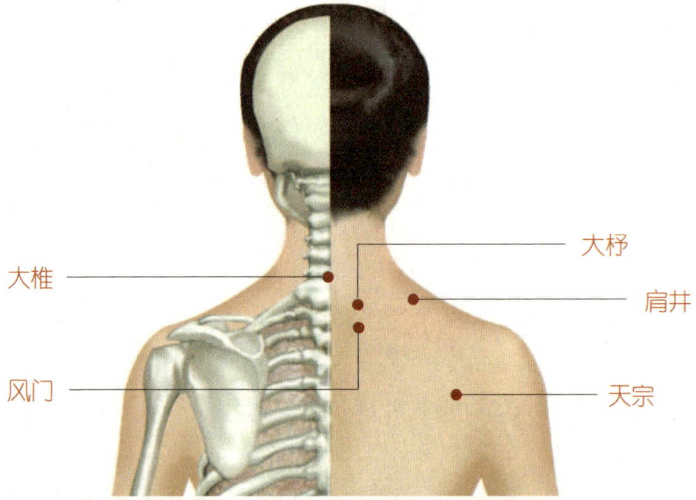

方义分析

肩井：足少阳胆经腧穴，又为足少阳、阳维之交会穴，可祛风清热、活络消肿。

大椎：督脉腧穴，可通阳活络，激发阳气。

大杼、风门：膀胱经腧穴，合用可祛邪、化痰、除浊。

天宗：手太阳小肠经腧穴，可改善肩胛部位气血运行。

拔罐方法

让患者取合适体位，选择大小合适的真空罐或者火罐，把罐吸拔在肩井、大椎、大杼、天宗、风门上，留罐10～15分钟。

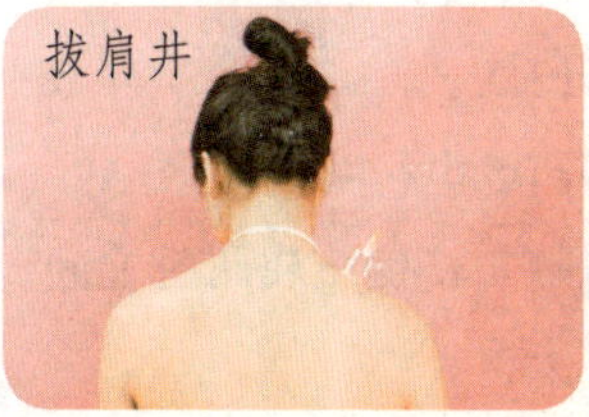

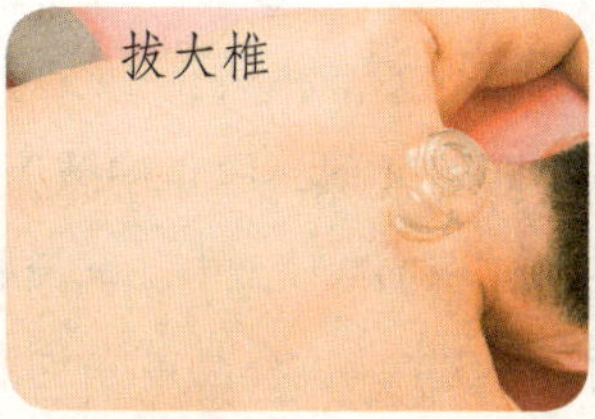

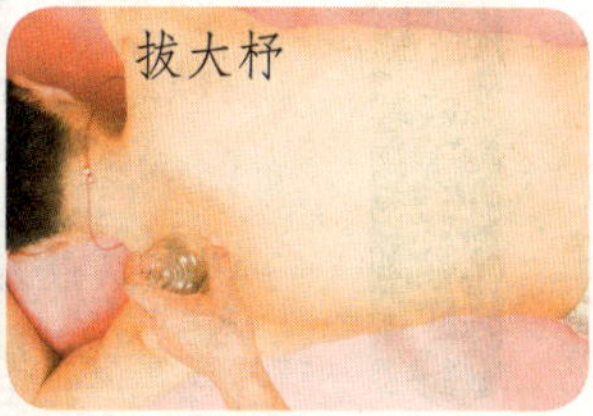

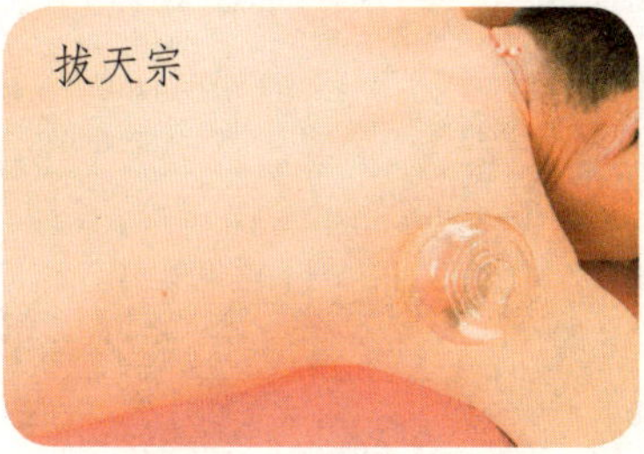

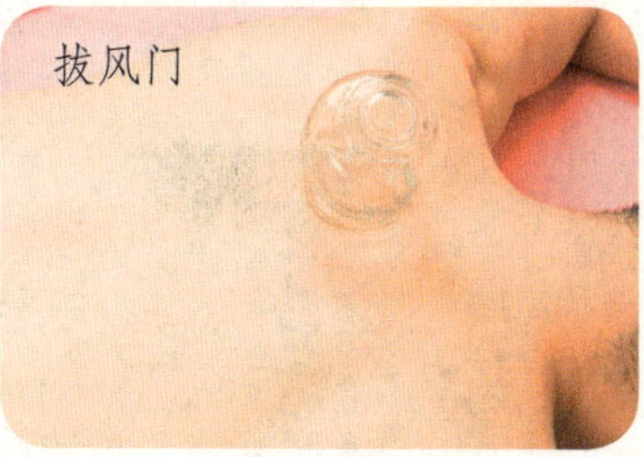

拔罐提醒

起罐后，对穴位皮肤进行消毒处理，每日或隔日1次，4日为1个疗程。患者也可以加拔足三里、三阴交、脾俞、心俞、命门中的2～3个穴位，以补中益气，调理脏腑功能，增强机体抵抗力。

益智健脑

中医认为“脑为元神之府”，是精髓和神明高度汇聚之处，人之视觉、听觉、嗅觉、感觉、思维记忆力等，都受到脑的控制。这说明脑是人体极其重要的器官，是生命的要害所在。大脑清醒、思维活跃、精力充沛是人人都希望的，在相关穴位拔罐能够益气活血，醒脑开窍，补肾填精，健脑益智，延缓大脑衰老，还能够预防老年痴呆。

选穴定位

太阳： 眉梢与目外眦之间，向后约1横指的凹陷中。

心俞： 第 5 胸椎棘突下，后正中线旁开1.5寸。

肝俞： 第 9 胸椎棘突下，后正中线旁开1.5寸。

肾俞： 第 2 腰椎棘突下，后正中线旁开1.5寸。

内关： 腕掌侧远端横纹上2寸，掌长肌腱与桡侧腕屈肌腱之间。

足三里： 犊鼻下3寸，犊鼻与解溪连线上。

三阴交： 内踝尖上3寸，胫骨内侧缘后际。

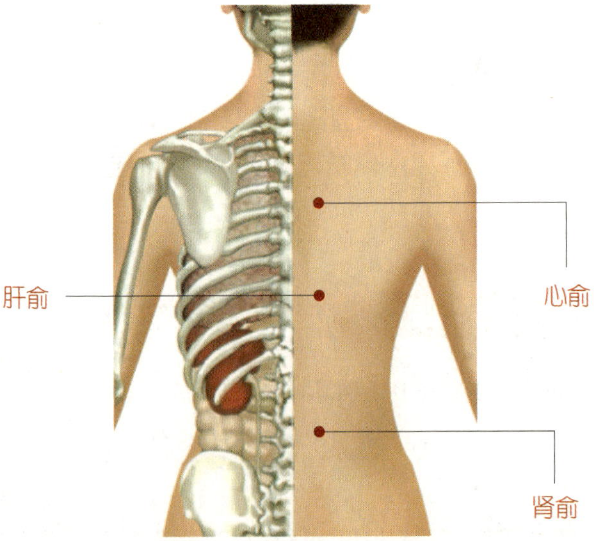

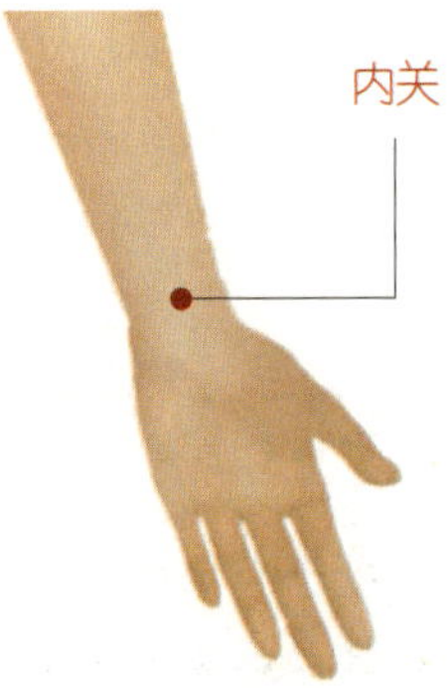

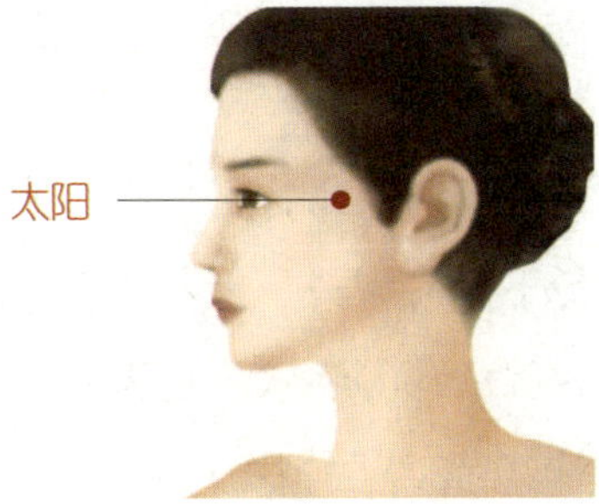

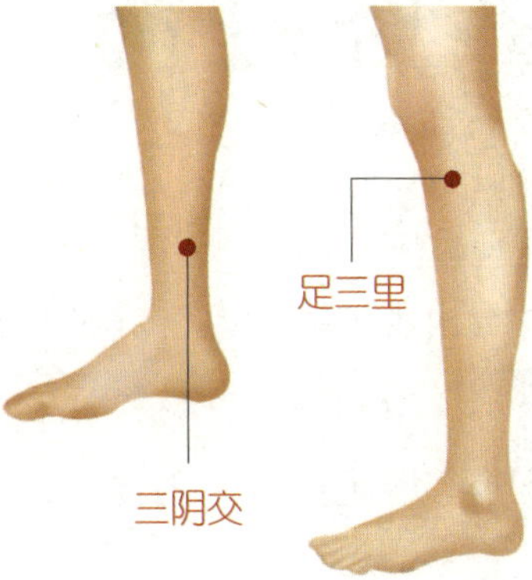

方义分析

太阳：经外奇穴，可健脑提神。

心俞：心之背俞穴，可补心血、益心气。

肝俞：膀胱经腧穴，又是肝之背俞穴，可补血滋阴降火。

肾俞：膀胱经腧穴，又是肾之背俞穴，可补益肾气，培元固本。

内关：手厥阴心包经腧穴，可宁心安神。

足三里：足阳明胃经之合穴，可补益后天，化生气血，健脑益智。

三阴交：足太阴脾经腧穴，可调气机、理冲任。

拔罐方法

选择太阳、心俞、肝俞、肾俞、内关、足三里、三阴交中的2～3个穴位，用大小合适的真空罐或者火罐吸拔在穴位上，留罐10～15分钟。

拔罐提醒

起罐后，对穴位皮肤进行消毒处理，每周治疗3次，1个月为1个疗程。

补肾壮阳

一个人的身体是否强壮与肾的强弱有密切关系，当肾阳不足时人体会出现神疲乏力、精神不振、活力低下、易疲劳、畏寒怕冷、四肢发凉（重者夏天也凉）、身体发沉、腰膝酸痛等症状。在相关穴位拔罐具有培补元气，益肾固精，提高机体抗病能力等作用。

选穴定位

肾俞： 第2腰椎棘突下，后正中线旁开1.5寸。

关元俞： 第5腰椎棘突下，后正中线旁开1.5寸。

关元： 脐中下3寸，前正中线上。

太溪： 内踝尖与跟腱之间的凹陷中。

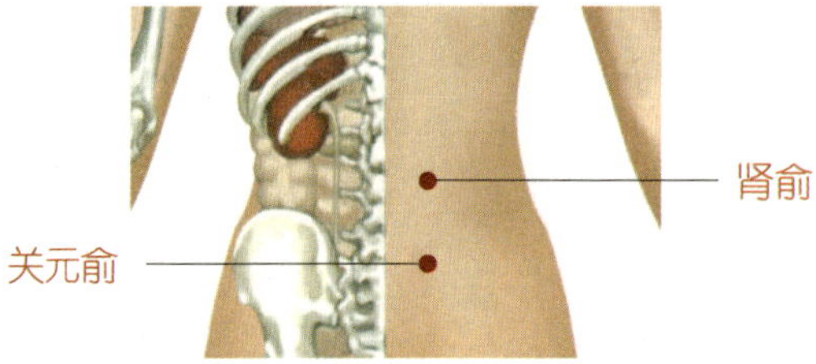

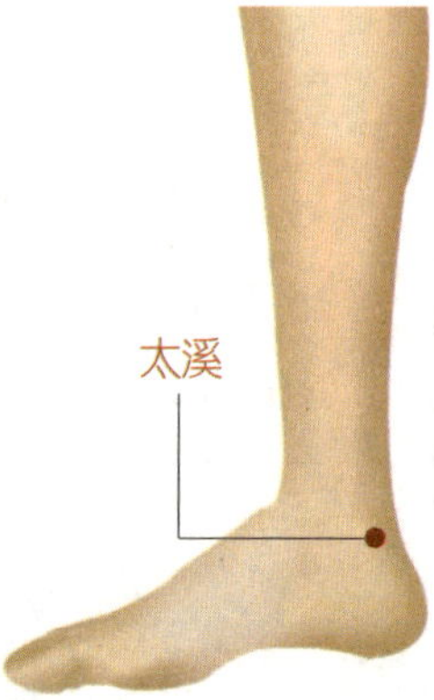

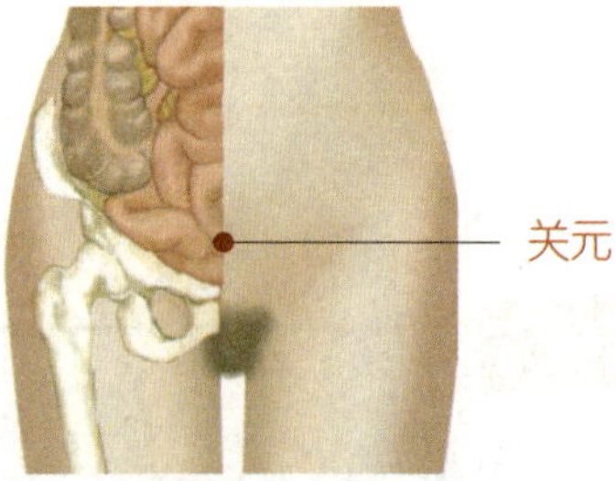

方义分析

肾俞： 膀胱经腧穴，又是肾之背俞穴，可补益肾气、培元固本。

关元俞： 膀胱经腧穴，可培补元气、调理下焦。

关元： 任脉腧穴，任脉为“阴脉之海”，故可理气血，且其又与足三阴经交会，可调肝、脾、肾之经气。

太溪： 足少阴肾经腧穴，又是肾经原穴，可滋阴益肾、壮阳强腰。

拔罐方法

①先让患者取俯卧位，把罐吸拔在肾俞、关元俞上，留罐10～15分钟。

②再让患者取仰卧位，把罐吸拔在关元、太溪上，留罐10～15分钟。

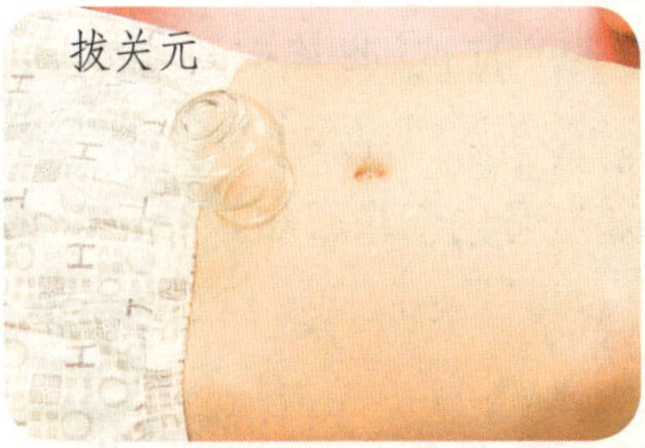

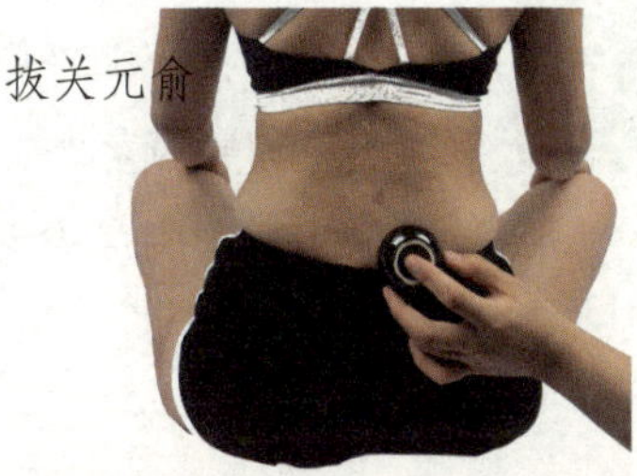

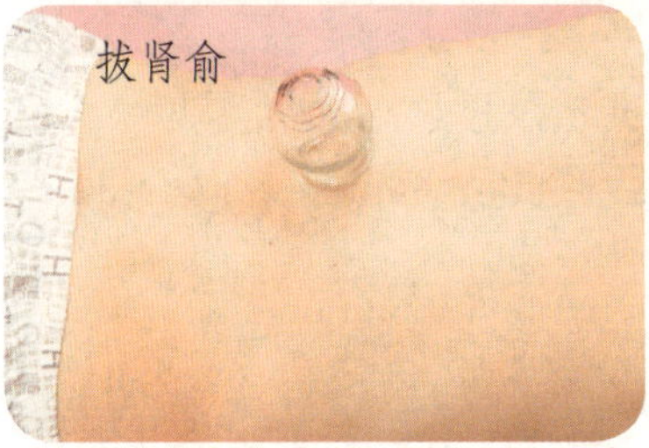

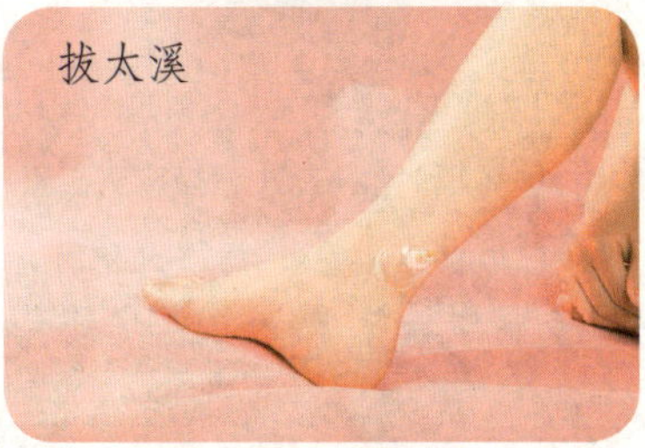

拔罐提醒

起罐后，对穴位皮肤进行消毒处理，每周3次，4周为1个疗程。

调理脾胃

脾胃虚弱是因脾虚或饮食不节、情志因素、劳逸失调等原因引起脾的功能虚衰、不足的病症。使用拔罐疗法，可以增强脾运化食物、输布水液、统摄血液的作用，同时加强肠胃的消化吸收能力。

选穴定位

脾俞：第11胸椎棘突下，后正中线旁开1.5寸。

胃俞：第12胸椎棘突下，后正中线旁开1.5寸。

章门：第11肋游离端的下际。

中脘：脐中上4寸，前正中线上。

阳陵泉：小腿外侧，腓骨头前下方凹陷中。

足三里：犊鼻下3寸，犊鼻与解溪连线上。

三阴交：内踝尖上3寸，胫骨内侧缘后际。

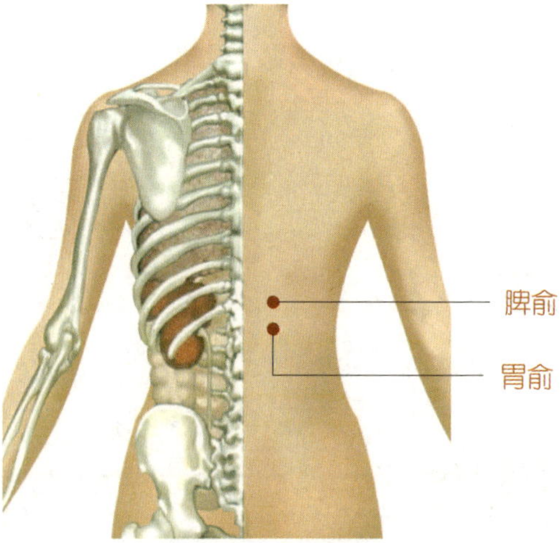

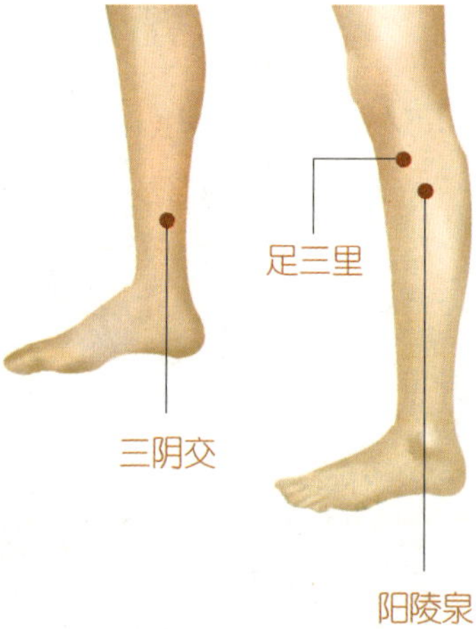

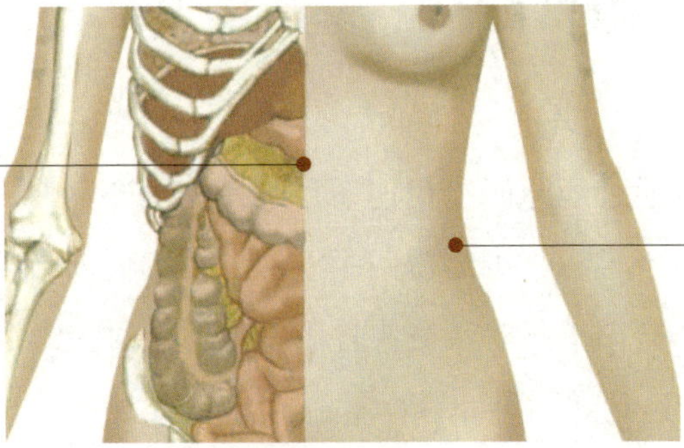

方义分析

脾俞： 膀胱经腧穴，又是脾之背俞穴，可补脾胃、益后天。

胃俞： 膀胱经腧穴，又是胃之背俞穴，可健脾和胃。

章门： 足厥阴肝经腧穴，脾之募穴，八会穴之脏会，可疏肝健脾。

中脘： 任脉腧穴，为胃之募，腑之会，可补中气。

阳陵泉： 足少阳胆经腧穴，又是胆经下合穴，“合治内腑”。

足三里： 胃腑下合穴，善治内腑之症，可通调腑气、降逆止呕。

三阴交： 脾经之腧穴，可调肝脾肾之经气，有滋阴、健脾、助阳之功。

拔罐方法

让患者取合适体位，用大小合适的罐具吸拔脾俞、胃俞、中脘、章门、阳陵泉、足三里、三阴交中的2～3个穴位，留罐10～15分钟。

拔罐提醒

起罐后，对穴位皮肤进行消毒处理，每周2～3次，1个月为1个疗程。每次拔罐，以上各穴可交替使用。

滋肝明目

肝与目通过经脉而互相连系，眼得肝血的濡养，才能维持正常的视力。肝血不足时，可出现两眼干涩、视力模糊；肝火上犯时可见眼红肿疼痛；肝阳上扰时可见头昏眼花等。通过拔罐可以疏通肝与眼连接的经脉，达到滋肝明目的效果。

选穴定位

太阳： 眉梢与目外眦之间，向后约1横指的凹陷中。
风池： 枕骨之下，胸锁乳突肌上端与斜方肌上端之间的凹陷中。
肝俞： 第 9 胸椎棘突下，后正中线旁开1.5寸。
胆俞： 第10胸椎棘突下，后正中线旁开1.5寸。
肾俞： 第 2 腰椎棘突下，后正中线旁开1.5寸。
血海： 髌底内侧端上2寸，股内侧肌隆起处。
足三里： 犊鼻下3寸，犊鼻与解溪连线上。

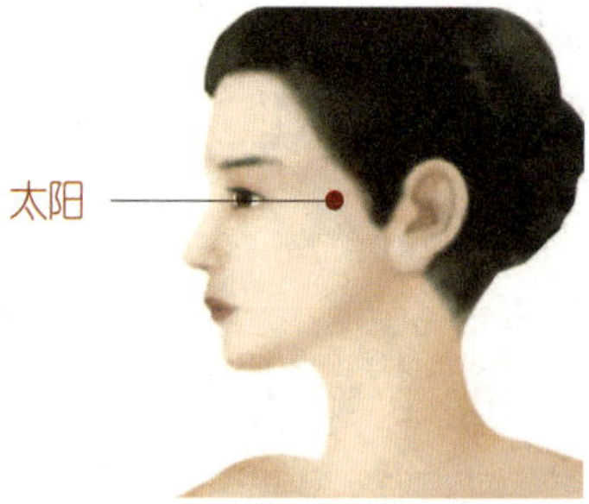

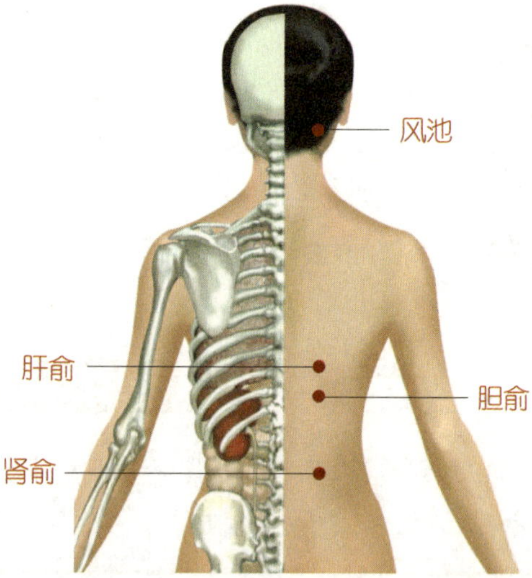

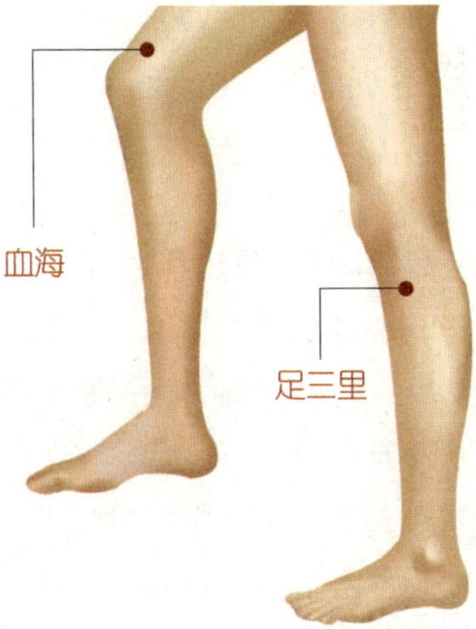

方义分析

太阳： 经外奇穴，又位于眼区部位，可疏通局部经气，清除眼部郁热。

风池： 足少阳胆经腧穴，又是与阳维脉交会穴，可以清肝泻胆。

肝俞： 膀胱经腧穴，又是肝之背俞穴，可补肝肾潜阳。

胆俞： 膀胱经腧穴，又是胆之背俞穴，可疏肝利胆、清热化湿。

肾俞： 膀胱经腧穴，又是肾之背俞穴，可补肾气，养肾阴。

血海： 足太阴脾经腧穴，可健脾益气、活血凉血、祛湿清热。

足三里： 足阳明胃经腧穴，可调理脾胃。

拔罐方法

让患者取合适体位，用大小合适的罐具吸拔风池、肝俞、胆俞、肾俞、足三里、血海、太阳中的2～3个穴位，留罐5～10分钟。

拔罐提醒

起罐后，对穴位皮肤进行消毒处理，每2～3天1次，1个月为1个疗程。上述穴位交替使用。注意吸拔太阳穴时吸力不要太大，留罐时间不要太长，皮肤潮红即可。

培补元气

元气是维护人体生命活动所必需的精微物质，是推动人体脏腑组织机能活动的动力，它既是物质的代称，也是功能的表现。元气在人体有推陈出新、温煦脏腑、防御外邪、固摄精血等重要职能。“人之有生，全赖此气”。元气充足，运行正常，则人康健长寿；反之，元气不足，或升降出入失常，则百病皆生，可引发多器官多系统功能失调。通过拔罐疗法可以益肾固精、培补元气，增强身体免疫力，加强防病抗病的能力。

选穴定位

命门： 第2腰椎棘突下凹陷中，后正中线上。

肾俞： 第2腰椎棘突下，后正中线旁开1.5寸。

气海： 脐中下1.5寸，前正中线上。

关元： 脐中下3寸，前正中线上。

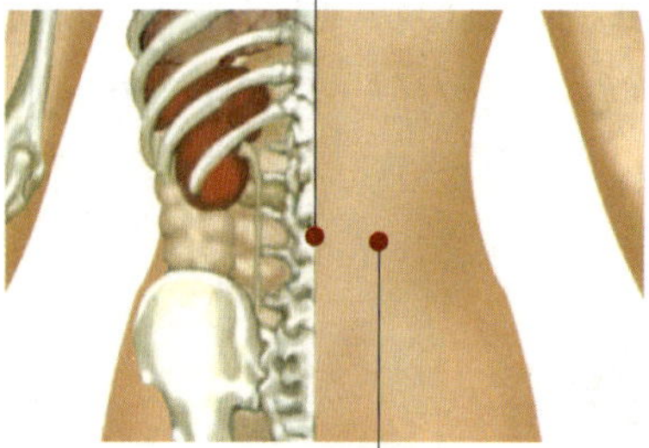

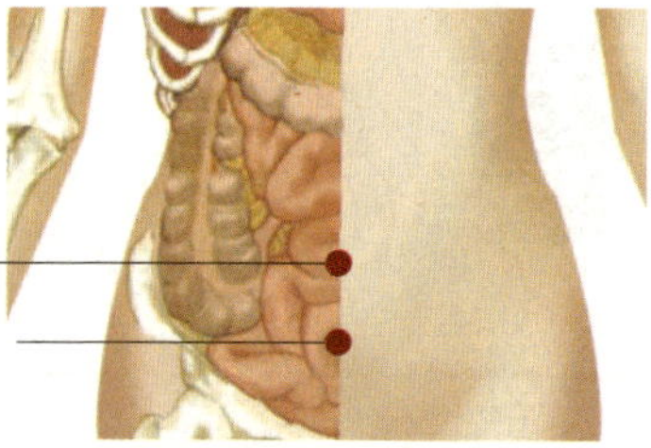

方义分析

命门：督脉腧穴，在两肾俞之间，当肾间动气处，为元气之根本，生命之门户，故可培元固本、强健腰膝。

肾俞：膀胱经腧穴，又是肾之背俞穴，可补肾气、养肾阴。

气海：任脉腧穴，为先天元气聚会之处，可利下焦、补元气、行气散滞。

关元：任脉腧穴，亦是小肠募穴，又与足三阴经交会，故可疏调经气、理气益气。

拔罐方法

让患者取合适体位，用大小合适的真空罐或火罐吸拔关元、气海、命门、肾俞中的2～3个穴位，留罐10～15分钟。

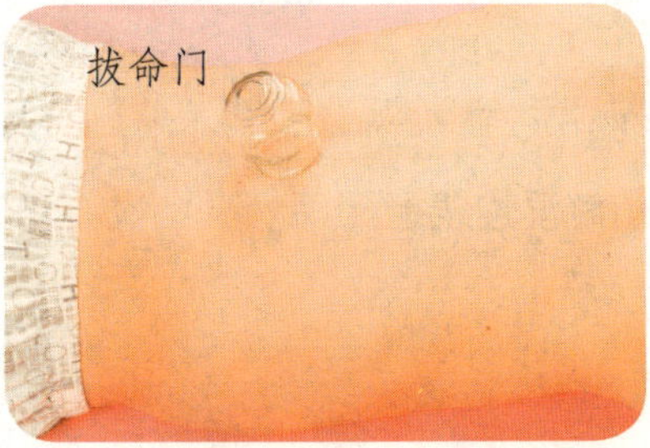

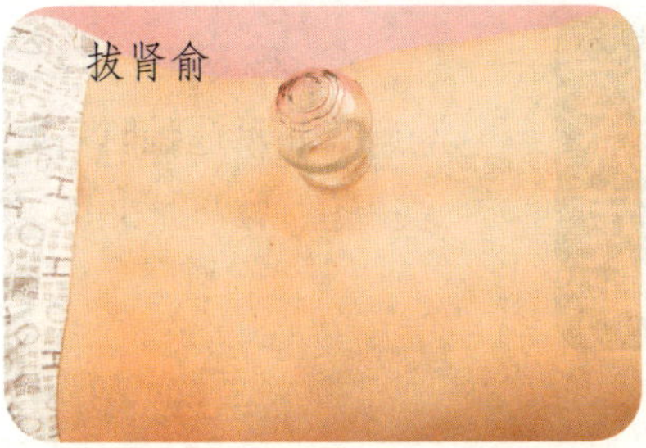

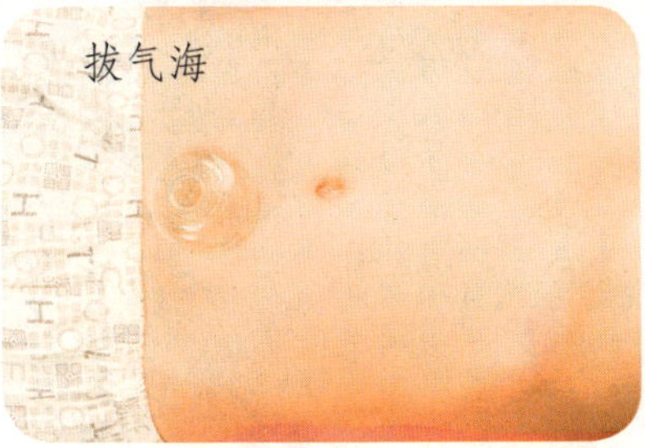

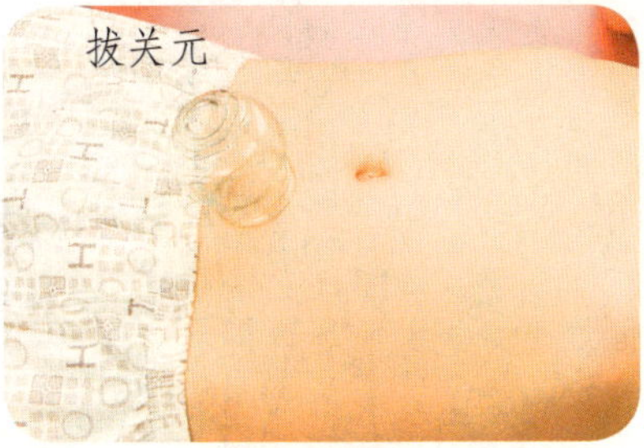

拔罐提醒

起罐后，对穴位皮肤进行消毒处理，隔日1次，1个月为1个疗程。

祛除浊气

在经络运行过程中会产生许多的浊气，如果不设法将这些浊气排出，势必会危害我们的健康。湿浊循经上头则头痛眩晕，滞塞毛孔则引发皮炎湿疹，遇肝火则化痰，逢脾虚则腹泻，遗患无穷，必须及早排除。使用拔罐疗法可以排出体内湿浊之气，加速代谢，促进血液循环，从而达到精力充沛、身体强健的目的。

选穴定位

涌泉： 屈足蜷趾时足心最凹陷中。

足三里： 犊鼻下3寸，犊鼻与解溪连线上。

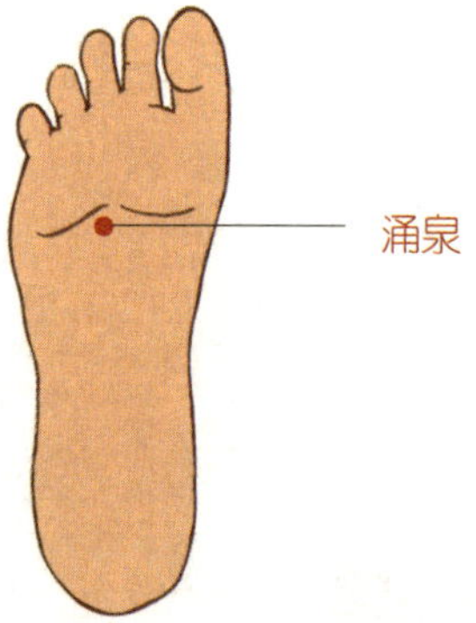

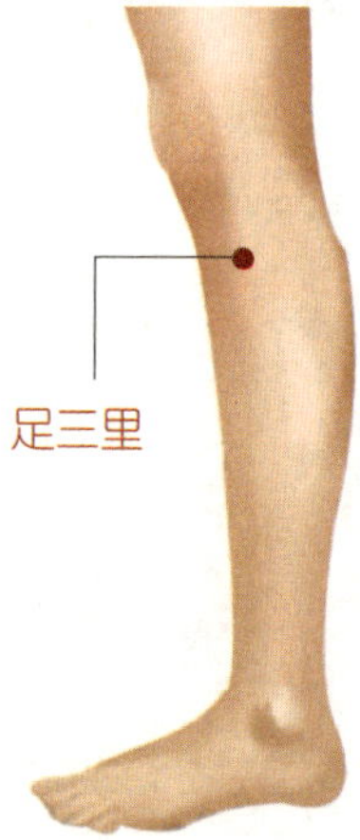

方义分析

涌泉：肾经之井穴，可以祛除体内的湿毒浊气，疏通肾经，使经络气血通畅。

足三里：足阳明胃经腧穴，又是胃经合穴，胃之下合穴，可使人精力充沛、强身健体。

拔罐方法

让患者取合适体位，选择大小合适的罐具吸拔涌泉和足三里，留罐10～15分钟。

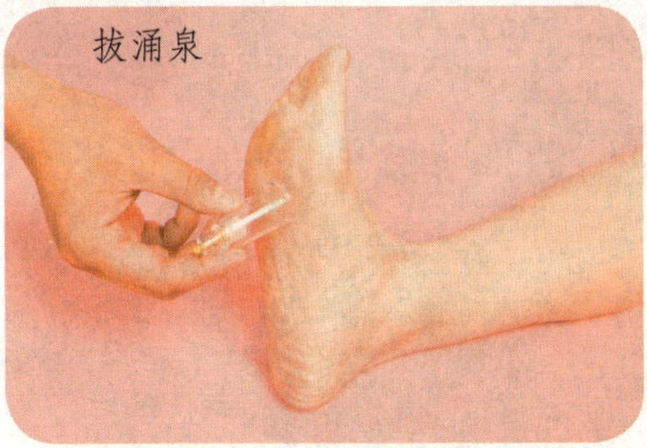
拔涌泉

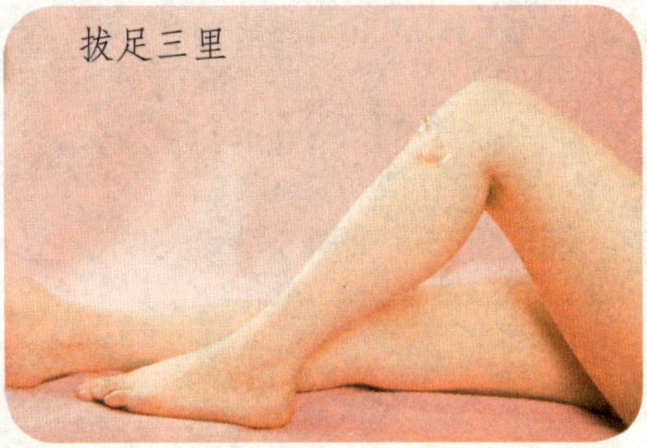
拔足三里

拔罐提醒

起罐后，对穴位皮肤进行消毒处理，2日1次，1个月为1个疗程。

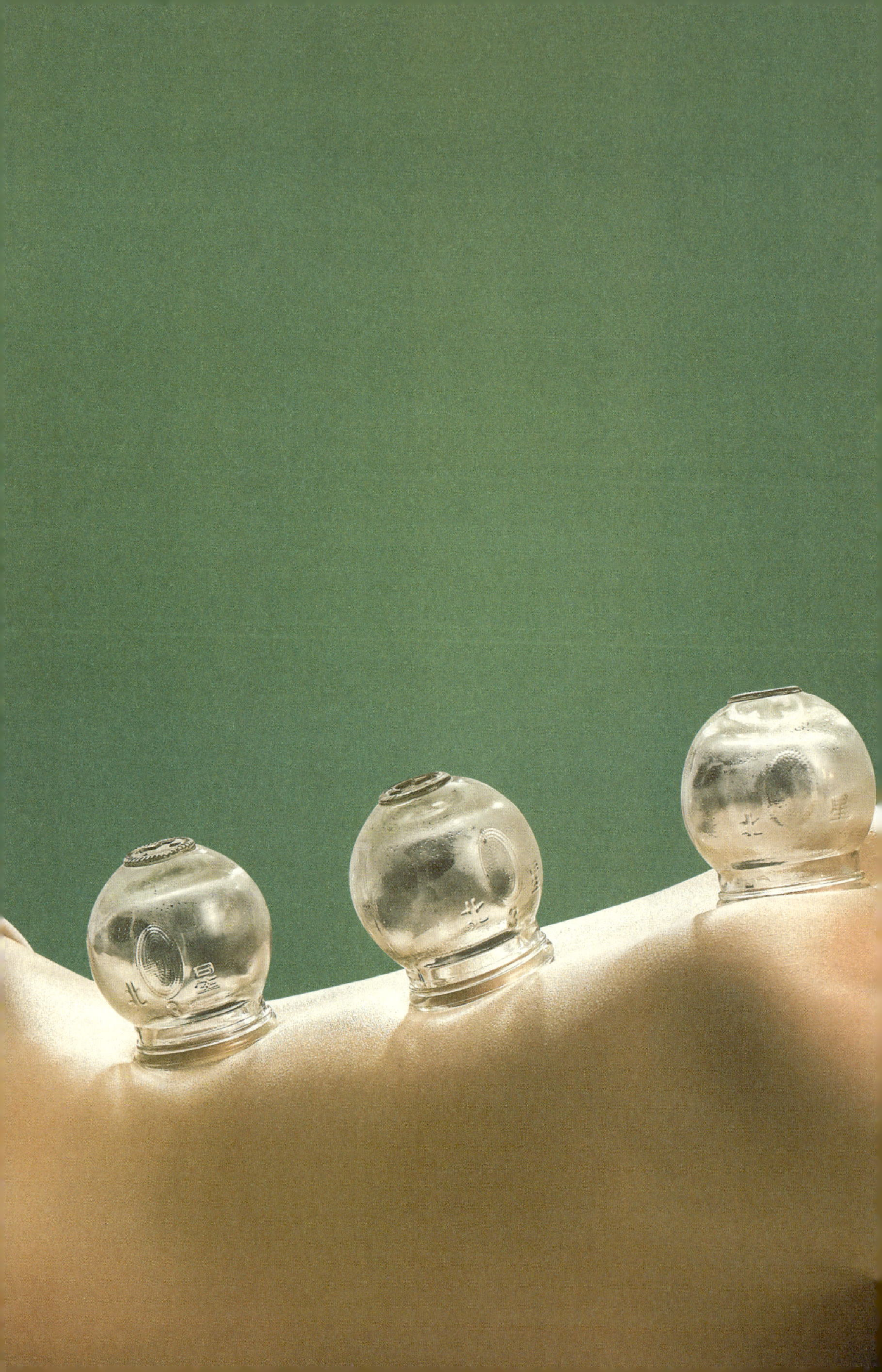
北 星
北 星
北 星

PART

4

常见病拔罐：告别病痛的折磨

感冒

感冒是感受猝冒风邪或时行病毒，引起肺卫功能失调，出现鼻塞、流涕、喷嚏、头痛、恶寒、发热、全身不适等临床表现的一种外感疾病。感冒又有伤风、冒风、伤寒、冒寒、重伤风等名称。中医认为，当人的体质虚弱、卫气不固时，外邪乘虚侵入就会引起感冒，轻者出现乏力、流涕、咳嗽等症状，称为“伤风”；重者会发烧。中医把感冒归为外感（外邪）疾病，其中包括现代医学的上呼吸道感染和流行性感冒。拔罐疗法可逐寒祛湿、疏通经络，激发自身免疫功能，从而加速感冒痊愈。

选穴定位

膀胱经（部分）： 后背脊柱第1胸椎至第9胸椎棘突旁开1.5寸和3寸。

大椎： 第7颈椎棘突下凹陷中，后正中线上。

风门： 第2胸椎棘突下，后正中线旁开1.5寸。

肺俞： 第3胸椎棘突下，后正中线旁开1.5寸。

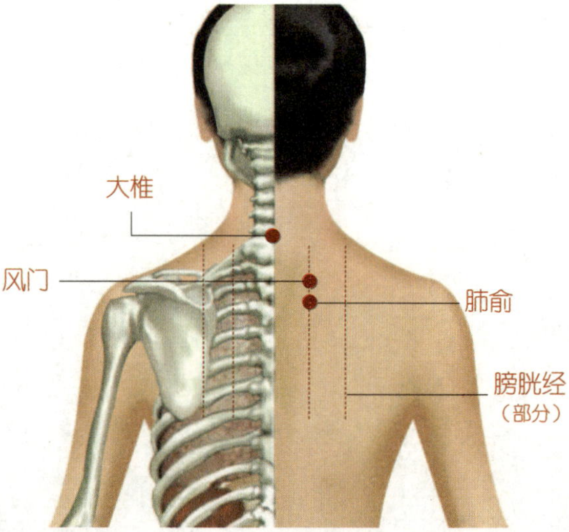

方义分析

膀胱经：内蕴五脏六腑之背俞穴，可调五脏，祛邪固表。

大椎：督脉腧穴，又和手足三阳经相交，可疏风祛邪解表。

风门：膀胱经腧穴，可泄诸阳之热邪，散一切之风邪。

肺俞：肺之背俞，可祛风散邪。

拔罐方法

①先取按摩油或刮痧油涂布在后背膀胱经，然后上下走罐数次，并将罐定在大椎上。

②再取火罐扣拔在风门、肺俞上，留罐10～15分钟，以皮肤潮红为度。

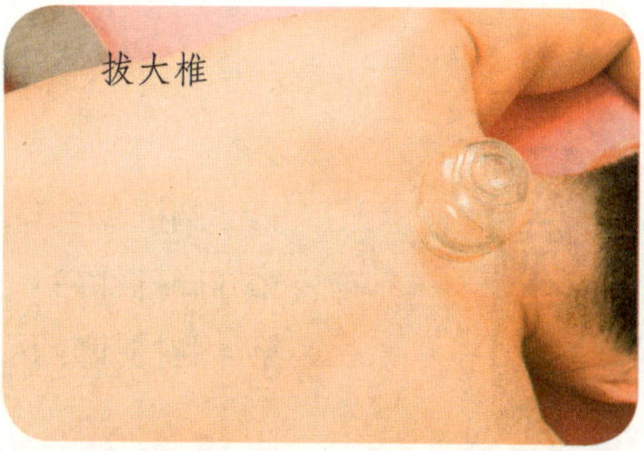

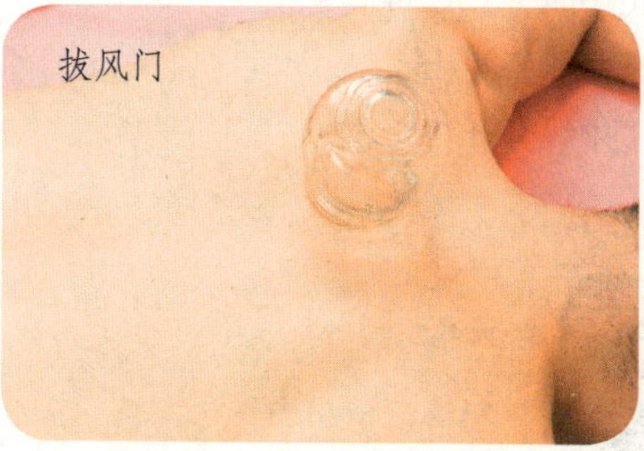

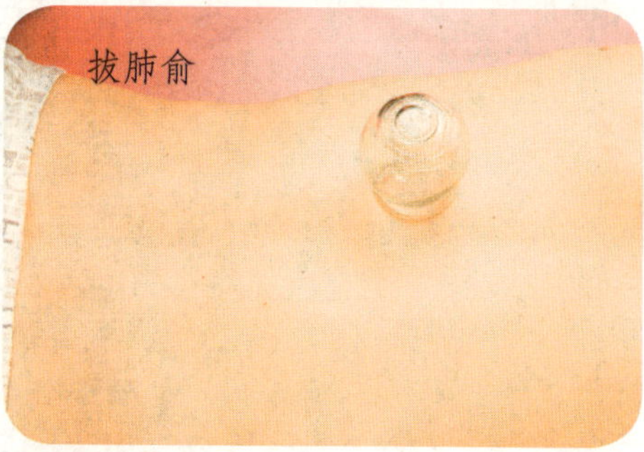

拔罐提醒

以上穴位拔罐以罐内皮肤充血为度。起罐后，对穴位皮肤进行消毒护理。这样的治疗每日1次。

咳嗽

咳嗽是机体对侵入气道的病邪的一种保护性反应。古人以有声无痰谓之咳，有痰无声谓之嗽。临床上二者常并见，通称为咳嗽。根据发作时特点及伴随症状的不同，一般可以分为风寒咳嗽、风热咳嗽及风燥咳嗽三型。中医认为咳嗽病症的病位在肺，由于肺失宣降，肺气上逆，肺之宣降功能失常所致。在相关穴位拔罐可以通其经脉，营其逆顺，调其气血，祛病健身。

选穴定位

风门： 第2胸椎棘突下，后正中线旁开1.5寸。

肺俞： 第3胸椎棘突下，后正中线旁开1.5寸。

膏肓： 第4胸椎棘突下，后正中线旁开3寸。

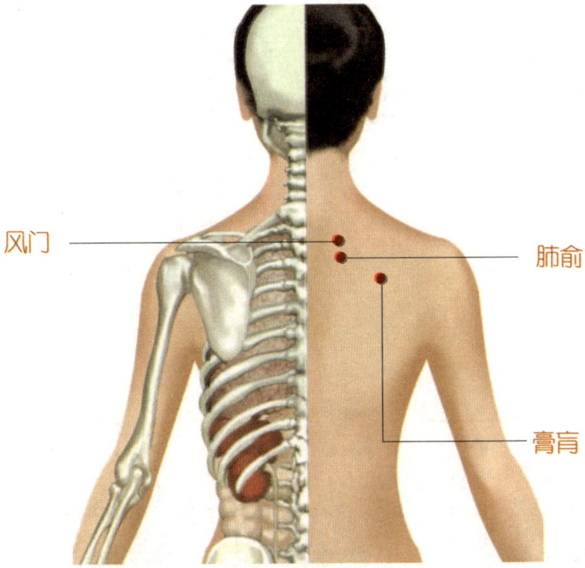

方义分析

风门：足太阳膀胱经腧穴，可祛风散寒。
肺俞：肺之背俞穴，可宣通肺气，化痰止咳。
膏肓：膀胱经腧穴，可滋阴降火，宣肺止咳。

拔罐方法

①用闪火法将罐扣拔在风门上，留罐10～15分钟。
②用闪火法将罐扣拔在肺俞上，留罐10～15分钟。
③用闪火法将罐扣拔在膏肓上，留罐10～15分钟。

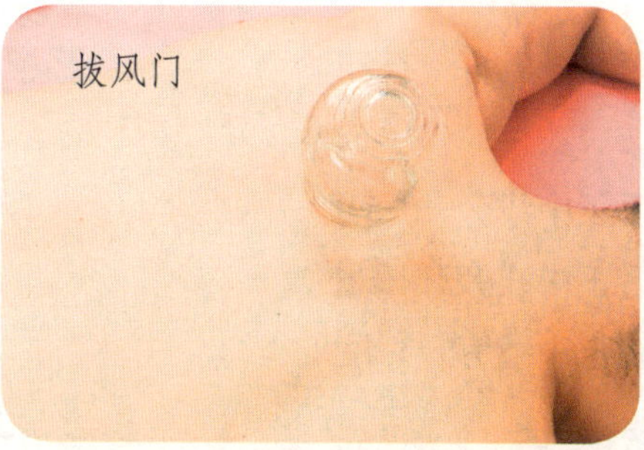
拔风门

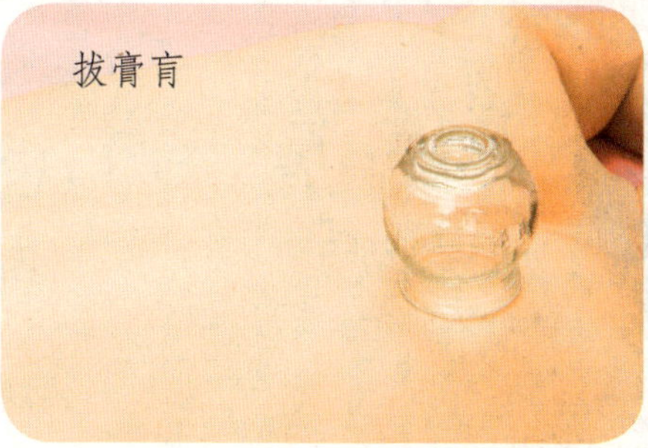
拔膏肓

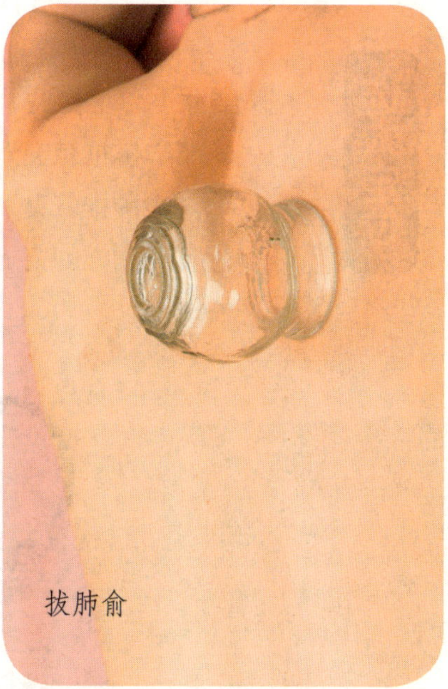
拔肺俞

拔罐提醒

以上穴位拔罐以罐内皮肤充血或有瘀血拔出为度。每日1次，7次为1疗程。如果拔罐疗效不显著，应配合其他药物治疗，防止延误病情。

慢性支气管炎

慢性支气管炎，是指由于感染或过敏等因素，引起气管、支气管黏膜炎性变化，导致黏膜充血、水肿，黏膜腺肥大及分泌增多，属中医学的“咳嗽”“痰饮”“喘证”等范畴。中医认为，外邪侵袭及肺、脾、肾三脏功能失常，是引起本病的主要原因。在相关穴位拔罐能宣肺解表、除燥去热，改善肺部功能。

选穴定位

膀胱经第一侧线（部分）：背后自大杼至膈俞（第1～7胸椎，旁开1.5寸）。

大杼：第1胸椎棘突下，后正中线旁开1.5寸。

风门：第2胸椎棘突下，后正中线旁开1.5寸。

肺俞：第3胸椎棘突下，后正中线旁开1.5寸。

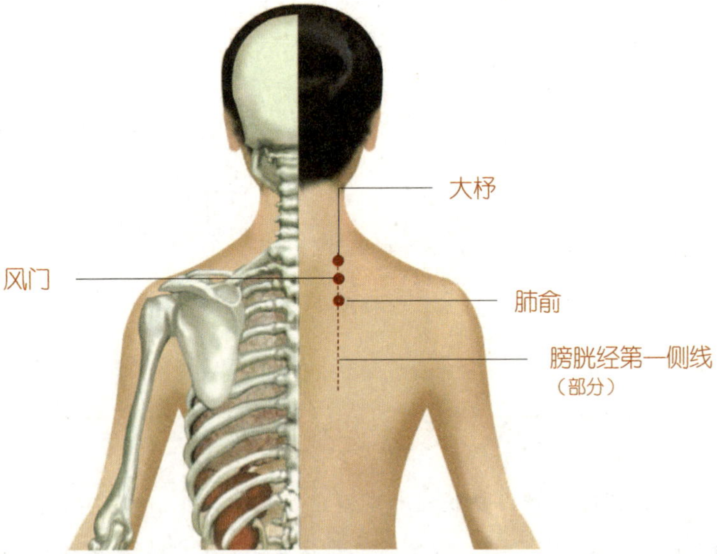

方义分析

膀胱经第一侧线（部分）：内蕴五脏之背俞穴，可调五脏气机、通经络、理气血。

大杼：膀胱经腧穴，又是手足太阳经交会穴，可清邪热。

风门：足太阳经与督脉交会穴，可泄诸阳之热邪，散一切之风邪。

肺俞：肺之背俞穴，与大杼、风门配伍，可祛邪、化痰、除浊、宣肺。

拔罐方法

①先取按摩油或刮痧油涂布在膀胱经第一侧线，再上下走罐数次，至局部起红晕为度。

②取火罐，用闪火法将罐扣拔在大杼、风门、肺俞上，留罐5～10分钟。

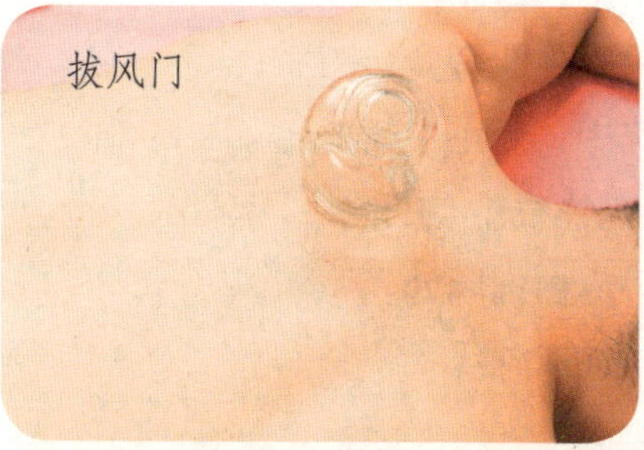

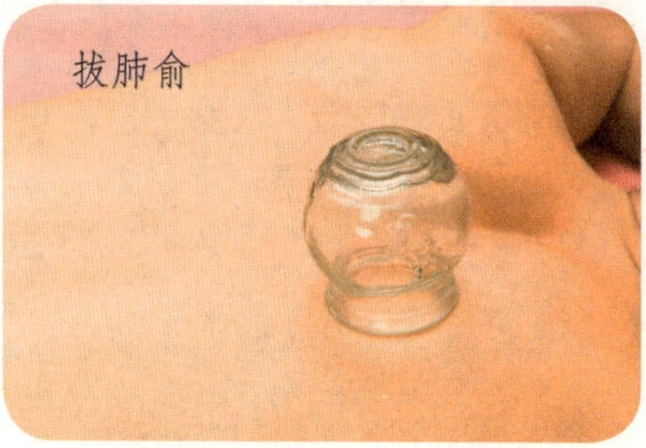

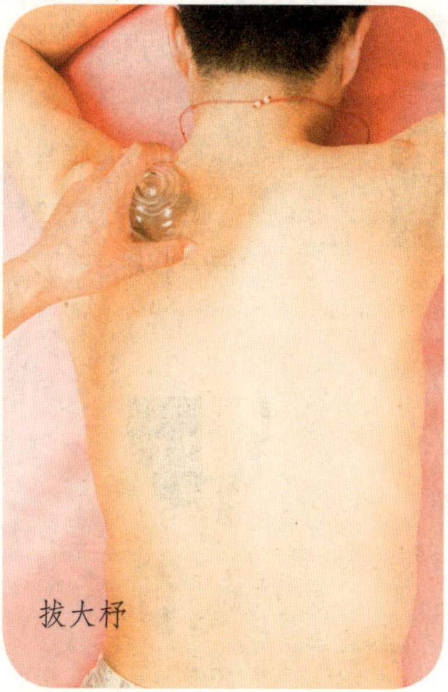

拔罐提醒

以上穴位拔罐以罐内皮肤充血为度，每日或隔日治疗1次。一定要注意保暖，防止感冒，以免加重病情。

肺 炎

肺炎是一种常见的呼吸系统疾病，主要指细菌感染引起的原发性肺炎，致病菌为肺炎双球菌、金黄色葡萄球菌等。病前常有受冷、过度劳累、上呼吸道感染、醉酒等诱因，属于中医“咳嗽”“气喘”范畴，常由于风寒、风热犯肺，肺失宣降，或由于脏腑亏虚，脾虚聚湿生痰，肺虚、肾虚导致肺气不敛、肾不纳气等所致。在相应穴位拔罐可祛痰除热、宣肺解表，有效改善症状。

选穴定位

大椎： 第7颈椎棘突下凹陷中，后正中线上。

肺俞： 第3胸椎棘突下，后正中线旁开1.5寸。

身柱： 第3胸椎棘突下凹陷中，后正中线上。

曲池： 在尺泽与肱骨外上髁连线中点凹陷中。

鱼际： 第1掌骨中点桡侧，赤白肉际处。

丰隆： 外踝尖上8寸，胫骨前肌外缘。

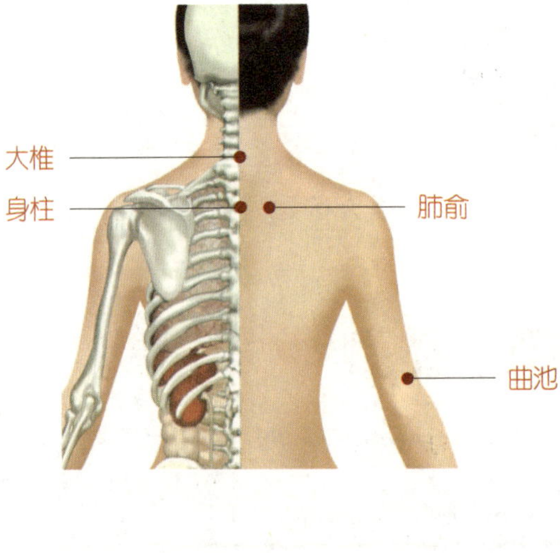

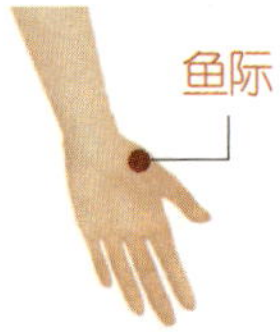

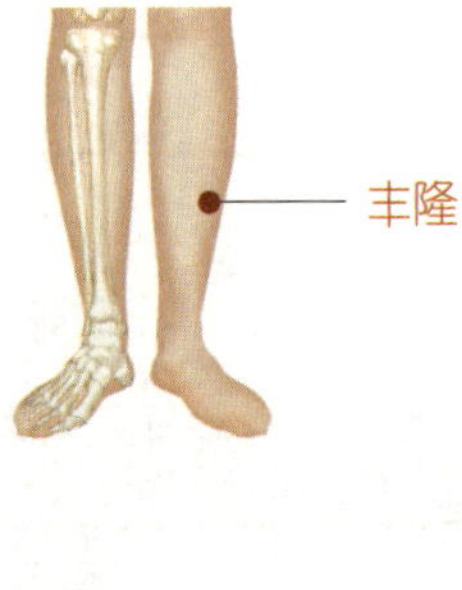

方义分析

大椎、身柱：督脉之腧穴，督脉为“阳脉之海”，可抑阳清热、泻火除痰，又可疏通经气、调理气机。

肺俞：肺之背俞穴，可止咳、平喘、祛痰。

曲池：手阳明大肠经之合穴，可疏风、清热、行气、活血。

鱼际：手太阴肺经之荥穴，可清肺泄热、利咽止痛。

丰隆：足阳明胃经之络穴，可祛浊化痰。

拔罐方法

①让患者取坐位或俯卧（背部），以方便舒适为宜。充分暴露穴位，对大椎、身柱、肺俞、曲池、鱼际、丰隆穴附近皮肤进行消毒。

②消毒后，用三棱针轻叩大椎、身柱、肺俞、曲池、鱼际穴位皮肤，以微微出血为度。丰隆不用针刺，直接拔罐即可。

③将罐吸拔在大椎、身柱、肺俞、曲池、鱼际、丰隆上，留罐10～15分钟。

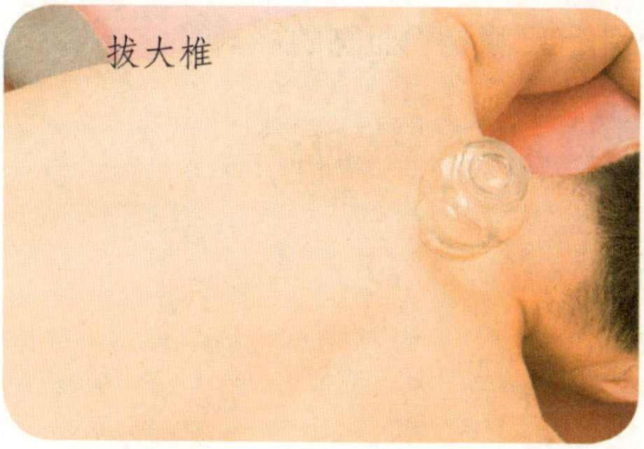

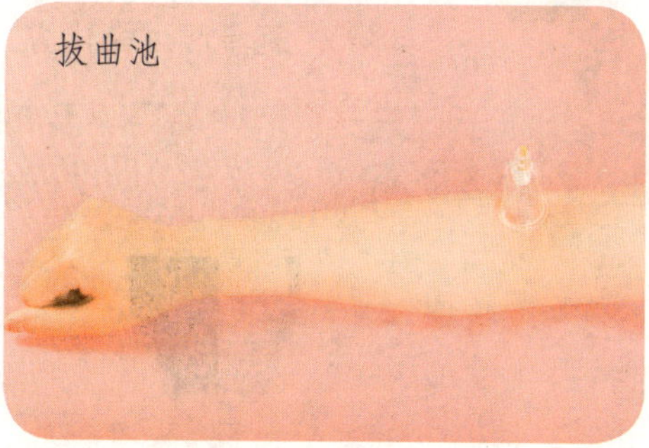

拔罐提醒

以上穴位拔罐以罐内皮肤充血为度。起罐后，对穴位皮肤进行消毒。这样的治疗每日1次，10次为1个疗程。

肺结核

肺结核是由结核杆菌引起的慢性传染病，可侵及许多脏器，以肺部结核感染最为常见。中医称之为“肺痨”“痨瘵”“骨蒸”，是一种古老的传染病，自有人类以来就有结核病。中医认为，其病因是由机体正气不足、阴精耗损，痨虫趁机侵入肺脏所致。在相关穴位拔罐能宣肺解表、健肺补气，有效改善肺部功能。

选穴定位

大椎：第7颈椎棘突下凹陷中，后正中线上。
身柱：第3胸椎棘突下凹陷中，后正中线上。
肺俞：第3胸椎棘突下，后正中线旁开1.5寸。
膏肓：第4胸椎棘突下，后正中线旁开 3 寸。
肾俞：第2腰椎棘突下，后正中线旁开1.5寸。
尺泽：肘横纹上，肱二头肌腱桡侧缘凹陷中。
阴郄：腕掌侧远端横纹上0.5寸，尺侧腕屈肌腱的桡侧缘。
足三里：犊鼻下3寸，犊鼻与解溪连线上。

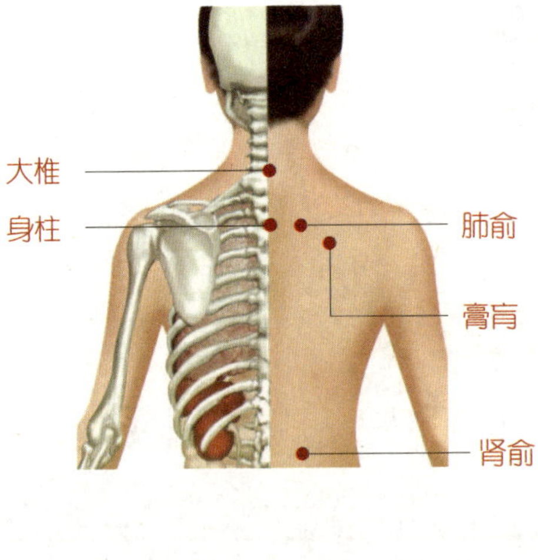

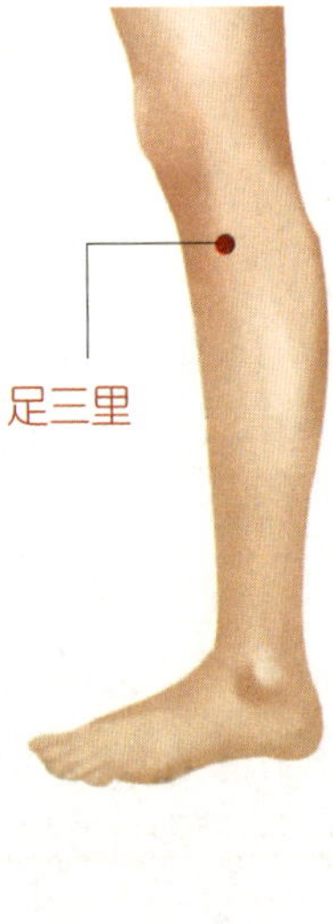

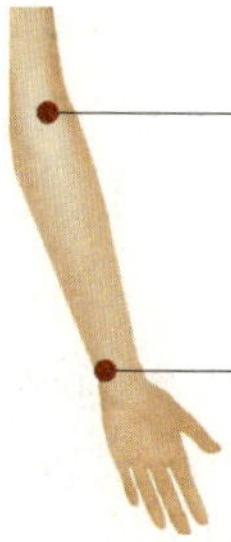

方义分析

大椎： 督脉腧穴，又和手足三阳经相交，可疏风祛邪解表。

身柱： 督脉腧穴，可调阴阳和气血。

肺俞： 肺之背俞穴，可降气化痰，除肺中秽浊。

膏肓： 足太阳膀胱经腧穴，可补虚、强身。

肾俞： 肾之背俞穴，可调肾之气机，益肾助阳。

尺泽： 手太阴肺经之合穴，可清泄肺热，除肺之壅实。

阴郄： 手少阴心经腧穴，可滋养阴血、固表安神。

足三里： 足阳明肾经之合穴，可通达上下、疏调肺气。

拔罐方法

①用闪火法将罐扣拔在后背大椎、身柱、肺俞、肾俞、膏肓上，留罐15～20分钟。

②用闪火法将罐扣拔在上肢阴郄、尺泽上，留罐15～20分钟。

③用闪火法将罐扣拔在下肢足三里上，留罐15～20分钟。

拔罐提醒

以上穴位拔罐以罐内皮肤充血为度。起罐后，对穴位皮肤进行消毒。每日或隔日1次，10次为1个疗程，2个疗程之间间隔7天。

在起罐时要注意随证加配穴，对咯血的患者配膈俞、列缺；对痰多的患者配脾俞、中脘；对咳嗽的患者配督俞、太渊；对盗汗的患者配后溪、三阴交；对发热的患者配复溜、间使；对腹泻的患者配大肠俞、天枢、气海；对食欲不振的患者配脾俞、中脘。

慢性腹泻

慢性腹泻属于功能性腹泻，是肠功能紊乱引起的腹泻，包括结肠过敏和情绪性、消化不良引起的腹泻。属中医的“泄泻”“下利”等病范畴。中医认为，引起腹泻的最基本因素是脾胃的功能失常，正所谓“泄泻之本，无不由于脾胃”。另外，七情伤肝，肝郁气滞，肝气横逆犯脾，令脾失健运；肾阳不足，不能温暖脾土，令水谷不化，而成泄泻。在相关穴位拔罐能调整脏腑功能，减轻症状。

选穴定位

脾俞：第11胸椎棘突下，后正中线旁开1.5寸。

胃俞：第12胸椎棘突下，后正中线旁开1.5寸。

大肠俞：第 4 腰椎棘突下，后正中线旁开1.5寸。

中脘：脐中上4寸，前正中线上。

天枢：横平脐中，前正中线旁开2寸。

神阙：腹中部，脐中央。

足三里：犊鼻下3寸，犊鼻与解溪连线上。

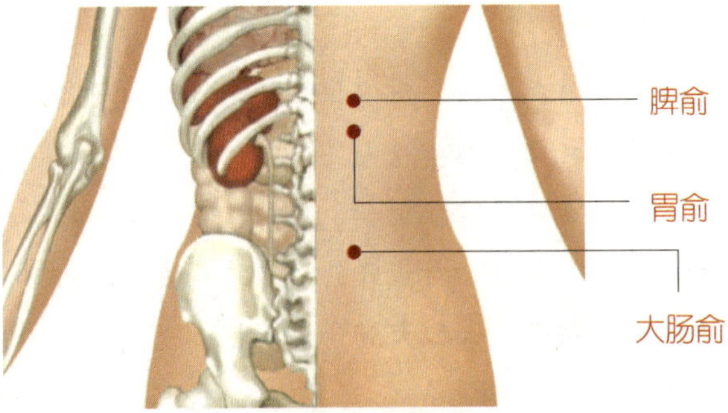

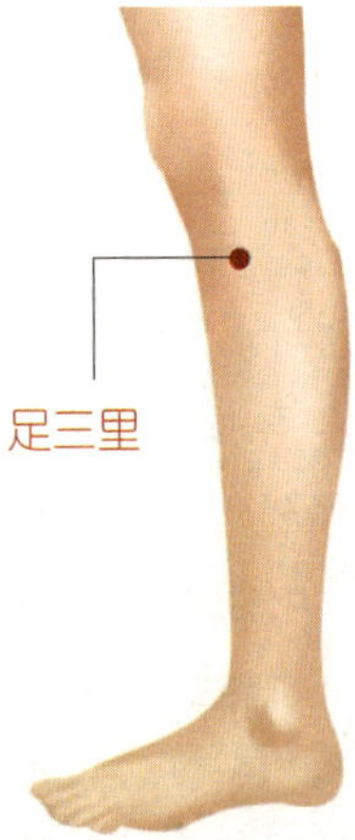

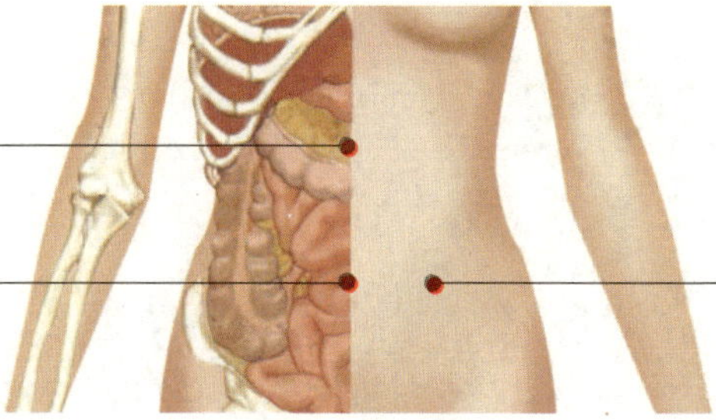

方义分析

脾俞、胃俞、大肠俞：脾、胃、大肠之背俞穴，可以健脾胃、祛湿浊、止泄泻。

中脘：胃之募穴，又是腑会，可以通腑气、消食导滞。

天枢：足阳明胃经腧穴，又是大肠募穴，可以调理肠腑而止泻。

神阙：内连肠腑，可固肠止泻。

足三里：足阳明胃经腧穴，可健脾祛湿。

拔罐方法

让患者取坐位或俯卧，以方便舒适为宜。选择大小合适的罐体，把罐吸拔在背部脾俞、胃俞、大肠俞上，留罐10～15分钟。

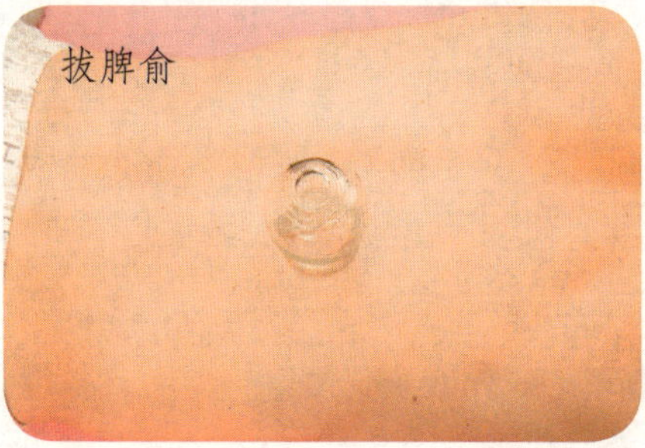

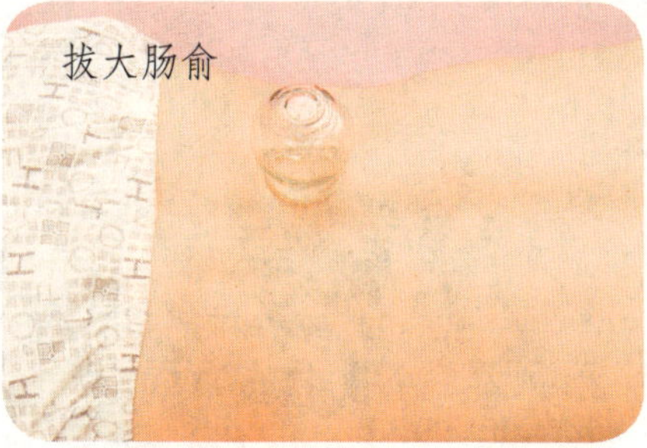

拔罐提醒

以上穴位拔罐以罐内皮肤充血为度。起罐后，对穴位皮肤进行消毒。这样的治疗每周2～3次，10次为1个疗程，每个疗程间隔1周。

消化不良

消化不良，是指具有上腹痛、上腹胀、早饱、嗳气、食欲不振、恶心、呕吐等不适症状，多因长期暴饮暴食，饮食积滞于胃，从而引发。先天脾胃虚弱，消化功能较差的人，也容易出现消化不良症状，表现为长期面黄肌瘦，气短乏力，胃胀、胃痛隐隐，稍不注意就腹泻等。中医认为是脾胃虚弱、肝气郁结、外邪入侵所致。在相关穴位拔罐能健脾和胃，疏肝理气，消食导滞。

选穴定位

脾俞：第11胸椎棘突下，后正中线旁开1.5寸。

胃俞：第12胸椎棘突下，后正中线旁开1.5寸。

不容：脐中上 6 寸，前正中线旁开 2 寸。

中脘：脐中上4寸，前正中线上。

梁门：脐中上4寸，前正中线旁开2寸。

天枢：横平脐中，前正中线旁开2寸。

足三里：犊鼻下3寸，犊鼻与解溪连线上。

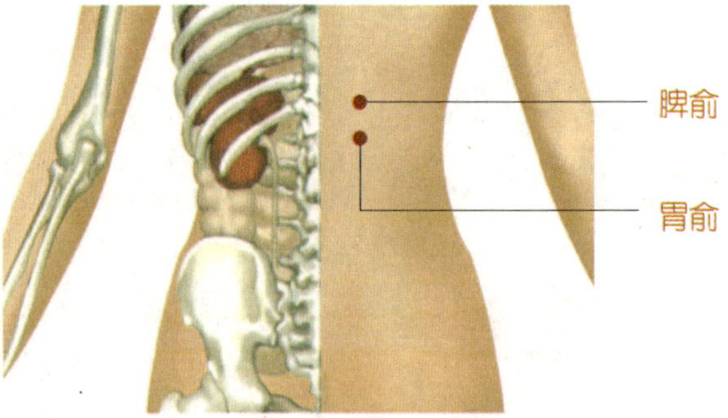

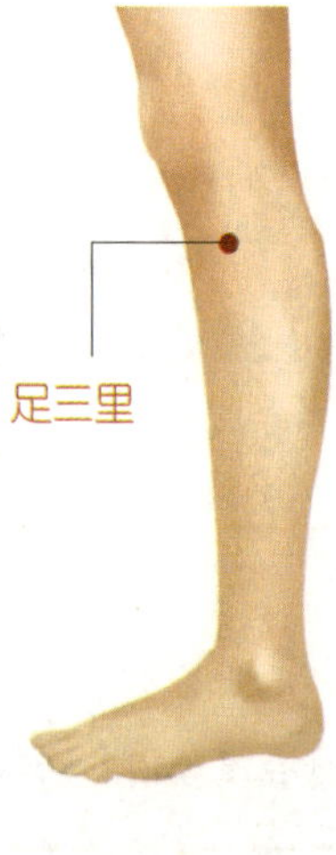

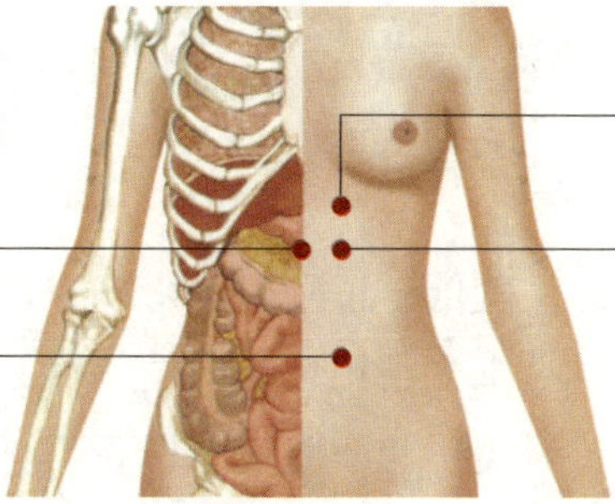

方义分析

脾俞、胃俞：足太阳膀胱经腧穴，又是脾、胃的背俞穴，可健脾胃、祛湿浊。

中脘：胃之募穴，又是腑会，可以通腑气、消食导滞。

不容、梁门、天枢：足阳明胃经腧穴，天枢又为大肠募穴，三穴合用，可调理肠胃二腑，健脾胃、消积滞。

足三里：足阳明胃经腧穴，又是胃之下合穴，可健脾和胃。

拔罐方法

①让患者取坐位，在脾俞、胃俞、中脘、不容、梁门、天枢、足三里所在部位涂上润滑油。

②用刮痧板刮拭上述穴位，以出现紫红色痧斑为度。刮痧完毕，用消毒棉球擦去皮肤上的润滑油，以免影响拔罐。

③把罐吸拔在背部脾俞、胃俞上，留罐10～15分钟。

④把罐吸拔在腹部中脘、不容、梁门、天枢上，留罐10～15分钟。

⑤把罐吸拔在下肢足三里上，留罐10～15分钟。

拔罐提醒

以上穴位拔罐以罐内皮肤充血为度。起罐后，对穴位皮肤进行消毒。这样的治疗每日1次，7次为1个疗程。

胃下垂

胃下垂是指胃的位置低于正常以下，多为胃小弯弧线最低点下降至髂嵴连线以下，伴有十二指肠球部向左偏移，多见于体弱瘦长体型的女性，属于中医“胃缓”“腹胀”“胃痛”“痞满”等范畴。表现为上腹胀满、食欲不振、胃痛、消瘦、乏力、嗳气、恶心、呕吐、肠鸣、胃下坠感，或伴有便秘、腹泻、气短、眩晕、心悸、失眠、多梦等。中医认为，本病虽在胃，但与肝、脾关系密切，素体虚损、肝气失调、横逆犯胃、日久脾虚、木乘其土、中气下陷为基本病机。拔罐可以补中益气、健脾和胃。

选穴定位

上脘：脐中上5寸，前正中线上。
中脘：脐中上4寸，前正中线上。
气海：脐中下1.5寸，前正中线上。
关元：脐中下3寸，前正中线上。
足三里：犊鼻下3寸，犊鼻与解溪连线上。

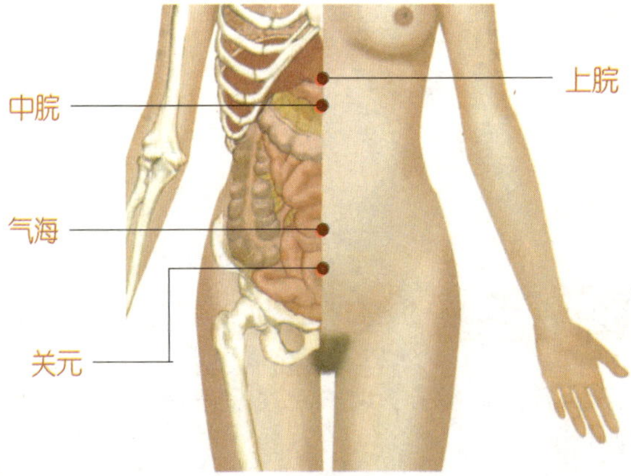

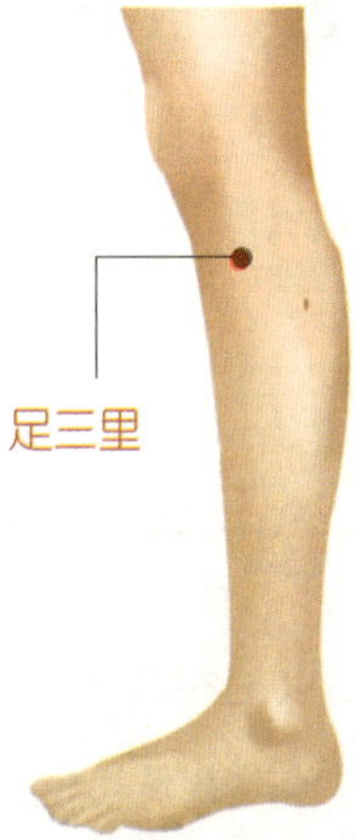

方义分析

上脘：任脉腧穴，又与足阳明经、手太阳经交会，阳明经多气多血，故可益气补中。

中脘：任脉腧穴，为胃之募穴，可补益胃气。

气海：任脉腧穴，可益气健脾。

关元：任脉腧穴，又是小肠募穴，又与足三阴经交会，故可疏调经气、理气益气。

足三里：足阳明胃经腧穴，又是胃之下合穴，可健脾和胃。

拔罐方法

①让患者仰卧，用闪火法将火罐扣拔在腹部上脘、中脘、气海、关元上，留罐10～15分钟。

②用闪火法将火罐扣拔在下肢足三里上，留罐10～15分钟。

拔罐提醒

以上穴位拔罐以罐内皮肤充血为度。起罐后，要对穴位皮肤进行消毒，以免皮肤感染。这样的治疗隔日1次，10次为1个疗程，每个疗程间隔7天。

食疗良方

◆ **猪肚莲子山药粥**

配方：猪肚 1 只，莲子、山药各 50 克，糯米 100 克。

做法：将猪肚去除脂膜，洗净切碎，莲子、山药捣碎，和糯米同放锅内，加水文火煮粥。

食法：早晚 2 次食完，隔日 1 剂。10 天为一疗程。

功效：猪肚“为补脾胃之要品”，山药、莲子、糯米补中益气而养胃阴。脾胃得补，则中气健旺，下垂的脏器即可回复。

胃炎

胃炎是胃黏膜炎症的统称，分为急性和慢性两类。临床表现为胃脘部饱胀，持续性上腹部疼痛，并伴有恶心、嗳气、腹泻、食欲减退等症。属于中医学“胃脘痛”“伤食”“呕吐”等证范畴，多因饮食不节，暴饮暴食，过饮寒凉，或所食过硬，积滞于胃，令胃不能消化，气机不畅；或七情不调，肝气横逆伤胃，令胃失和降；或感受外邪，寒邪直侵胃腑，令胃腑经络阻滞；或久病体弱，胃失濡养，令胃气失和而致病。拔罐可以补中益气、健脾和胃，改善胃部不适，缓和胃痛，调节消化机能。

选穴定位

肝俞：第 9 胸椎棘突下，后正中线旁开1.5寸。

胃俞：第12胸椎棘突下，后正中线旁开1.5寸。

三焦俞：第1腰椎棘突下，后正中线旁开1.5寸。

中脘：脐中上4寸，前正中线上。

梁门：脐中上4寸，前正中线旁开2寸。

幽门：脐中上 6 寸，前正中线旁开0.5寸。

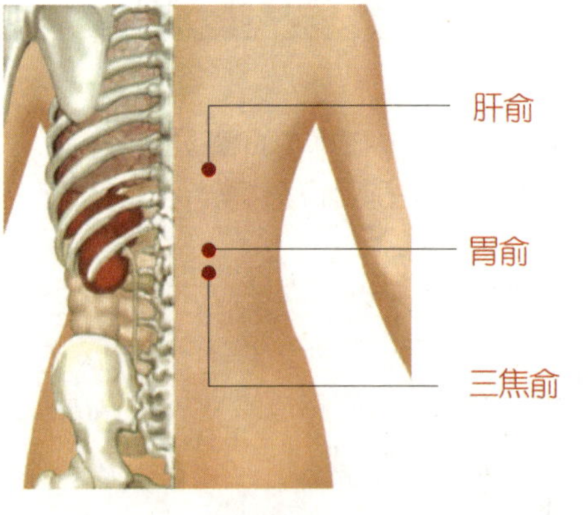

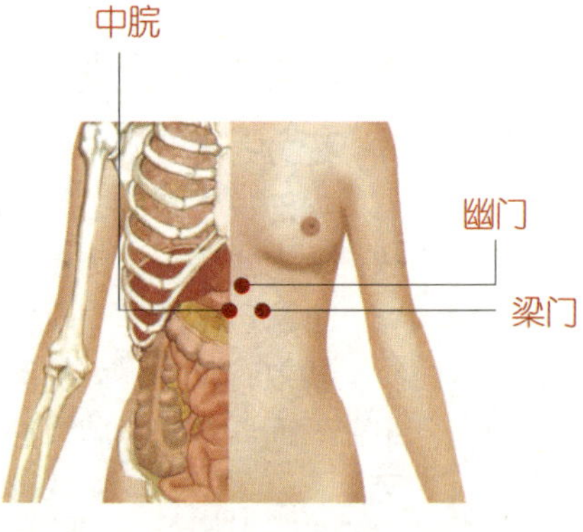

方义分析

肝俞、胃俞、三焦俞： 足太阳膀胱经腧穴，分别为肝、胃、三焦之背俞穴，可理肝脾、调三焦、和胃降逆止痛。

中脘： 胃之募穴，腑会，可以通调腑气、和胃止痛。

梁门： 足阳明胃经腧穴，可疏调胃气而止痛。

幽门： 足少阴肾经腧穴，位于胃脘部，可和胃止痛。

拔罐方法

①让患者取俯卧或坐位，把罐吸拔在肝俞、胃俞、三焦俞上，留罐10～15分钟。

②让患者取仰卧位，把罐吸拔在中脘、梁门、幽门上，留罐10～15分钟。

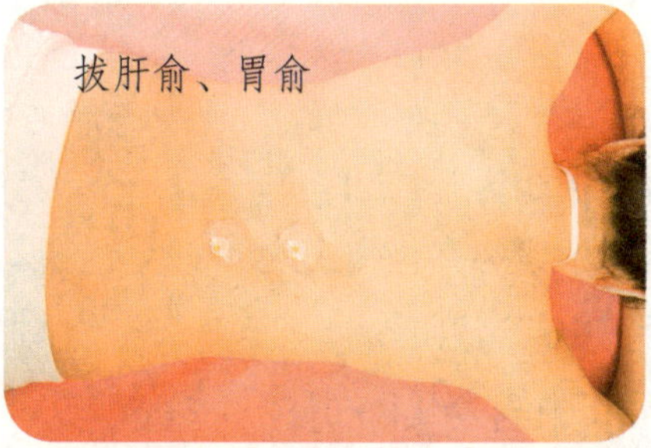
拔肝俞、胃俞

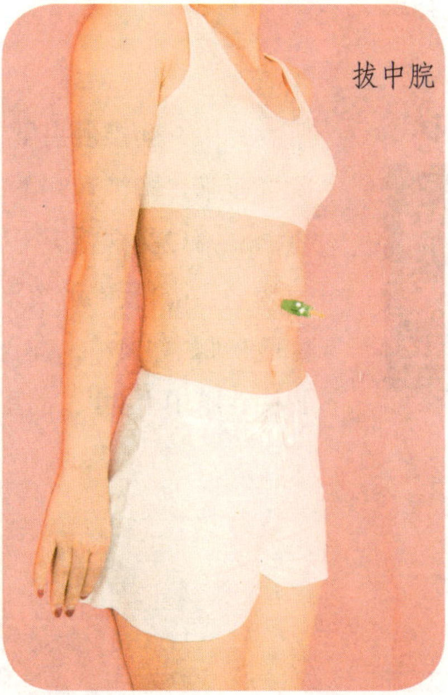
拔中脘

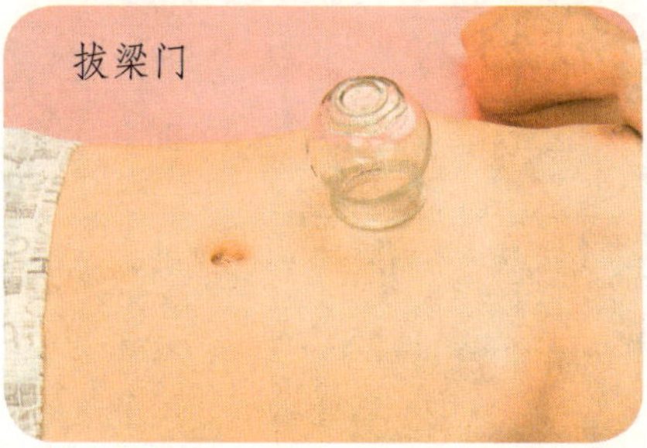
拔梁门

拔罐提醒

以上穴位拔罐以罐内皮肤充血为度。起罐后，要对穴位皮肤进行消毒处理。

胃痉挛

胃痉挛是因胃的平滑肌突发一阵阵强烈收缩而引起的剧烈胃痛，属中医学“胃脘痛”范畴。临床多表现为突发性、阵发性或持续性的胃痛，疼痛如刀割、针刺；同时可伴有上腹胀满，恶心、呕吐、面色苍白、汗出肢冷等。中医认为，其病因多为饮食不节，暴饮暴食，饮食积聚客于胃，令胃失和降；或卫外不固，外感寒邪，内客于胃，寒性收引，令胃气不和而痛。在相关穴位拔罐能够疏通经络，运行气血，有效缓解疼痛。

选穴定位

肝俞：第 9 胸椎棘突下，后正中线旁开1.5寸。
脾俞：第11胸椎棘突下，后正中线旁开1.5寸。
胃俞：第12胸椎棘突下，后正中线旁开1.5寸。
三焦俞：第1腰椎棘突下，后正中线旁开1.5寸。
中脘：脐中上4寸，前正中线上。
梁门：脐中上4寸，前正中线旁开2寸。

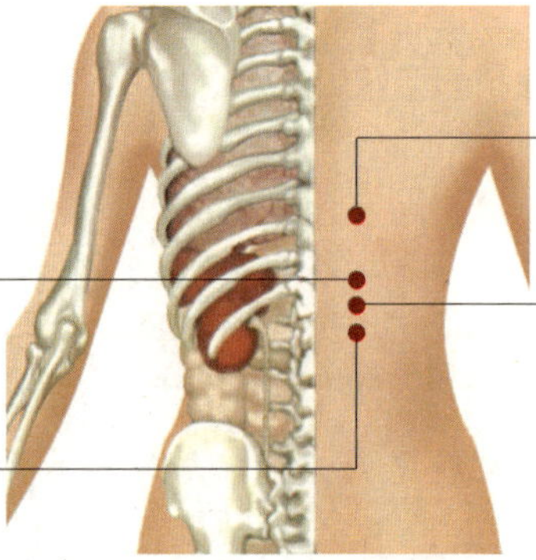

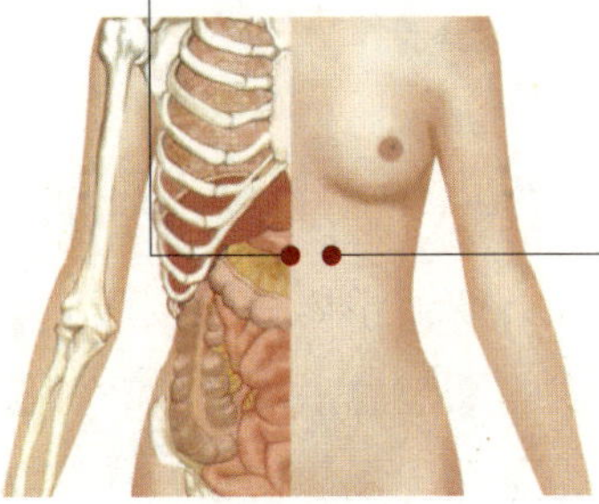

方义分析

肝俞、脾俞、胃俞、三焦俞：足太阳膀胱经腧穴，分别为肝、脾、胃、三焦之背俞穴，可调肝、脾、胃、三焦之经气，行血、健脾、和胃、化瘀、降逆止痛。

中脘：任脉腧穴，为胃之募穴，又是腑会，可通调腑气、和胃止痛。

梁门：足阳明胃经腧穴，位于胃脘部，可疏调胃之经气。

拔罐方法

①让患者取俯卧位，暴露背部，对肝俞、脾俞、胃俞、三焦俞进行消毒。用三棱针轻叩已消毒穴位皮肤，以微微出血为度。在针刺过程中要不断询问患者的感受，防止患者精神紧张造成身体抖动。迅速把罐吸拔在针刺过的穴位上，留罐10～15分钟。

②让患者采取仰卧位，对中脘、梁门用同样的方法拔罐，留罐10～15分钟。

拔罐提醒

以上穴位拔罐以罐内皮肤充血为度。这样的治疗每日1次，2～3次见效。

肠炎

肠炎是由细菌、病毒、真菌和寄生虫等引起的肠道吸收功能紊乱或肠壁黏膜的炎症性改变。主要表现有腹痛、腹泻、稀水便或黏液脓血便。部分患者有发热及里急后重感觉，故亦称感染性腹泻。肠炎按病程长短不同，分为急性和慢性两类。中医认为，其病因多为饮食不洁，或起居不慎致脾胃受损，运化失常，酿生湿浊，下注肠道，腑气不利，气血凝滞或夹瘀夹湿，伤及肠络而引发。在相关穴位拔罐能够调整肠道机能，提高机体免疫力，改善症状。

选穴定位

大肠俞：第 4 腰椎棘突下，后正中线旁开1.5寸。

天枢：横平脐中，前正中线旁开2寸。

关元：脐中下3寸，前正中线上。

足三里：犊鼻下3寸，犊鼻与解溪连线上。

上巨虚：犊鼻下6寸，犊鼻与解溪连线上。

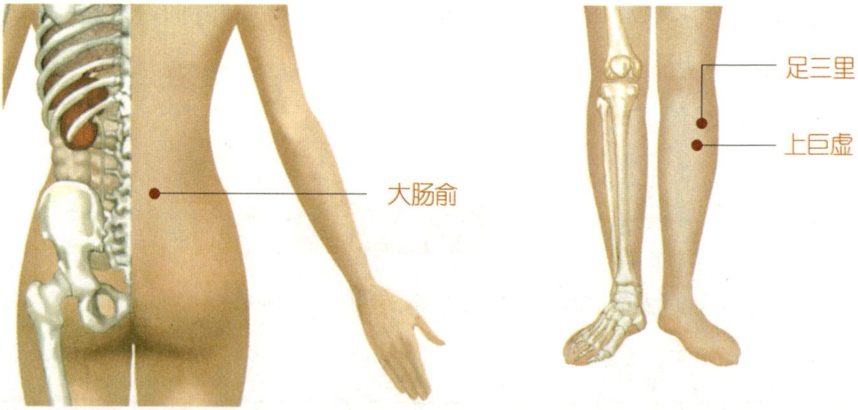

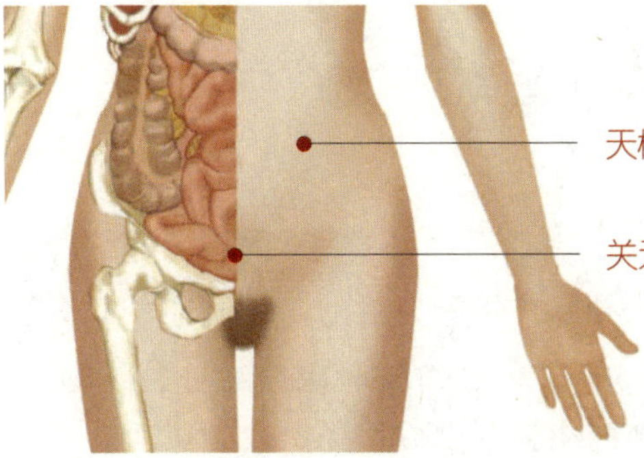

方义分析

大肠俞：大肠之背俞穴，其与天枢为俞募配穴，意调胃肠。

天枢：足阳明胃经腧穴，又是大肠募穴，可调理肠腑、清热除湿。

关元：任脉腧穴，又是小肠募穴，可疏调脾胃。

足三里、上巨虚：足阳明胃经腧穴，足三里又为合穴，上巨虚为手阳明下合穴，两穴合治腑病，调理胃肠。

拔罐方法

①让患者俯卧或取坐位，用闪火法将火罐扣拔在腰部大肠俞上，留罐15～20分钟。

②让患者仰卧，用闪火法将火罐扣拔在腹部天枢、关元上，各留罐15～20分钟。

③让患者取坐位，用闪火法将火罐扣拔在下肢足三里、上巨虚上，各留罐15～20分钟。

拔罐提醒

以上穴位拔罐以罐内皮肤充血为度，这样的治疗每日1次。

呃逆

呃逆又称“咳逆”，俗称“打嗝”，是指气逆上冲，喉间呃呃连声，声短而频繁，不能自制的一种病症，甚则妨碍谈话、咀嚼、呼吸、睡眠等。多在寒凉刺激，饮食过急、过饱，情绪激动，疲劳，呼吸过于深频等诱因下引发。中医认为，该病多因饮食不节，正气亏虚，导致胃气上逆所致。在相关穴位拔罐可以和胃降逆、调气理膈，从而缓解症状。

选穴定位

膈关：第 7 胸椎棘突下，后正中线旁开 3 寸。

膈俞：第 7 胸椎棘突下，后正中线旁开1.5寸。

肝俞：第 9 胸椎棘突下，后正中线旁开1.5寸。

中脘：脐中上4寸，前正中线上。

乳根：第 5 肋间隙，前正中线旁开4寸。

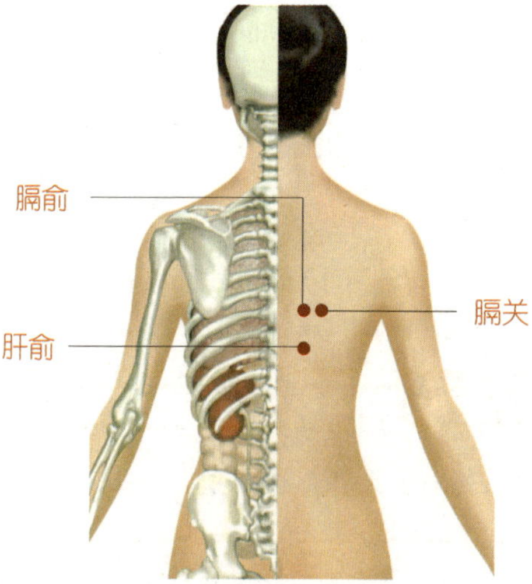

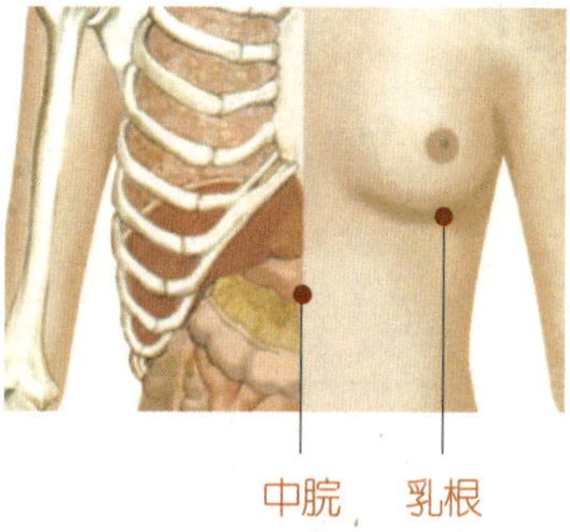

方义分析

膈关、膈俞、肝俞：足太阳膀胱经腧穴，可疏肝理气、宽胸利膈、降逆止呃。

中脘：任脉腧穴，为胃之募穴，又是腑会，可和胃降逆。

乳根：足阳明胃经腧穴，胃经多气多血，其可降胃气，益胃阴。

拔罐方法

①让患者俯卧或取坐位，用闪火法将火罐扣拔在背部膈关、膈俞、肝俞上，留罐15～20分钟。

②让患者仰卧，用闪火法将火罐扣拔在腹部中脘、乳根上，各留罐15～20分钟。

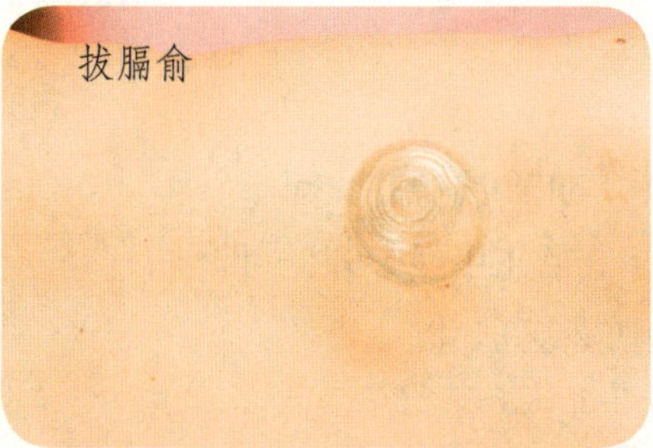

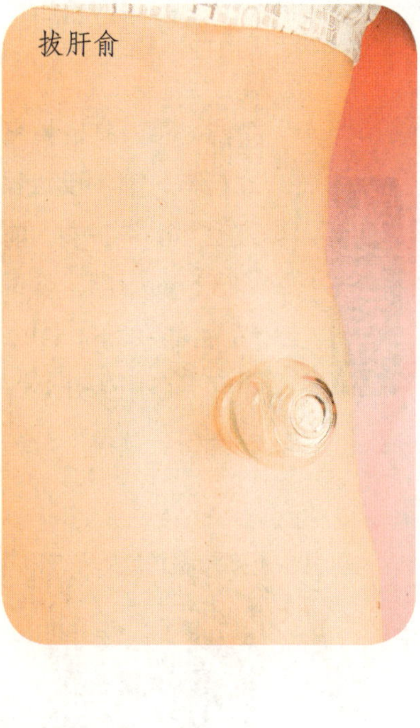

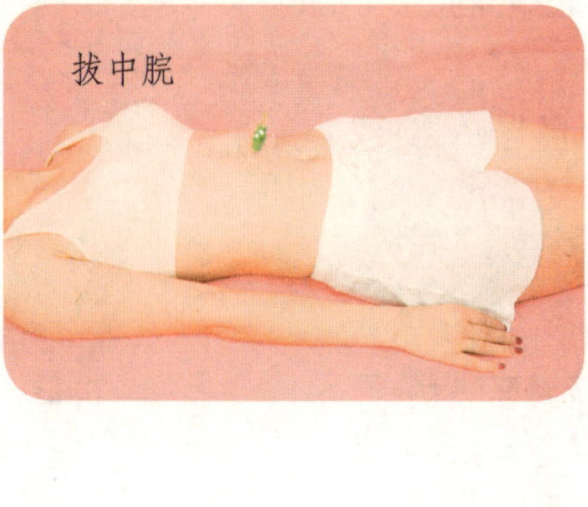

拔罐提醒

以上穴位拔罐以罐内皮肤充血为度，每日治疗1～2次。

便秘

便秘是指排便次数减少、粪便量减少、大便干燥难解、排便时间延长，或虽有便意，但排便困难。此病属中医学“脾约”“大便难”范畴。引起病变的原因有久坐少动、食物过于精细缺少纤维素等，导致大肠蠕动缓慢，水分被吸收过多，粪便干结坚硬，滞留肠腔，排出困难。还有因年老体弱，津液不足；或贪食辛辣厚味，胃肠积热；或水分缺乏；或多次妊娠、过度肥胖等，皆可导致便秘。中医认为，便秘主要由燥热内结、气机郁滞、津液不足和脾肾虚寒所引起。在相关穴位拔罐能够通调腑气，润肠通便。

选穴定位

脾俞：第11胸椎棘突下，后正中线旁开1.5寸。

大肠俞：第 4 腰椎棘突下，后正中线旁开1.5寸。

天枢：横平脐中，前正中线旁开2寸。

神阙：腹中部，脐中央。

气海：脐中下1.5寸，前正中线上。

大横：脐中旁开4寸。

足三里：犊鼻下3寸，犊鼻与解溪连线上。

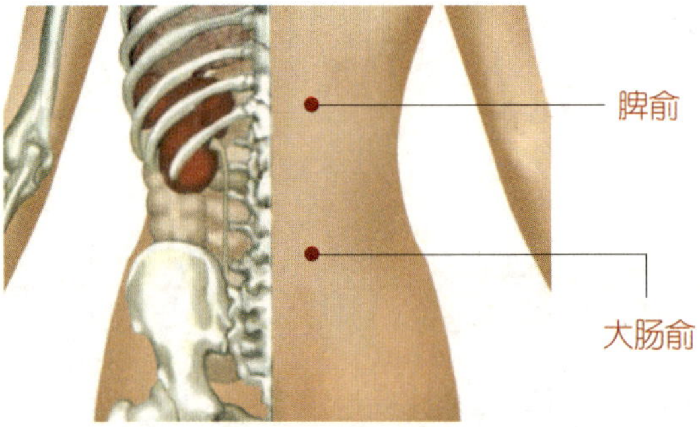

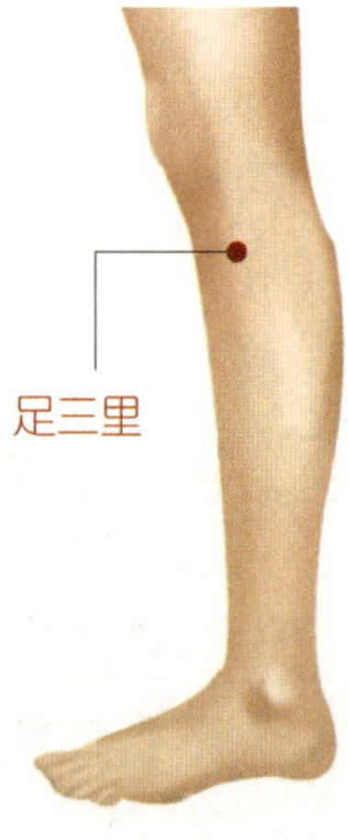

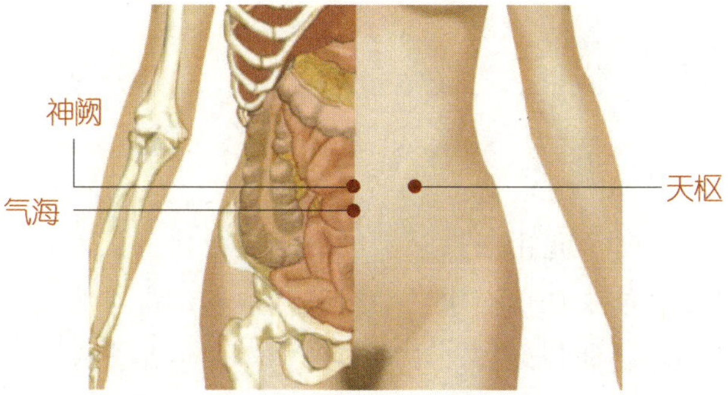

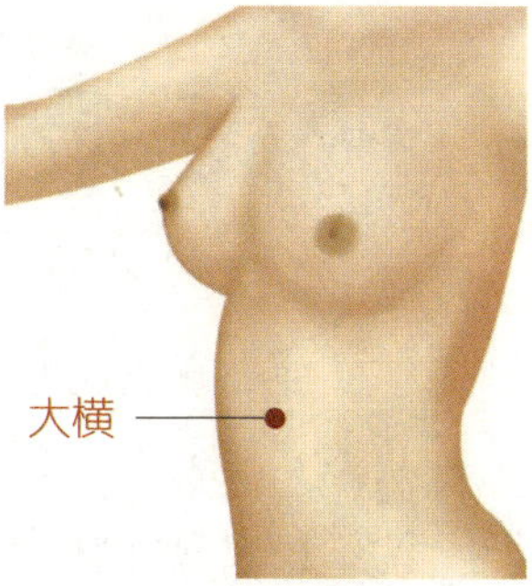

方义分析

脾俞、大肠俞：足太阳膀胱经腧穴，分别为脾、大肠背俞穴，脾俞可健运脾气，大肠俞可疏通大肠腑气。

神阙、气海：任脉腧穴，神阙内连五脏六腑，可调脏腑气机，气海益气助通便。

天枢、足三里：足阳明胃经腧穴，天枢为大肠募穴，可通腑气，足三里可扶助正气，滋润肠道。

大横：足太阴脾经腧穴，又是足太阴、阴维之会，可调理肠胃。

拔罐方法

①让患者取俯卧位，对脾俞、大肠俞穴位皮肤消毒。选择大小合适的玻璃罐，并对其消毒。用闪火法将罐吸拔在上述穴位上，留罐10～15分钟。

②让患者采取仰卧位，对神阙、天枢、大横、气海、足三里穴位皮肤消毒。选择大小合适的玻璃罐，并对其消毒。用闪火法将罐吸拔在上述穴位上，留罐10～15分钟。

拔罐提醒

这样的治疗每日1次。对于没有器质性病变的普通人来说，应首选食疗，即在饮食中增加纤维食物，如麸糠、水果、蔬菜等；运动锻炼对于排便很有帮助，多参加户外体育锻炼，常做收腹和提肛练习，可以增加肠蠕动。治疗期间注意节制饮食，忌食生冷，忌暴饮暴食，忌辛辣油腻，养成定时排便习惯。

神经衰弱

神经衰弱属心理疾病的一种，是由于大脑神经活动长期处于紧张状态，导致大脑兴奋与抑制功能失调而产生的一组以精神易兴奋、情绪不稳定等症状为特点的神经功能性障碍。主要表现为精神萎靡、疲乏无力、困倦思睡、头昏脑涨、注意力不集中、记忆力减退、近事易忘等。此病属中医学的“虚劳”“不寝”“目不瞑”等证范畴。中医认为，神经衰弱多系心脾两虚或阴虚火旺所致。在相关穴位拔罐可疏通气血、宁心安神，从而改善症状。

选穴定位

大椎：第7颈椎棘突下凹陷中，后正中线上。

陶道：第1胸椎棘突下凹陷中，后正中线上。

心俞：第5胸椎棘突下，后正中线旁开1.5寸。

内关：腕掌侧远端横纹上2寸，掌长肌腱与桡侧腕屈肌腱之间。

神门：腕掌侧横纹尺侧端，尺侧腕屈肌腱的桡侧凹陷中。

足三里：犊鼻下3寸，犊鼻与解溪连线上。

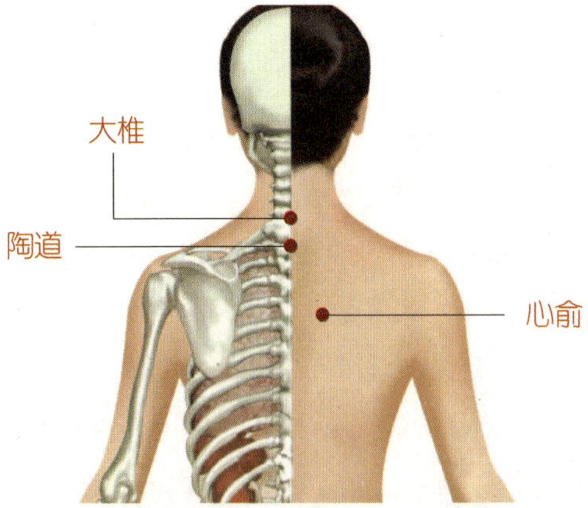

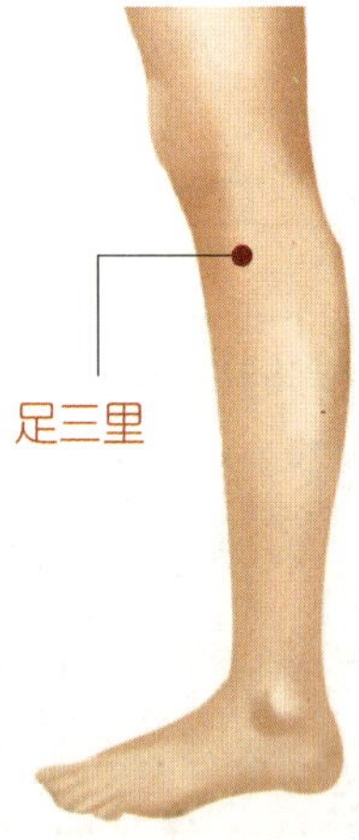

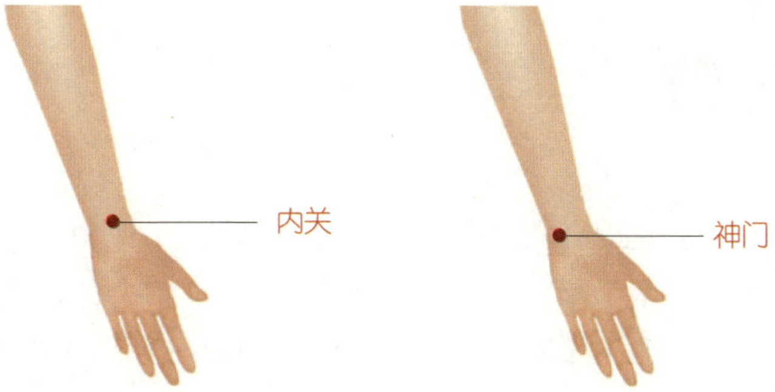

方义分析

大椎：手足三阳经、督脉之会，可清阳明之里，启太阳之开。
陶道：督脉腧穴，督脉“主一身之阳”，可调阴阳。
心俞：心之背俞穴，可养心安神。
内关：手厥阴心包经腧穴，可通畅心络、安心神。
神门：心经原穴，可安神定志。
足三里：足阳明胃经之合穴，可健脾胃，养后天。

拔罐方法

①让患者取合适体位，对大椎、陶道、心俞、内关、神门、足三里进行消毒。第一次拔罐先选择身体的一侧穴位，第二次再拔另一侧穴位。
②用三棱针点刺已消毒的穴位，以皮肤发红或微微出血为度。在针刺过程中，要缓解患者紧张而情绪，以免过于紧张而造成身体抖动。
③将罐吸拔在点刺后的穴位上，密切关注罐内皮肤的变化，留罐10分钟左右，至有瘀血拔出。

拔罐提醒

起罐后，要对穴位皮肤进行消毒处理。这样的治疗每日1次，10日为1个疗程。

失眠

失眠是以经常不能获得正常睡眠为特征的一种病症。轻者入睡困难，有入睡后易醒，有醒后不能再入睡，亦有时睡时醒等，严重者则整夜不能入睡。长期的失眠严重影响人们的生活、工作、学习。随着现代生活节奏的加快及竞争的激烈，人们的精神处于高度紧张的状态，焦虑症、抑郁症等心理疾患发病率逐年增高，失眠作为一个伴发症状给不少患者的身心带来困扰，对疾病的治疗和机体的康复也带来不利的影响。中医认为失眠即“不寐”，是因为脏腑功能失调，人体阴阳、气血不调造成心神不安，以致经常不易入寐的一种病症。在相关穴位拔罐能够平衡阴阳、调和气血，从而达到治疗的目的。

选穴定位

心俞： 第 5 胸椎棘突下，后正中线旁开1.5寸。

肝俞： 第 9 胸椎棘突下，后正中线旁开1.5寸。

脾俞： 第11胸椎棘突下，后正中线旁开1.5寸。

胃俞： 第12胸椎棘突下，后正中线旁开1.5寸。

神门： 腕掌侧横纹尺侧端，尺侧腕屈肌腱的桡侧凹陷中。

三阴交： 内踝尖上3寸，胫骨内侧缘后际。

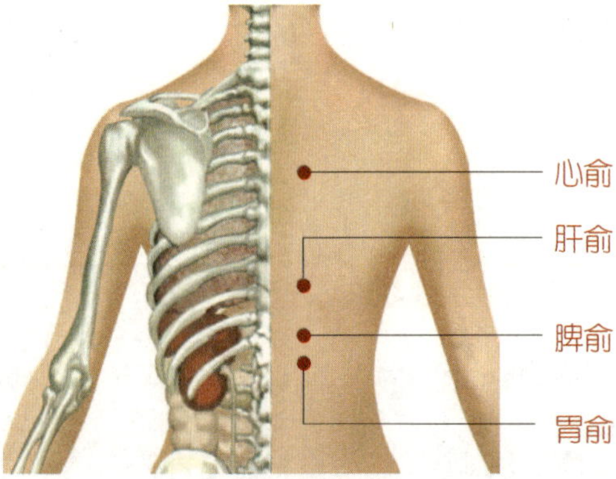

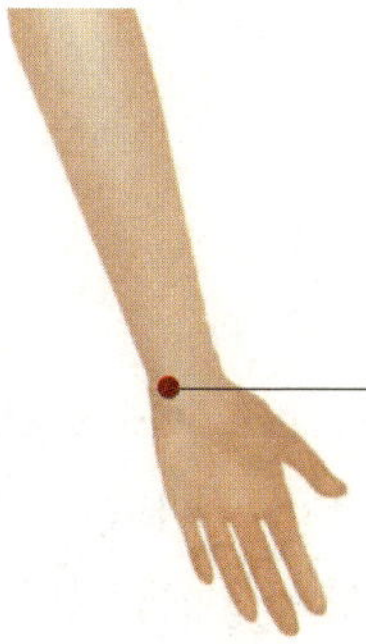

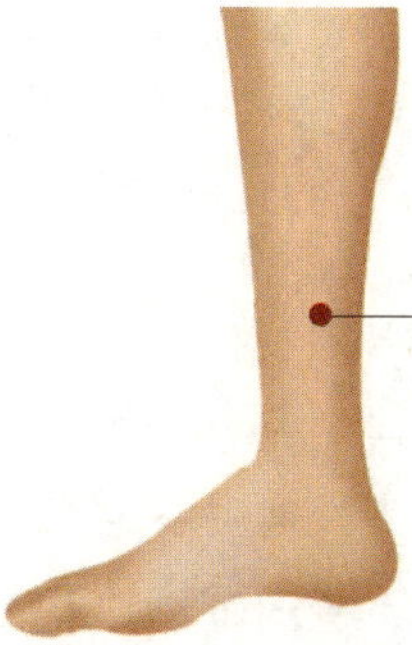

方义分析

心俞、肝俞、脾俞、胃俞： 足太阳膀胱经腧穴，心俞可降心火，肝俞可疏肝解郁，脾俞可补益气血，胃俞可清泄胃肠湿热。

神门： 手少阴心经腧穴，可补益心气、安神。

三阴交： 足太阴脾经腧穴，可泄热养阴、健脾养血。

拔罐方法

①让患者取侧卧位，对神门、三阴交穴位皮肤进行消毒。用三棱针针刺已消毒的穴位，至微微出血。这两处穴位只针刺不拔罐。针刺后，擦去血迹，并进行消毒处理。

②让患者取俯卧位，将大小适宜的罐具吸拔在心俞、脾俞、胃俞、肝俞上，留罐20分钟。

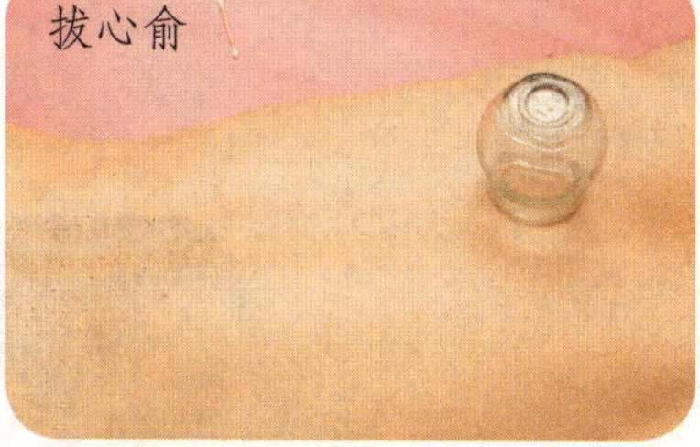

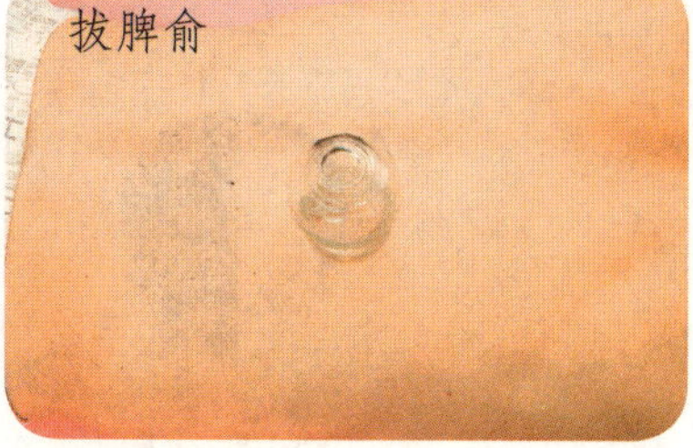

拔罐提醒

这样的治疗每日1次，10次为1个疗程。配合适当的运动、音乐疗法，以找回睡眠的感觉，令精神愉悦，提高生活质量。

偏头痛

偏头痛是一类有家族发病倾向的周期性发作疾病。表现为发作性的偏侧搏动性头痛，伴恶心、呕吐等，经一段间歇期后再次发病。在安静、黑暗环境内或睡眠后头痛缓解。在头痛发生前或发作时可伴有神经、精神功能障碍。中医认为，偏头痛的发病原因主要是在感受外邪、情志内伤、饮食不节、久病致瘀的基础上造成肝、脾、肾等脏腑功能失调，风袭脑络，痰浊阻滞，瘀血阻络所引起。在相关穴位拔罐可以祛风散寒、通络止痛、活血化瘀。

选穴定位

太阳： 眉梢与目外眦之间，向后约1横指的凹陷中。

风池： 枕骨之下，胸锁乳突肌上端与斜方肌上端之间的凹陷中。

大椎： 第 7 颈椎棘突下凹陷中，后正中线上。

风门： 第 2 胸椎棘突下，后正中线旁开1.5寸。

肺俞： 第 3 胸椎棘突下，后正中线旁开1.5寸。

肝俞： 第 9 胸椎棘突下，后正中线旁开1.5寸。

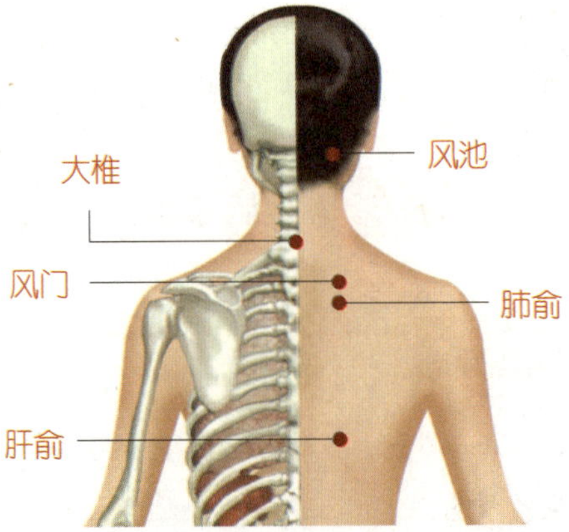

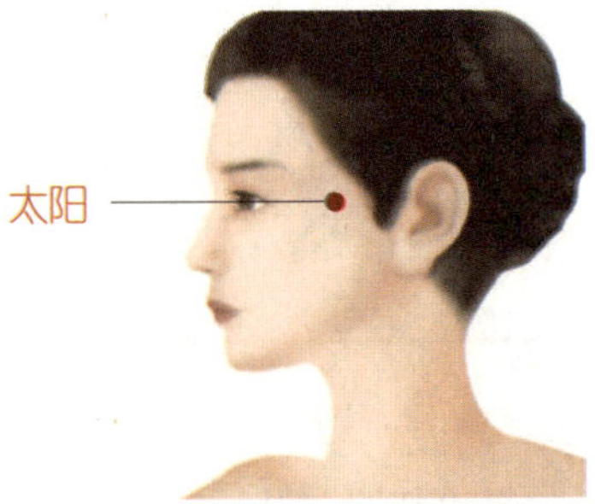

方义分析

太阳：经外奇穴，可泄热通络、活血止痛。

风池：足少阳胆经腧穴，其位于头部，可疏调头部气机。

大椎：三阳经、督脉之会，可清阳明之里，启太阳之开，和解少阳以祛邪外出而主治全身热病及外感之邪。

风门、肺俞、肝俞：足太阳膀胱经腧穴，风门又是督脉、足太阳经之会，可宣肺解表；肺俞又是肺的背俞穴，可宣肺清热；肝俞又是肝的背俞穴，可疏肝清肝。

拔罐方法

①让患者取俯伏位，对太阳、风池、大椎、风门、肺俞、肝俞穴位皮肤进行消毒。拔罐前要向患者说明面部拔罐会留罐印，影响美观，但3～5天后即可消失。

②用三棱针点刺已消毒的穴位，以微微出血为度。若患者体质虚寒，不建议使用刺络拔罐法，直接拔罐即可。

③将罐吸拔在点刺过的穴位上，留罐5～10分钟，起罐后，擦去血迹，并对穴位皮肤消毒。

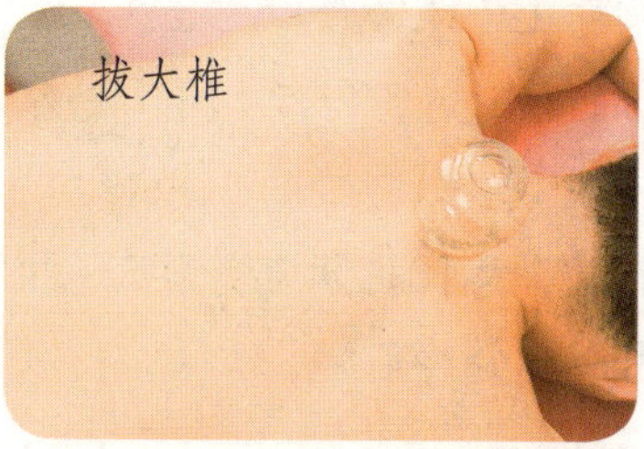

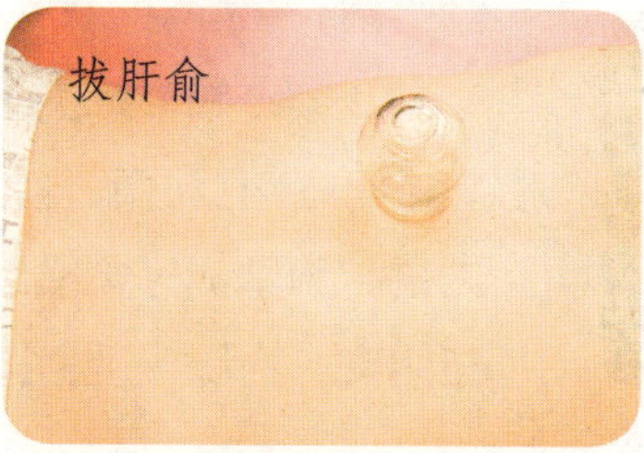

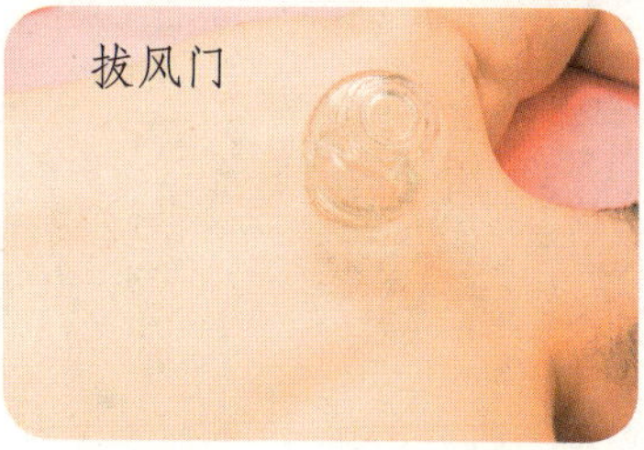

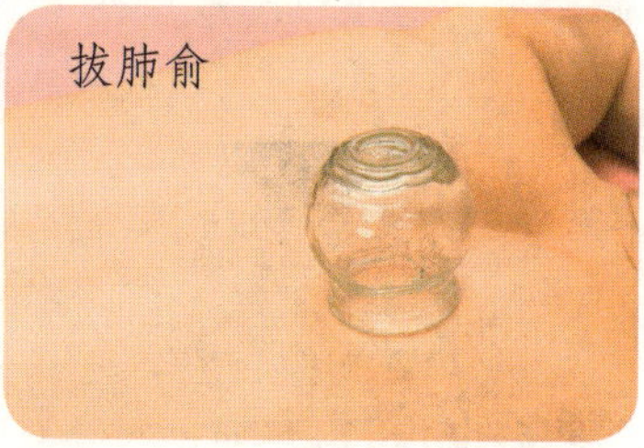

拔罐提醒

这样的治疗每日1次，5次为1个疗程。

心绞痛

心绞痛是以胸部闷痛，甚至胸痛彻背、气短、喘息不得卧为主症的疾病，属中医“胸痹”“心痛”“真心痛”“厥心痛”等病范畴。其临床多表现为胸部憋闷，气短，左胸心前区疼痛如绞如刺，甚至痛及肩背，伴有头晕眼花、面色晦暗、四肢不温、泛恶欲吐、心悸不宁等。中医认为，本病多因素体阳虚，寒邪内侵，胸阳闭阻；或七情不和，气滞血瘀；或饮食不节，痰浊内生，浊阻心络，不通则痛；或心气不足，劳逸失度，耗血伤营，心脉失养，而发痹痛。在相关穴位拔罐可以健脾化痰、活血化瘀、疏肝理气，改善相关脏腑功能。

选穴定位

厥阴俞：第4胸椎棘突下，后正中线旁开1.5寸。

心俞：第 5 胸椎棘突下，后正中线旁开1.5寸。

膻中：平第4肋间，前正中线上。

内关：腕掌侧远端横纹上2寸，掌长肌腱与桡侧腕屈肌腱之间。

三阴交：内踝尖上3寸，胫骨内侧缘后际。

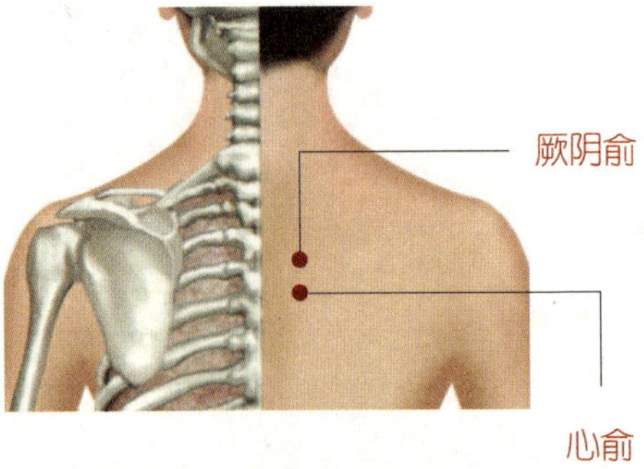

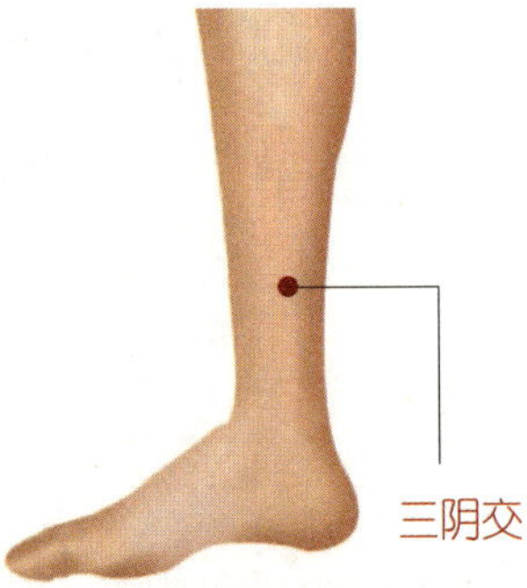

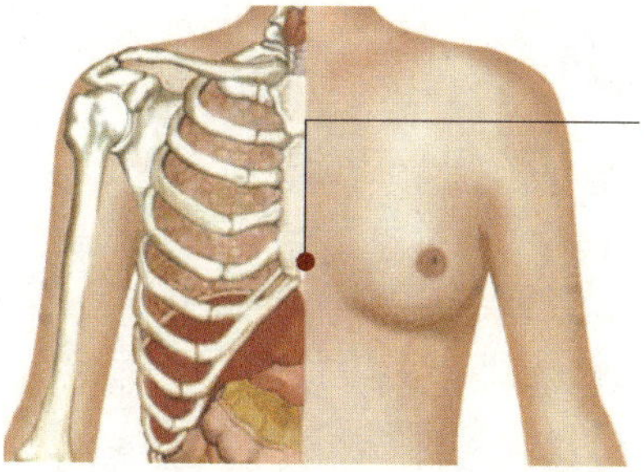

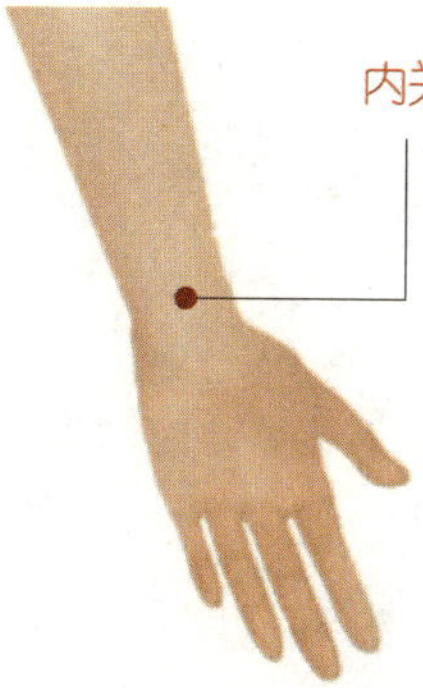

方义分析

厥阴俞、心俞：足太阳膀胱经腧穴，分别为心包和心之背俞穴，可通心阳、行气活血消痹。

膻中：任脉腧穴，又是气会，可以行气通阳、化瘀止痛。

内关：手厥阴心包经腧穴，与阴维脉相通，可调理心气、通络活血。

三阴交：足太阴脾经腧穴，又是足三阴经交会穴，可调肝、脾、肾三经之经气，畅达血运。

拔罐方法

①让患者俯卧或取坐位，用闪火法将火罐扣拔在背部厥阴俞、心俞上，留罐15～20分钟。

②让患者仰卧，用闪火法将火罐扣拔在胸部膻中上，留罐15～20分钟。

③让患者取坐位，用闪火法将火罐扣拔在上肢内关和下肢三阴交上，留罐15～20分钟。

拔罐提醒

以上穴位拔罐以罐内皮肤充血为度，每日或隔日治疗1次。因心绞痛患者一般年龄都较大，拔罐时要不断询问其感受，以免出现危险。

面部神经麻痹

面部神经麻痹又称面神经炎，俗称“面瘫”“歪嘴巴”等，是以口、眼向一侧歪斜为主要表现的病症。临床表现为一侧面部肌肉板滞、麻木、瘫痪，眼闭合不全，额纹消失，眼裂变大，鼻唇沟变浅，鼓腮漏气，漱口流水，口角下垂歪向健侧，病侧不能皱眉、蹙额、闭目等；部分患者会有耳后疼痛、听觉过敏等症。中医认为，本病多由脉络空虚，风寒之邪乘虚侵袭阳明、少阳脉络，导致经气阻滞，经脉失养，筋肌纵缓不收。在相关穴位拔罐可以疏散风邪，通络解痉，补足正气。

选穴定位

太阳： 眉梢与目外眦之间，向后约1横指的凹陷中。
下关： 颧弓下缘中央与下颌切迹之间凹陷中。
地仓： 口角外侧，上直对瞳孔。
颊车： 下颌角前上方约1横指（中指）。
合谷： 手背第2掌骨桡侧的中点处。

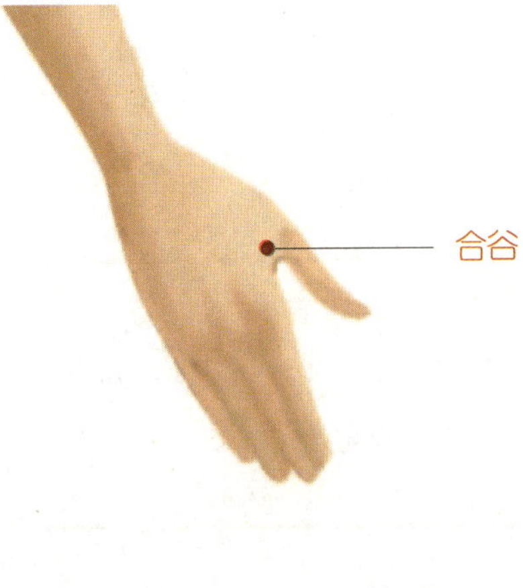

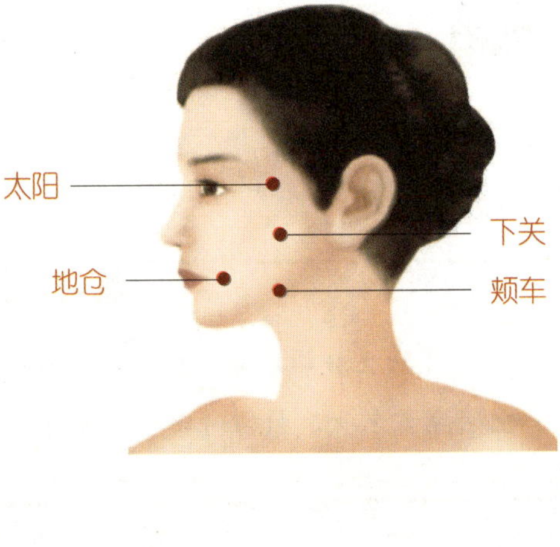

方义分析

太阳：经外奇穴，可疏通局部经络气血。

下关、颊车、地仓：足阳明胃经腧穴，都位于面部，可疏调局部经脉气血，活血通络。

合谷：“面口合谷收”，可治面部疾患。

拔罐方法

让患者取坐位，用闪火法将火罐扣拔在太阳、下关、颊车、地仓、合谷上，留罐15～20分钟。

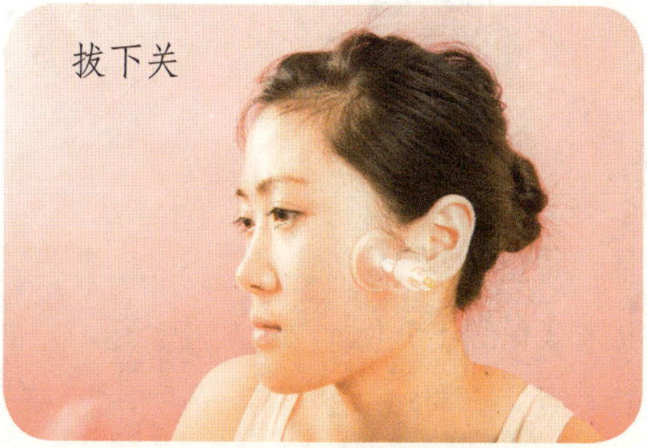

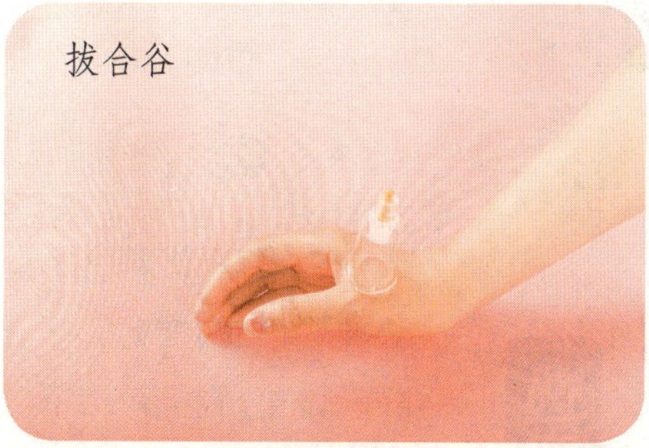

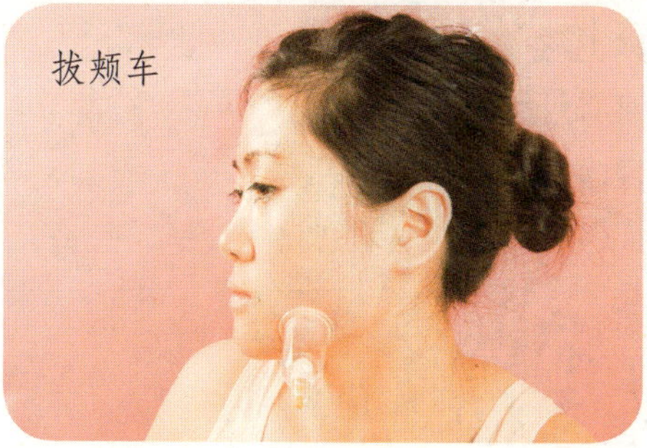

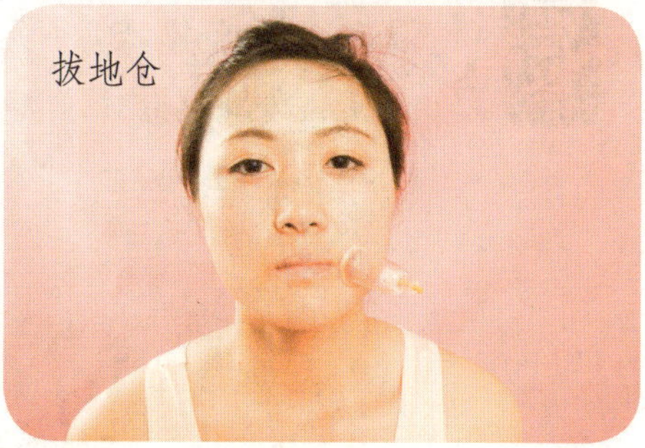

拔罐提醒

以上穴位拔罐以罐内皮肤充血为度，每日或隔日治疗1次。面部拔罐会有罐印留下，影响美观，在拔罐前要对患者说明。

癫痫

癫痫，中医称之为“痫证”，俗称“羊癫风”，是大脑神经元突发性异常放电，导致短暂的大脑功能障碍的一种慢性疾病。临床表现为突然发作，跌仆倒地，倒地后昏迷不醒，牙关紧闭，口吐白沫，全身抽搐，稍后自行缓解，醒后如常人，但可反复发作。中医认为，本病多因先天因素，“病从胎气而得之”；或七情失调，遭受大惊大恐，造成气机逆乱，蒙蔽心神之清窍；或饮食失调，脾胃受损，痰浊内生，痰邪上扰，闭塞心窍；或外伤经络，气血逆乱，风阳内动等造成。在相关穴位拔罐可以定痫息风、平肝泻火、祛痰开窍、活血化瘀，从而减少发作的概率。

选穴定位

大椎：第7颈椎棘突下凹陷中，后正中线上。

心俞：第5胸椎棘突下，后正中线旁开1.5寸。

肝俞：第7胸椎棘突下，后正中线旁开1.5寸。

脾俞：第11胸椎棘突下，后正中线旁开1.5寸。

肾俞：第2腰椎棘突下，后正中线旁开1.5寸。

丰隆：外踝尖上8寸，胫骨前肌外缘。

三阴交：内踝尖上3寸，胫骨内侧缘后际。

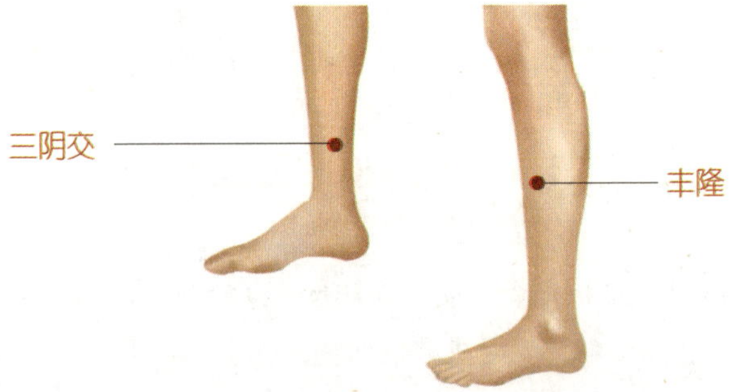

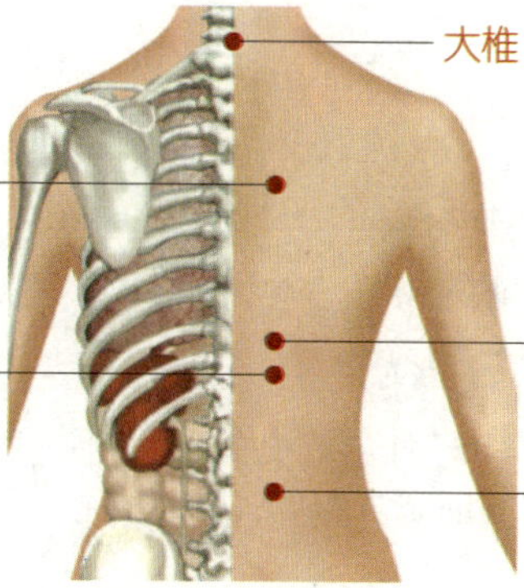

方义分析

大椎：督脉之腧穴，又与手足三阳经交会，故可泻阳邪而降逆气。

心俞、脾俞、肝俞、肾俞：足太阳膀胱经腧穴，分别为心、脾、肝、肾之背俞穴，心俞可养心神、醒脑开窍；肝俞、肾俞可益肝肾、调阴阳；脾俞可健脾胃、益心脾。

丰隆：足阳明胃经腧穴，可和胃降浊、清热化痰。

三阴交：足太阴脾经腧穴，又是足三阴经交会穴，可滋阴降火。

拔罐方法

①让患者俯卧或取坐位，用闪火法将火罐扣拔在颈背腰部大椎、心俞、脾俞、肝俞、肾俞上，留罐15~20分钟。

②让患者取坐位，用闪火法将火罐扣拔在下肢丰隆、三阴交上，留罐15~20分钟。

拔罐提醒

以上穴位拔罐以罐内皮肤充血为度，每日治疗1次。

糖尿病

糖尿病是内分泌系统的一种常见的由于体内糖代谢紊乱，导致血糖升高为主要特征的疾病。中医谓之“消渴”，并据多饮、多食、多尿的轻重不同，而分为上消（肺消）、中消（胃消）和下消（肾消）。中医认为，其病因主要为饮食不节，喜食肥甘、辛辣食品及酒酪，损伤脾胃，造成湿热内蕴，消谷耗津，即为消渴。此外，精神过度紧张，情绪波动，心理压力加大，突然而至的创伤，都会化火，火热内燔，消灼阴津而发为消渴。在相关穴位拔罐，调理脾胃，补肾纳气，可辅助治疗糖尿病。

选穴定位

石门：脐中下2寸，前正中线上。
脾俞：第11胸椎棘突下，后正中线旁开1.5寸。
三焦俞：第1腰椎棘突下，后正中线旁开1.5寸。
肾俞：第2腰椎棘突下，后正中线旁开1.5寸。
足三里：犊鼻下3寸，犊鼻与解溪连线上。
三阴交：内踝尖上3寸，胫骨内侧缘后际。

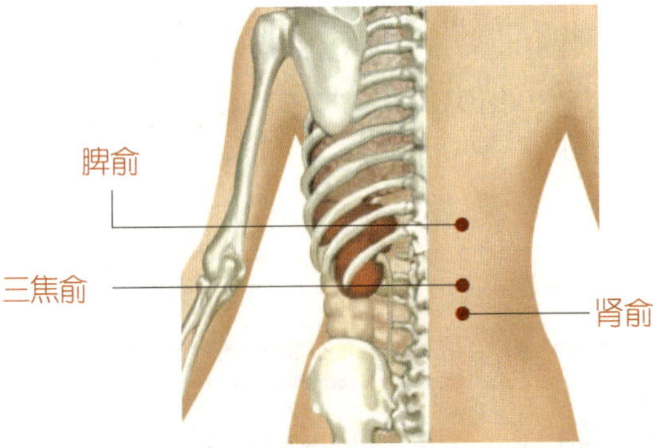

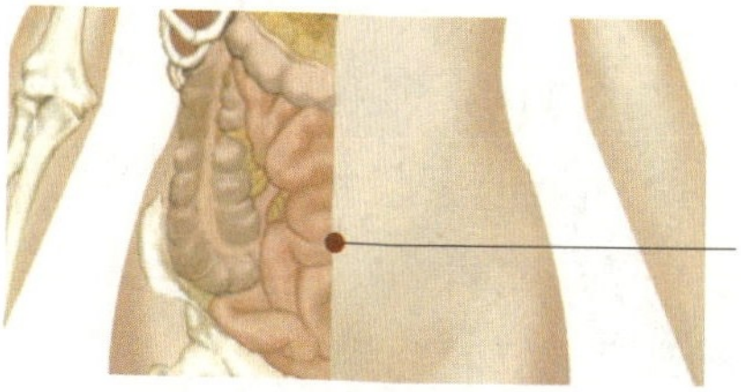

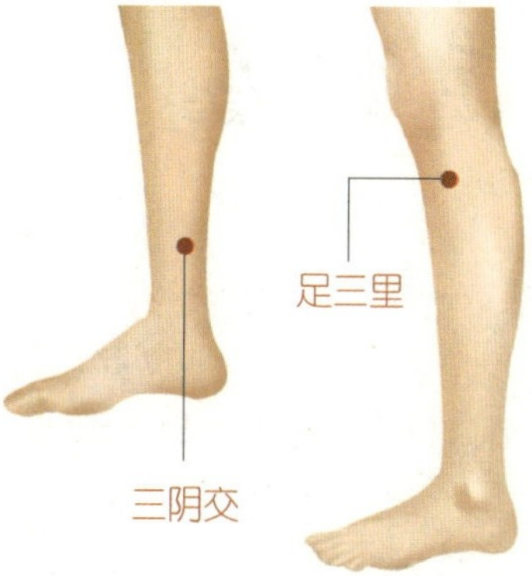

方义分析

石门：任脉腧穴，又是三焦之募穴，可通利三焦、泄热滋阴。

脾俞、三焦俞、肾俞：足太阳膀胱经腧穴，分别为脾、三焦、肾之背俞穴，三穴可清热邪、养阴润燥。

足三里、三阴交：分别为胃经腧穴、脾经腧穴，二穴配伍，可清胃泻火、和中养阴。

拔罐方法

①让患者仰卧或取坐位，用闪火法将火罐扣拔在腹部石门上，留罐15～20分钟。

②让患者俯卧或取坐位，用闪火法将火罐扣拔在背腰部脾俞、三焦俞、肾俞上，留罐15～20分钟。

③让患者取坐位，用闪火法将火罐扣拔在下肢足三里、三阴交上，留罐15～20分钟。

拔罐提醒

以上穴位拔罐以罐内皮肤充血为度，每日或隔日治疗1次。

高血压

高血压是以动脉血压持续增高为主要表现的一种慢性疾病。临床表现为动脉压长时间超过140/90毫米汞柱，并伴有头胀、头痛、头晕、眼花、失眠、心烦、健忘、耳鸣、乏力等；随病情发展，可有心、脑、肾、眼底等器官损害，属中医“眩晕”“头痛”等范畴，病机为本虚标实。本虚为肝肾阴虚，水不涵木；标实则为气火上逆，或肝阳化风，以致清空被扰。在相关穴位拔罐，可通畅气血，疏导经络，拔除病气，调整人体阴阳平衡，增强人体抗病能力，达到扶正祛邪，治疗高血压的目的。

选穴定位

大椎： 第 7 颈椎棘突下凹陷中，后正中线上。

太阳： 眉梢与目外眦之间，向后约1横指的凹陷中。

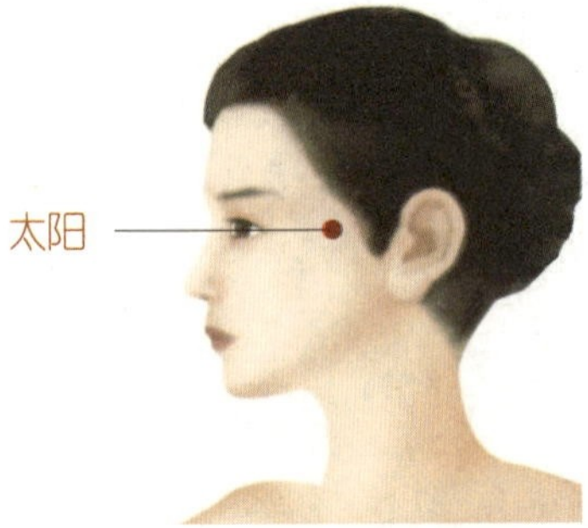

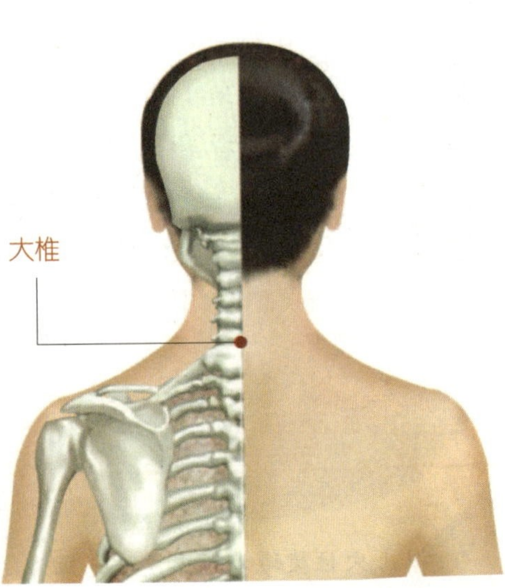

方义分析

大椎： 督脉腧穴，又与手足三阳经相交，可疏通经络、调和阴阳。

太阳： 经外奇穴，可清热泻火、调和气血。

拔罐方法

①让患者取坐位，先用常规方法将大椎消毒，再取三棱针点刺，然后用闪火法将火罐扣拔在颈部大椎上，留罐10~15分钟。

②让患者取坐位，先用常规方法将太阳消毒，再取三棱针点刺，然后用闪火法将火罐扣拔在头部太阳上，留罐10~15分钟。

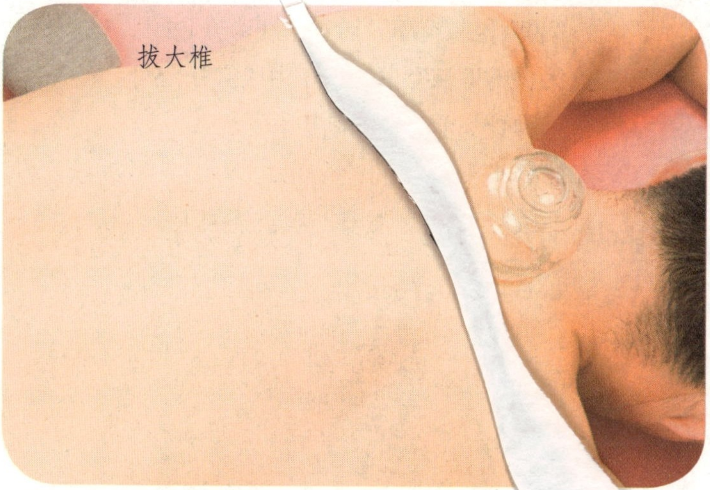

拔罐提醒

以上穴位拔罐以罐内皮肤充血为度，每3~5天治疗1次。

慢性胆囊炎

慢性胆囊炎系胆囊慢性炎症病变，大多为慢性结石性胆囊炎，占85%～95%，少数为非结石性胆囊炎，如伤寒带菌者。属于中医学的“胆胀”“胁痛”“黄疸”的范畴。本病可由急性胆囊炎反复发作迁延而来，也可慢性起病。临床表现无特异性，常见右上腹部或心窝部隐痛，食后饱胀不适，嗳气，进食油腻食物后可有恶心，偶有呕吐。中医认为，此病多为肝胆郁热、疏泄失常所致。在相应穴位拔罐可以清利肝胆、行气止痛。

选穴定位

肝俞：第9胸椎棘突下，后正中线旁开1.5寸。

胆俞：第10胸椎棘突下，后正中线旁开1.5寸。

阳陵泉：腓骨头前下方凹陷中。

胆囊：腓骨小头直下2寸。

足三里：犊鼻下3寸，犊鼻与解溪连线上。

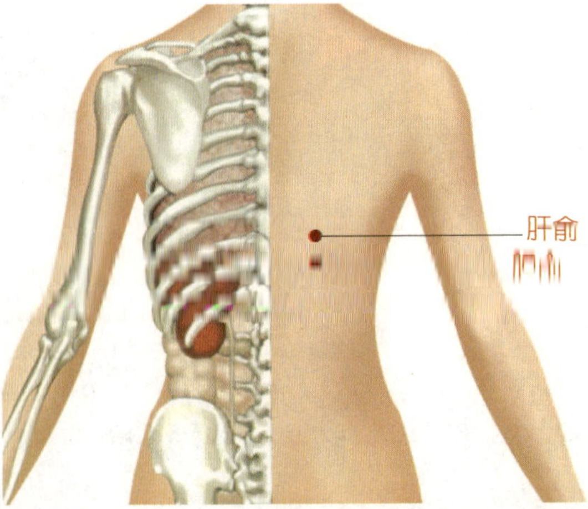

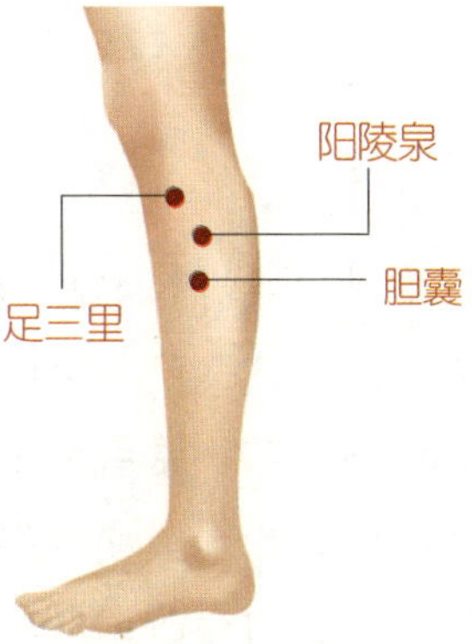

方义分析

肝俞、胆俞：足太阳膀胱经腧穴，分别为肝和胆之背俞穴，可疏调肝、胆之经气。

阳陵泉：足少阳胆经腧穴，又是胆经下合穴，“合治内腑”。

胆囊：胆囊炎的效验穴，可疏肝利胆。

足三里：足阳明胃经腧穴，可健脾胃、清湿热。

拔罐方法

①让患者俯卧或取坐位，先用常规方法将肝俞、胆俞消毒，再取三棱针点刺，然后用闪火法将火罐扣拔在背部肝俞、胆俞上，留罐5～10分钟。

②让患者取坐位，先用常规方法将阳陵泉、胆囊、足三里消毒，再取三棱针点刺，然后用闪火法将火罐扣拔在阳陵泉、胆囊、足三里上，留罐5～10分钟。

拔罐提醒

以上穴位拔罐以罐内皮肤充血为度，起罐后要擦干净血迹，用棉纱布包裹穴位皮肤，以免感染。每日1次，痛止即止。

痔疮

痔疮是指直肠下端黏膜和肛管远侧端皮下的静脉曲张团块，呈半球状隆起的肉球。发生在肛门内的叫内痔，在肛门外的叫外痔，内外均有的为混合痔。外痔在肛门边常有增生的皮瓣，发炎时疼痛；内痔便后可见出血，颜色鲜红，附在粪便外部；痔核可出现肿胀、疼痛、瘙痒、流水、出血等，大便时会脱出肛门。中医认为，此病是由于热迫血下行，瘀结不散所致。在相关穴位拔罐可以疏散风邪、培元补气，对病症的治疗有很好的疗效。

选穴定位

气海俞：第 3 腰椎棘突下，后正中线旁开1.5寸。

大肠俞：第 4 腰椎棘突下，后正中线旁开1.5寸。

腰俞：正对骶管裂孔，后正中线上。

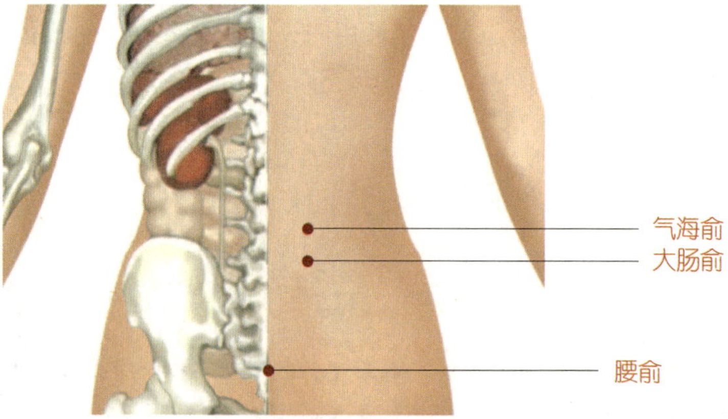

方义分析

气海俞： 足太阳膀胱经腧穴，又是气海之背俞穴，可益气升阳举陷。

大肠俞： 足太阳膀胱经腧穴，又是大肠之背俞穴，可调节肠腑气机，以利转输。

腰俞： 督脉之腧穴，又邻近肛门，可疏导该处之气血，改善局部血液循环。

拔罐方法

①让患者俯卧，以方便舒适为宜。对患者的气海俞、大肠俞、腰俞进行消毒。

②用闪火法将罐扣拔在气海俞、大肠俞、腰俞上，留罐15～20分钟。

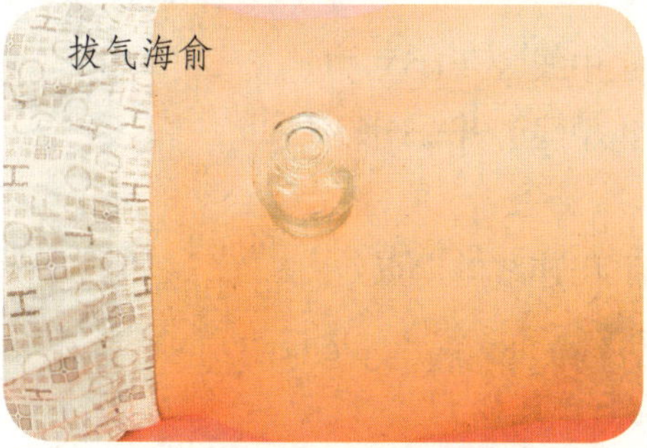

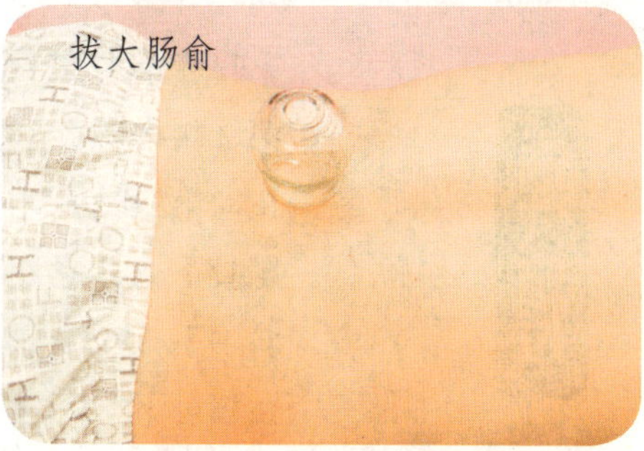

拔罐提醒

以上穴位拔罐以罐内皮肤充血或有瘀血拔出为度，起罐后，对穴位皮肤进行消毒处理。这样的治疗每日或隔日1次。如果患者大便溏稀、肛门坠胀严重，可加拔建里、足三里；便血较严重的患者可加拔中脘、二白。

脱肛

脱肛又称肛管直肠脱垂，是直肠黏膜、肛管、直肠和部分乙状结肠向下移位，脱出肛门外的一种疾病。中医称之为“脱肛痔”“垂肠痔”。临床上，轻者仅感大便时肛门坠胀，排完便后可自行回纳；重者每次大便脱出后，必须用手推托帮助回纳；严重者咳嗽、下蹲或劳累都可能脱出；同时伴有神疲乏力、排便不尽和坠胀感。中医认为，脱肛的病变部位虽在大肠，但肺与大肠相表里，脾胃为气血生化之源，肾开窍于二阴，故肺、脾胃、肾等脏腑的病变均可影响大肠而发生脱肛。在相关穴位拔罐可以补元气，增强身体抵抗力，对脱肛有一定治疗作用。

选穴定位

脾俞： 第11胸椎棘突下，后正中线旁开1.5寸。

肾俞： 第 2 腰椎棘突下，后正中线旁开1.5寸。

次髎： 正对第2骶后孔中。

长强： 尾骨下方，尾骨端与肛门连线的中点处。

气海： 脐中下1.5寸，前正中线上。

足三里： 犊鼻下3寸，犊鼻与解溪连线上。

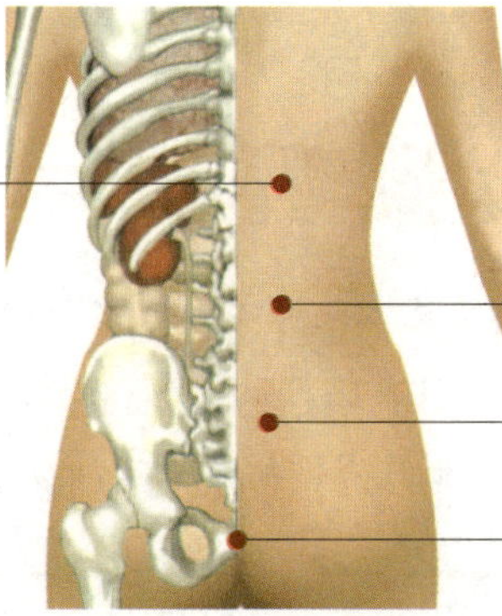

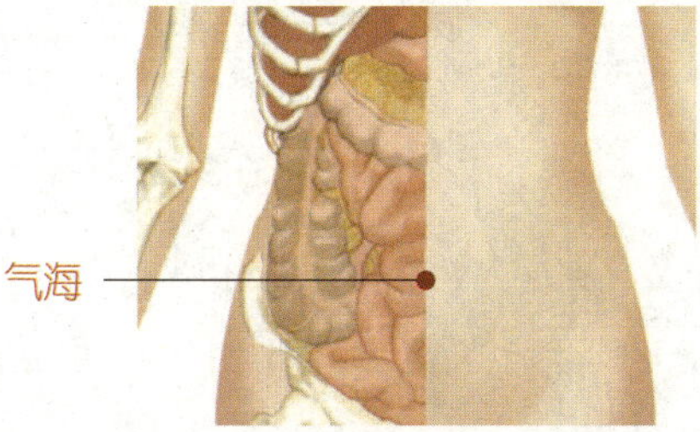

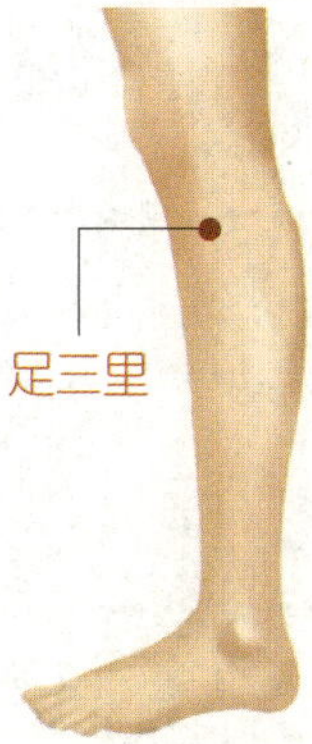

方义分析

脾俞、肾俞、次髎：足太阳膀胱经腧穴，脾俞又为脾之背俞穴，可补益脾胃气血；肾俞又是肾之背俞穴，可补益肾气，培元固本；次髎可补益下焦、强腰利湿。

长强：督脉腧穴，又近肛门，可增强肛门约束力。

气海：任脉腧穴，可益气固摄。

足三里：足阳明胃经腧穴，阳明经多气多血，可清湿热、益腑气。

拔罐方法

①让患者取俯卧位，用闪火法将罐扣拔在脾俞、肾俞、次髎、长强上，留罐10～15分钟。

②再让患者取仰卧位，用闪火法将罐扣拔在气海、足三里上，留罐10～15分钟。

拔罐提醒

拔罐前，若患者皮肤比较干燥，应先涂上润滑油再拔罐。以上穴位拔罐以罐内皮肤充血为度，起罐后，对穴位皮肤进行消毒处理。这样的治疗每日1次。

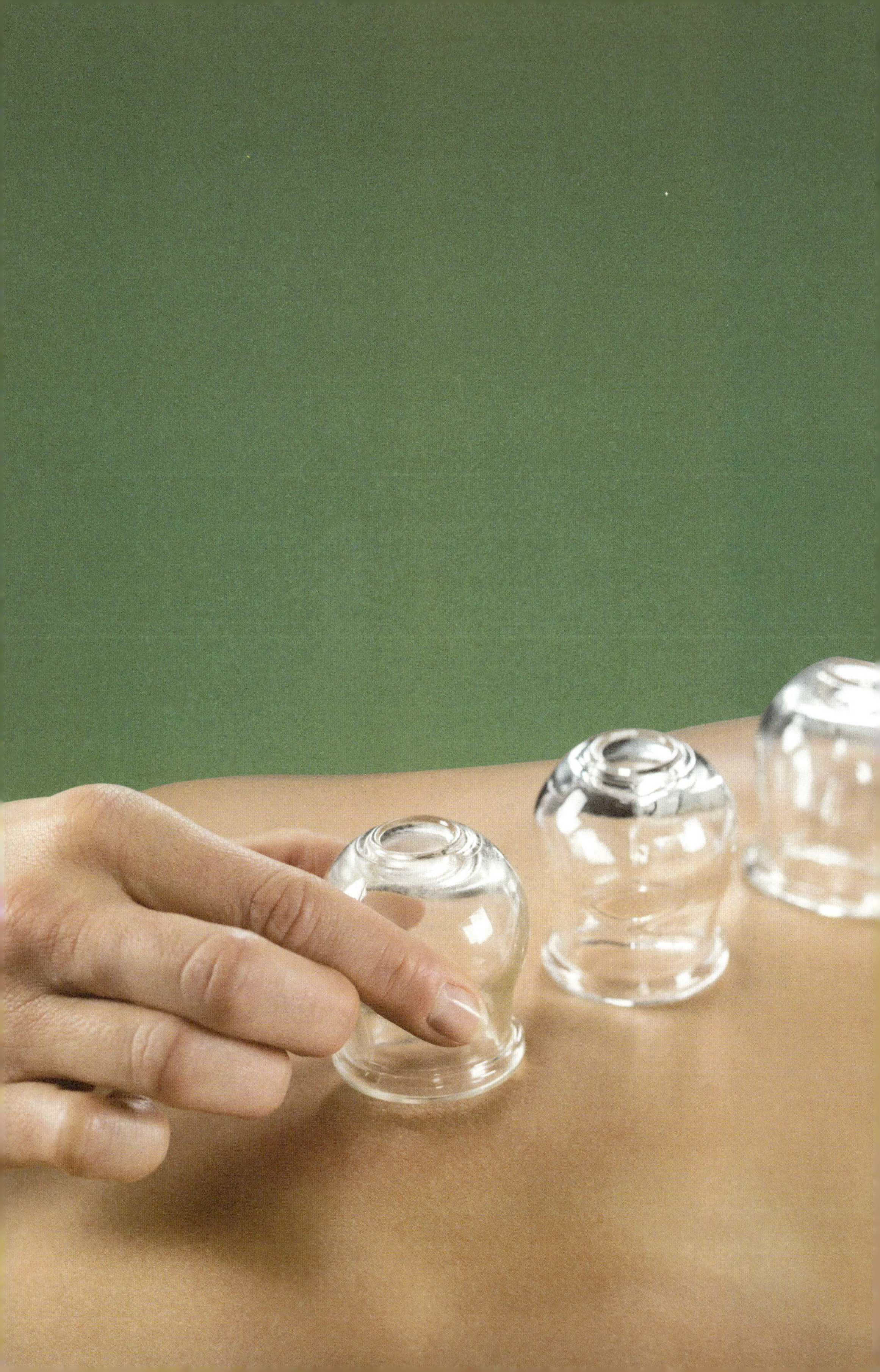

PART 5

罐到痛自消：拔除颈肩腰腿痛

落 枕

落枕是指急性颈部肌肉痉挛、强直、酸胀、疼痛，头颈转动障碍等，轻者可自行痊愈，重者能迁延数周。中医认为，落枕常因颈筋受挫，气滞血瘀，不通则痛，或素体肝肾亏虚，筋骨萎弱，气血运行不畅，加之夜间沉睡，颈肩外露，感受风寒，气血痹阻，经络不通，遂致本病。在相关穴位拔罐，可活血化瘀通络、祛风散寒、活血止痛。

选穴定位

阿是穴：痛点。

大椎：第7颈椎棘突下凹陷中，后正中线上。

肩井：第7颈椎棘突与肩峰最外侧点连线的中点。

天宗：肩胛冈中点与肩胛骨下角连线上1/3与下2/3交点凹陷中。

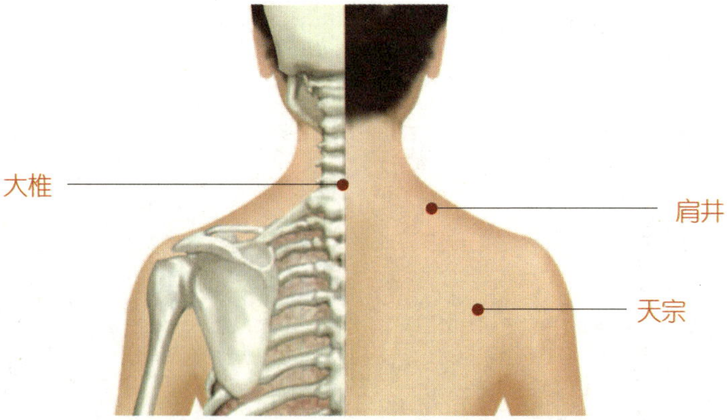

方义分析

阿是穴：可直达病所，取效快。

大椎、肩井、天宗：分别为督脉、胆经、小肠经之腧穴，可疏通颈项局部之经络、气血。

拔罐方法

让患者俯卧或取坐位，先用常规方法对阿是穴、大椎、肩井、天宗消毒，然后用闪火法将火罐扣拔在阿是穴、大椎、肩井、天宗上，留罐10～15分钟。

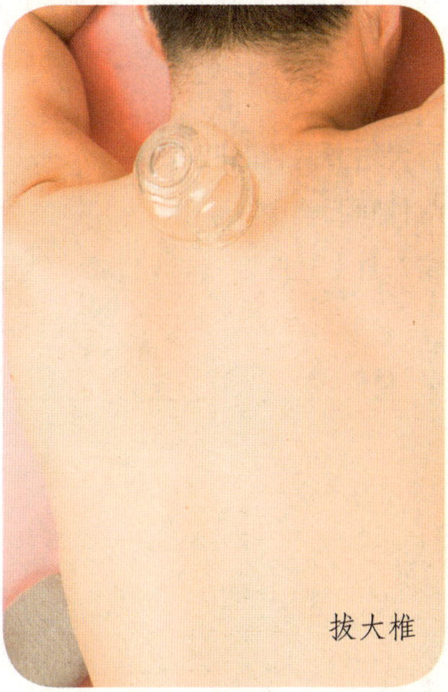

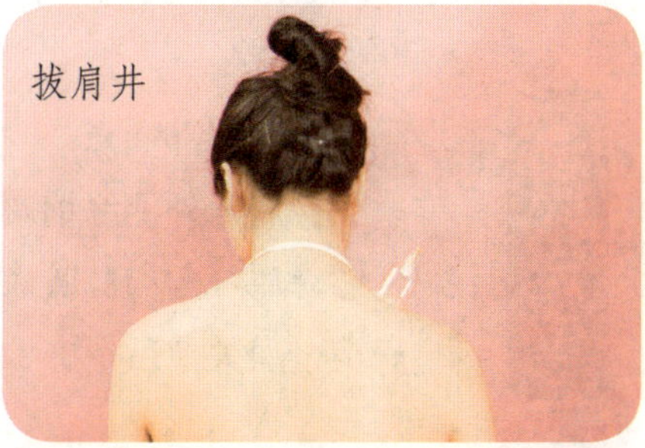

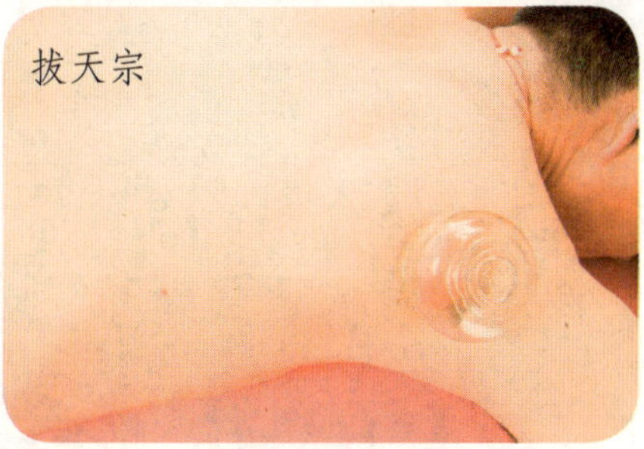

拔罐提醒

注意观察罐内皮肤的变化，当皮肤充血时即可取罐。这样的治疗每日1次。

肩关节周围炎

肩关节周围炎简称肩周炎，俗称“五十肩”“漏肩风”“冰冻肩”等，是中老年人常见疾病，属于中医“痹证”范畴。临床表现以肩部疼痛、肩关节活动障碍为主。中医认为，年老体弱，气血不足，筋失所养，风寒湿邪侵入机体，致肩部筋脉气血阻滞而成。拔罐可疏通气血、祛除湿邪，减少疼痛。

选穴定位

阿是穴： 肩部痛点。

肩髃： 肩峰外侧缘前端与肱骨大结节两骨间凹陷中。

肩髎： 肩峰角与肱骨大结节两骨间凹陷中。

肩贞： 肩关节后下方，腋后纹头直上1寸。

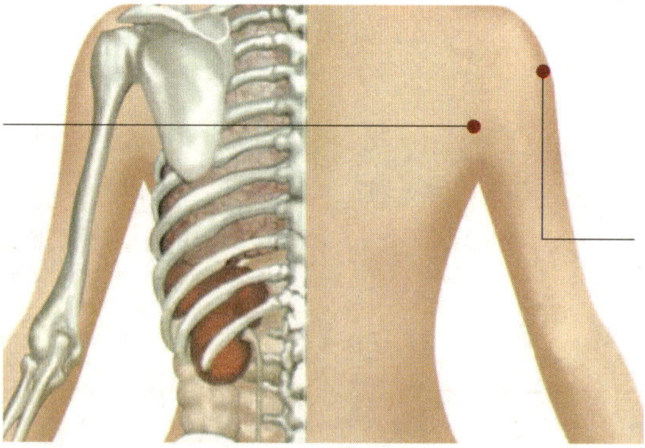

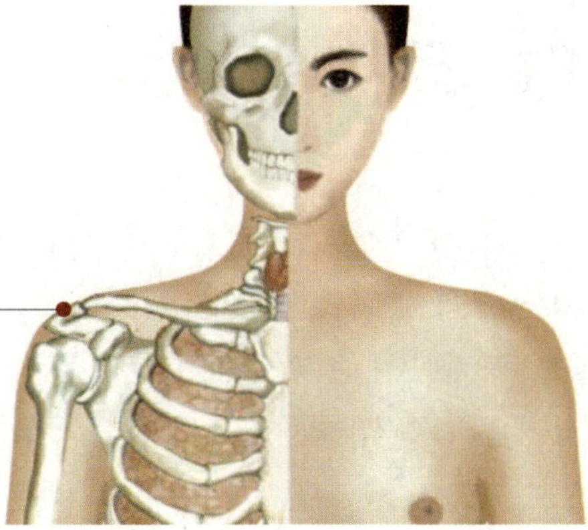

方义分析

阿是穴：可直达病所，通络、散瘀、活血、止痛。
肩髃：手阳明大肠经腧穴，阳明经多气多血，故其可行气活血，其又位于肩部，故可改善肩关节功能。
肩髎、肩贞：分别为手少阳三焦经、手太阳小肠经腧穴，都位于肩部，可疏通该处经脉，调和气血而止痛。

拔罐方法

①让患者俯卧或取坐位，先用常规方法对阿是穴消毒，再取三棱针点刺，然后用闪火法将火罐扣拔在阿是穴上，留罐10～15分钟。
②让患者取坐位，用闪火法将火罐扣拔在肩髃、肩髎、肩贞上，留罐10～15分钟。

拔罐提醒

以上穴位拔罐以罐内皮肤充血为度，起罐后要擦干净血迹，用棉纱布包裹穴位皮肤，以免感染。每周治疗2～3次。

颈椎病

颈椎病又称颈椎综合征，是由于颈部长期劳损，颈椎及其周围软组织发生病理改变或骨质增生等，导致颈神经根、颈部脊髓、椎动脉及交感神经受到压迫或刺激而引起的一组复杂的症候群。一般出现颈僵，活动受限，一侧或两侧颈、肩、臂出现放射性疼痛，头痛头晕，肩、臂、指麻木，胸闷心悸等症状。本病多由外感风寒湿邪，致督脉受损，气血滞涩，或气血不足所致，另外各种慢性损伤也会造成颈椎及其周围不同程度损伤。拔罐能疏通经络，改善脏腑功能，有效缓解颈部疼痛，防止颈椎病变。

选穴定位

大椎：第7颈椎棘突下凹陷中，后正中线上。

大杼：第1胸椎棘突下，后正中线旁开1.5寸。

肩中俞：第7颈椎棘突下，后正中线旁开2寸。

肩外俞：第1胸椎棘突下，后正中线旁开3寸。

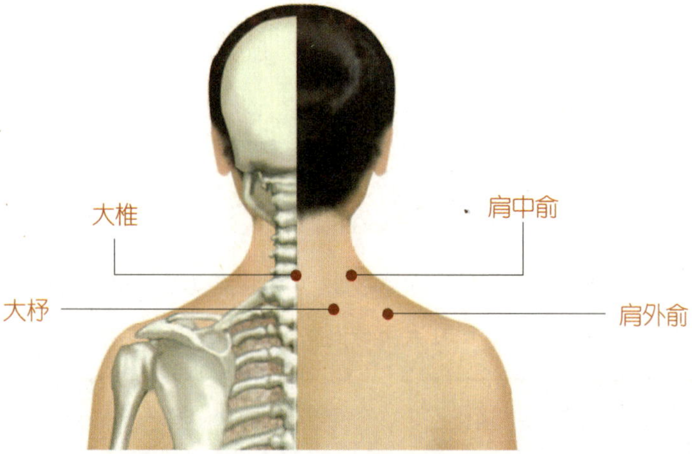

方义分析

大椎：督脉腧穴，为诸阳之会，可激发阳气、通阳活络。

大杼：足太阳膀胱经腧穴，又位于督脉之旁，可通经益督。

肩中俞、肩外俞：手太阳小肠经腧穴，可疏调太阳经气，散邪通络止痛。

拔罐方法

①让患者取坐位，先用常规方法将大椎、大杼消毒，再用皮肤针叩刺，施中度刺激手法，令皮肤发红并有少量出血，然后用闪火法将火罐扣拔在大椎、大杼上，留罐5分钟。

②让患者取坐位，先用常规方法将肩中俞、肩外俞消毒，再用皮肤针叩刺，施中度刺激手法，令皮肤发红并有少量出血，然后用闪火法将火罐扣拔在肩中俞、肩外俞上，留罐5分钟。

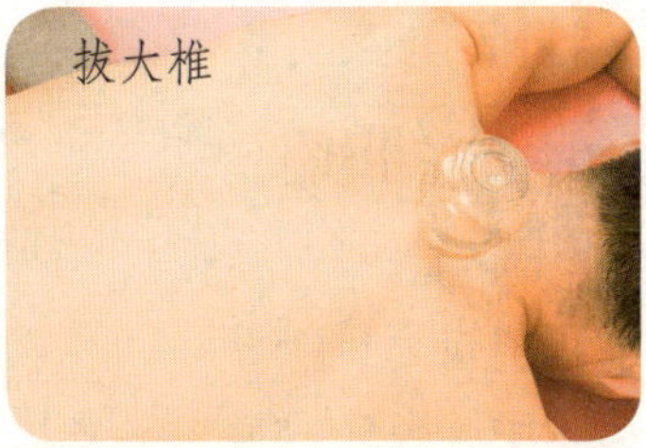

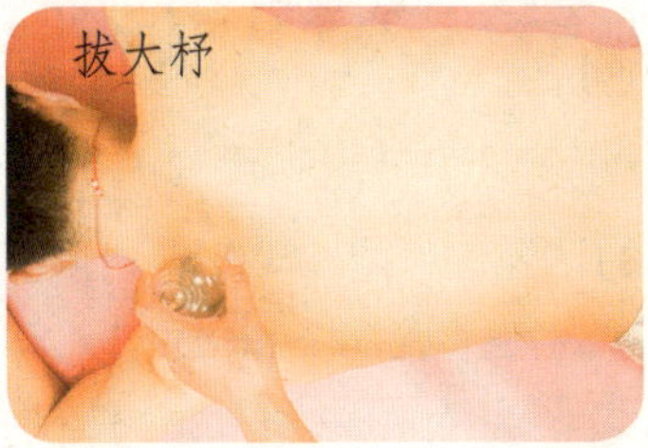

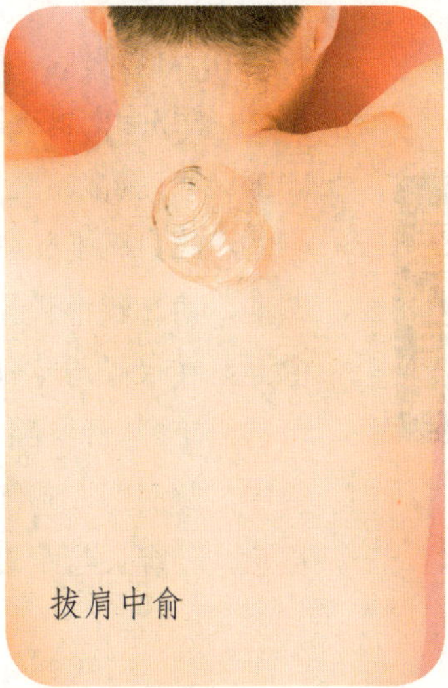

拔罐提醒

以上穴位拔罐以罐内皮肤充血为度，起罐后要擦干净血迹，用棉纱布包裹穴位皮肤，以免感染。每周治疗1～2次，10次为1个疗程。

类风湿性关节炎

类风湿性关节炎是一种以关节病变为主要特征的慢性、全身性、免疫系统异常的疾病，属中医“痹证”或“历节”等病的范畴。早期有游走性的关节疼痛、肿胀和功能障碍，晚期则出现关节僵硬、畸形、肌肉萎缩和功能丧失。中医认为“风、寒、湿三气杂至，合而为痹”。身体素虚，卫外不固，复感风、寒、湿之外邪，阻滞经络，令气血不通；或饮食不节，过食肥甘厚味，令湿热内生，湿热结聚，闭阻经络、关节；或病程日久，耗精伤血，筋骨、关节失养而变形。拔罐能使关节周围的风寒湿邪气透于体表而外泄，改善局部血液循环，消除致炎物质，促进新陈代谢，从而减轻症状，促进康复。

选穴定位

阿是穴： 痛点处。

身柱： 第3胸椎棘突下凹陷中，后正中线上。

筋缩： 第9胸椎棘突下，后正中线上。

脾俞： 第11胸椎棘突下，后正中线旁开1.5寸。

肾俞： 第 2 腰椎棘突下，后正中线旁开1.5寸。

曲池： 在尺泽与肱骨外上髁连线中点凹陷中。

合谷： 第2掌骨桡侧的中点处。

委中： 膝后区，腘横纹中点。

昆仑： 外踝尖与跟腱之间的凹陷中。

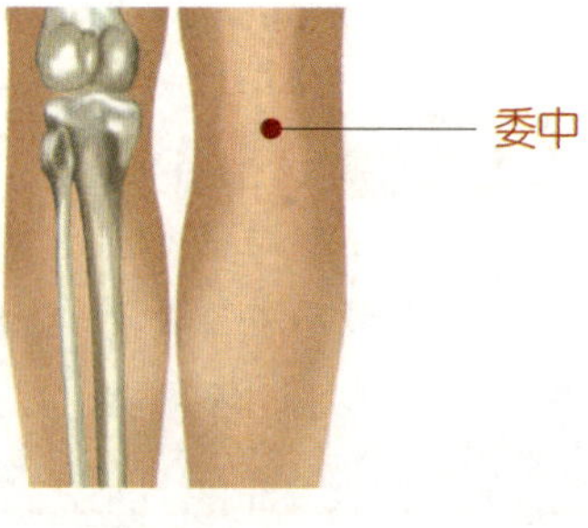

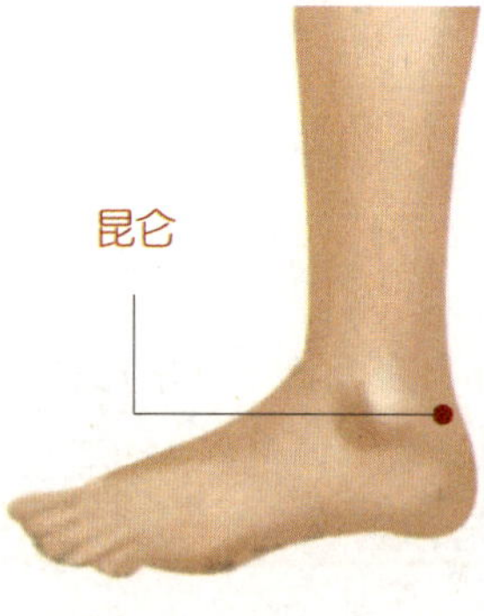

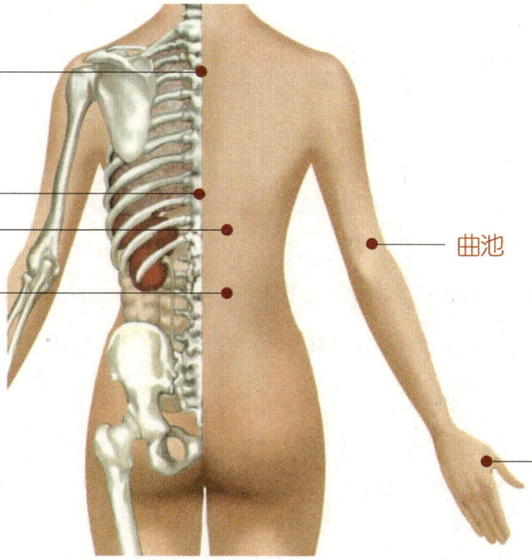

方义分析

阿是穴：可直达病所，疏调气血。

身柱、筋缩：督脉腧穴，督脉为“阳脉之海”，可调整和振奋人体阳气。

脾俞、肾俞、委中、昆仑：足太阳膀胱经腧穴，可振奋脾肾阳气、疏调经络、调和气血。

曲池、合谷：手阳明大肠经腧穴，可以祛外邪、通经活络。

拔罐方法

①让患者取方便体位，用闪火法将罐扣拔在阿是穴上，留罐15～20分钟。

②让患者俯卧或取坐位，用闪火法将罐扣拔在脾俞、肾俞、委中、昆仑上，留罐15～20分钟。

③让患者取坐位，用闪火法将罐扣拔在上肢曲池、合谷上，留罐15～20分钟。

拔罐提醒

以上穴位拔罐以罐内皮肤充血或有瘀血拔出为度，每日或隔日治疗1次。

坐骨神经痛

坐骨神经痛以疼痛放射至一侧或双侧臀部、大腿后侧为特征，是由于坐骨神经根受压所致。疼痛可以是锐痛，也可以是钝痛，有刺痛，也有灼痛，可以是间断的，也可以是持续的。通常只发生在身体一侧，可因咳嗽、喷嚏、弯腰、举重物而加重。中医认为，此病多因感受风、寒、湿邪，或夜卧受凉，或涉水冒雨，或久居湿地，以致风、寒、湿邪流注经络，阻滞经脉，令气血运行不畅，不通则痛。在相关穴位拔罐可以清热利湿、舒筋活络、散风止痛，有效缓解症状。

选穴定位

气海俞：第 3 腰椎棘突下，后正中线旁开1.5寸。

关元俞：第 5 腰椎棘突下，后正中线旁开1.5寸。

秩边：横平第 4 骶后孔，后正中线旁开 3 寸。

环跳：股骨大转子最凸点与骶管裂孔连线上的外1/3与内2/3交点处。

风市：髌底上7寸，髂胫束后缘。

承山：小腿后面正中，腓肠肌两肌腹与肌腱交角处。

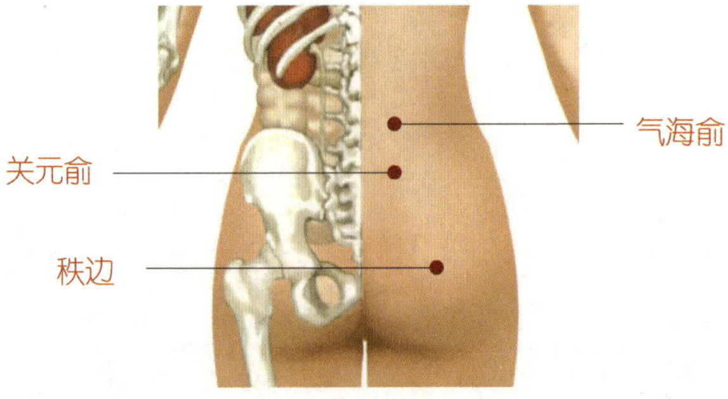

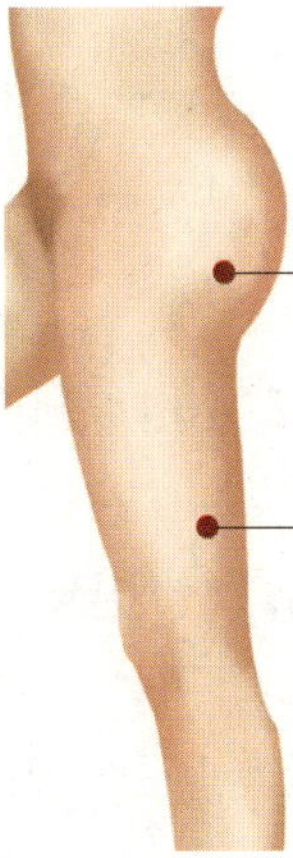

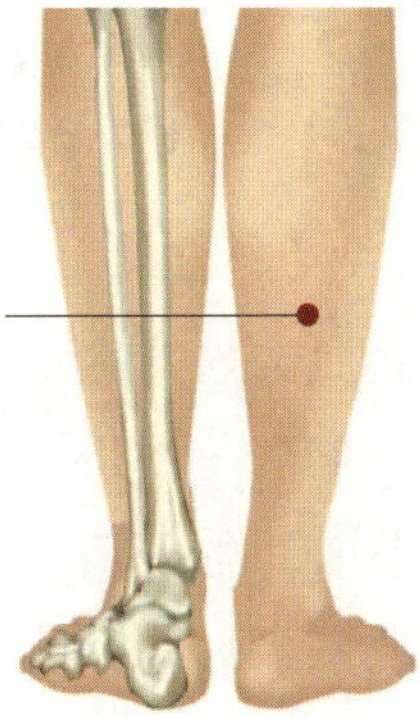

方义分析

气海俞、关元俞、秩边、承山：足太阳膀胱经腧穴，坐骨神经分布区域为太阳经和少阳经，故以上诸穴可疏泄足太阳之经气，通经络，止疼痛。

环跳、风市：可疏通少阳经脉，祛邪外出，通经活络，调和气血。

拔罐方法

①让患者俯卧或取坐位，用闪火法将罐扣拔在气海俞、关元俞、秩边、承山上，留罐15～20分钟。

②让患者侧卧或取坐位，用闪火法将罐扣拔在环跳、风市上，留罐15～20分钟。

拔罐提醒

以上穴位拔罐以罐内皮肤充血为度，每日或隔日治疗1次。治疗期间要静卧休息，睡硬板床，调节饮食，节制房事，注意保暖，适当做腰腿锻炼。

腰肌劳损

腰肌劳损又称腰肌筋膜炎、功能性腰痛，主要是由腰骶部肌肉、筋膜、韧带等软组织的慢性损伤引起的慢性疼痛。临床表现为长期、反复发作的腰背疼痛，时轻时重；劳累负重后加剧，卧床休息后减轻；阴雨天加重，晴天减轻；腰腿活动无明显障碍，但部分患者伴有脊柱侧弯、腰肌痉挛、下肢牵涉痛等症状。中医认为，肾虚则外府不荣；或外受六淫之邪，动筋伤络，邪气阻滞，腰失荣养；或工作中姿势不当及工作过度劳累，令气血受损，运行受阻，致腰部疼痛。在相关穴位拔罐可活筋通络、软坚散结、畅通气血，对本病有很好的防治效果。

选穴定位

阿是穴： 腰部重点疼痛部位。

肾俞： 第2腰椎棘突下，后正中线旁开1.5寸。

腰阳关： 第4腰椎棘突下凹陷中，后正中线上。

关元俞： 第5腰椎棘突下，后正中线旁开1.5寸。

次髎： 正对第2骶后孔中。

委中： 膝后区，腘横纹中点。

承山： 小腿后面正中，腓肠肌两肌腹与肌腱交角处。

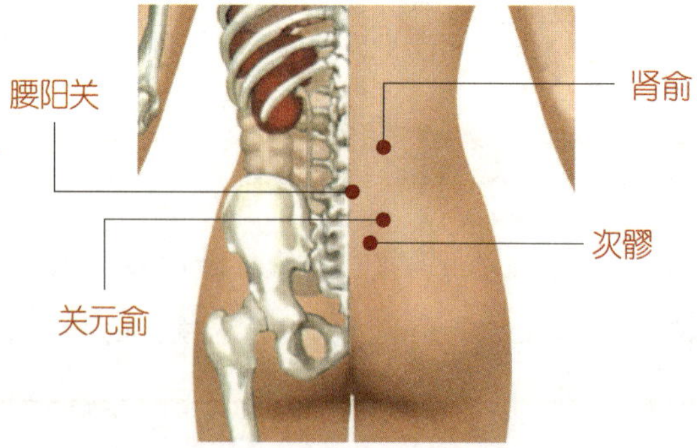

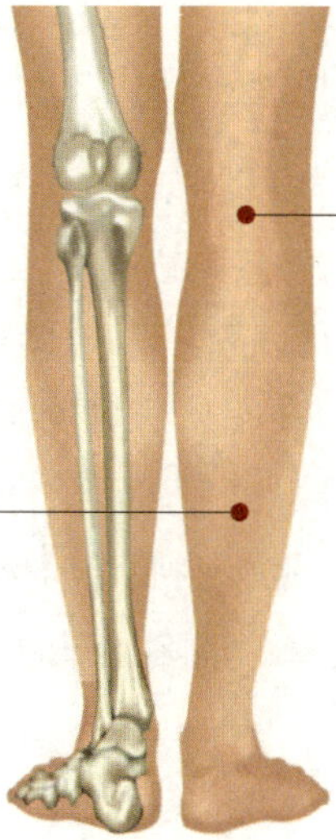

方义分析

阿是穴：可以疏调局部之经络气血。

肾俞、关元俞、次髎、委中、承山：足太阳膀胱经腧穴，可疏泄足太阳之经气，通经络，止疼痛。

腰阳关：督脉腧穴，督脉起于胞中，贯脊属肾，故本穴可治疗腰骶痛及肾阳虚衰之下肢痿痹诸疾。

拔罐方法

①让患者俯卧或取坐位，用闪火法将罐扣拔在腰骶部阿是穴、肾俞、关元俞、腰阳关、次髎上，留罐15～20分钟。

②让患者俯卧或侧卧，用闪火法将罐扣拔在下肢委中、承山上，留罐15～20分钟。

拔罐提醒

以上穴位拔罐以罐内皮肤充血为度，起罐后，对穴位皮肤进行消毒处理。这样的治疗每日1次，每次选择一侧穴位，第二次再拔另一侧穴位，交替进行。

足跟痛

足跟痛又称脚跟痛，为足跟一侧或两侧疼痛，不红不肿，行走不便。中医认为，足跟痛多属肝肾阴虚、痰湿、血热等因所致。肝主筋、肾主骨，肝肾亏虚，筋骨失养，复感风寒湿邪或慢性劳损便导致经络瘀滞，气血运行受阻，使筋骨肌肉失养而发病。在相关穴位拔罐可以舒筋活血、滋养筋骨，消除足部的疼痛和酸痛。

选穴定位

承山：小腿后面正中，腓肠肌两肌腹与肌腱交角处。

三阴交：内踝尖上3寸，胫骨内侧缘后际。

昆仑：外踝尖与跟腱之间的凹陷中。

太溪：内踝尖与跟腱之间的凹陷中。

照海：内踝尖下1寸，内踝下缘边际凹陷中。

涌泉：屈足蜷趾时足心最凹陷中。

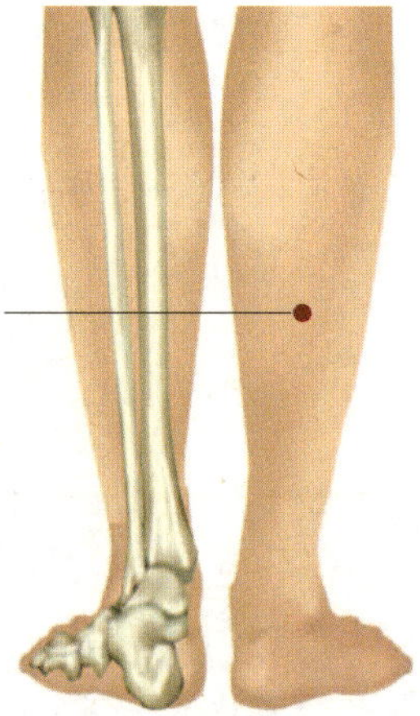

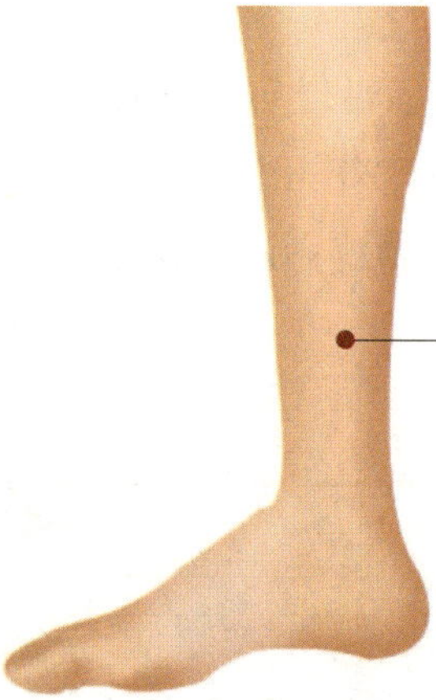

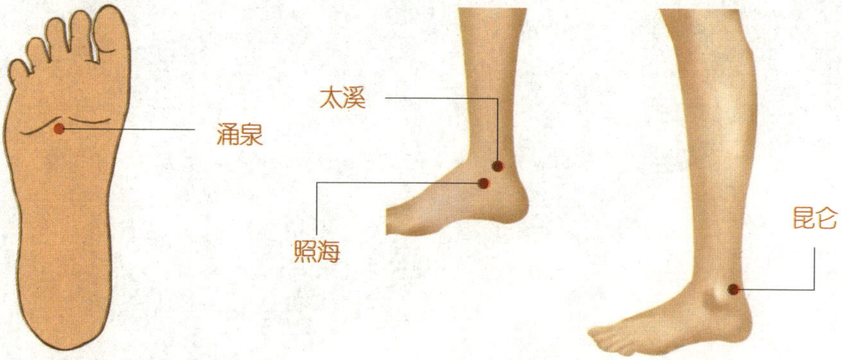

方义分析

承山、昆仑：足太阳膀胱经腧穴，可舒筋、活血、止痛。

太溪、照海、涌泉：足少阴肾经腧穴，有助于调整体内肾气运行的通路。

三阴交：足太阴脾经腧穴，可调肝脾肾之经气，有滋阴、健脾、助阳之功。

拔罐方法

①让患者取坐位或仰卧，以方便舒适为宜。对患者的涌泉、昆仑、太溪、照海、承山和三阴交穴进行消毒。用三棱针轻叩已消毒的穴位皮肤，以微出血为度。

②用闪火法将罐扣拔在脚部涌泉、昆仑、太溪、照海上，留罐15～20分钟。

③用闪火法将罐扣拔在下肢承山、三阴交上，留罐15～20分钟。

拔罐提醒

注意：有出血倾向的人禁用刺络拔罐法，体质虚寒者也慎用。以上穴位拔罐以罐内皮肤充血为度，起罐后，对穴位皮肤进行消毒处理。这样的治疗每日或隔日1次。

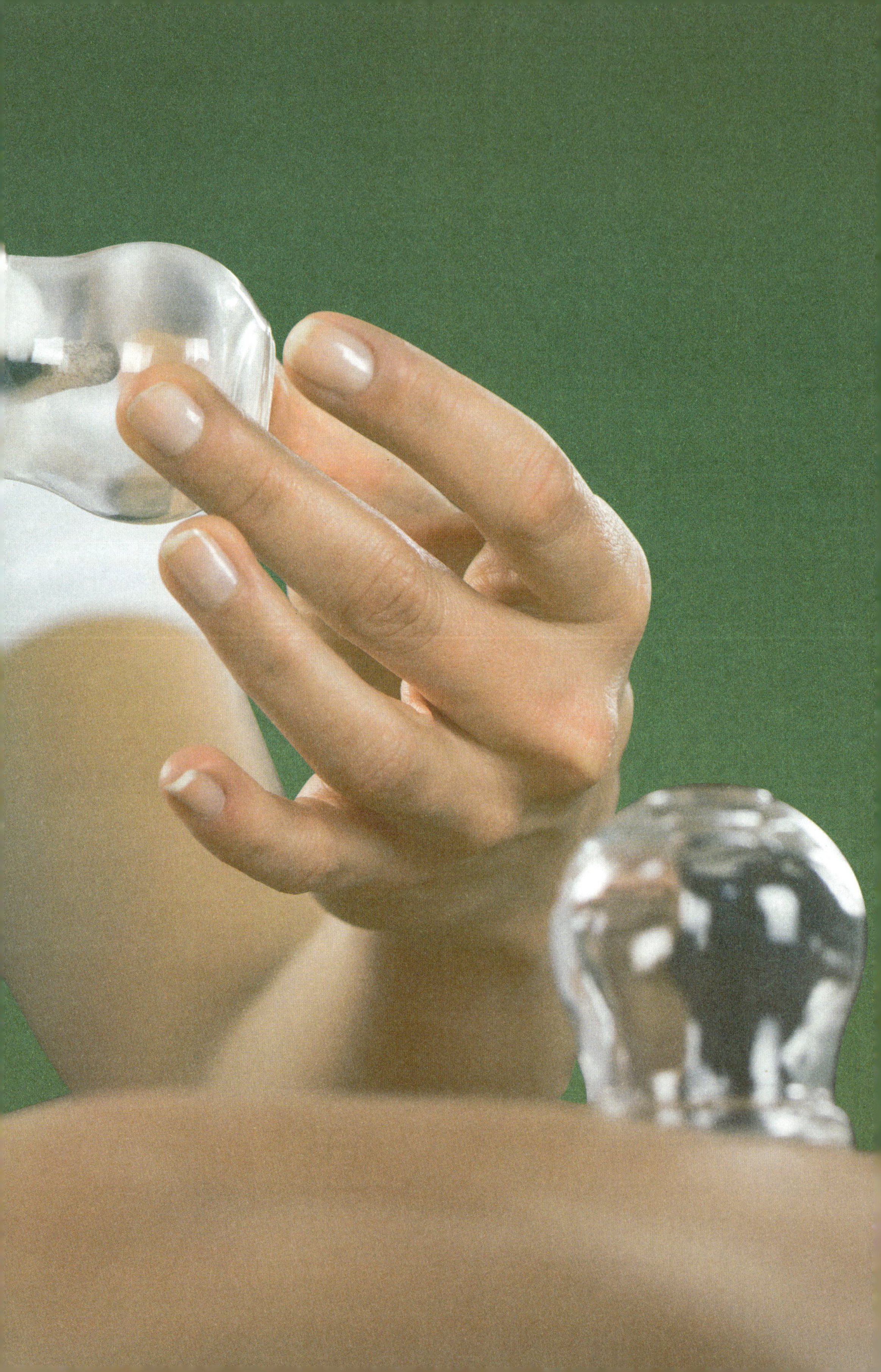

PART 6

皮肤病拔罐：秀出白嫩好肌肤

神经性皮炎

神经性皮炎又称“顽癣”“牛皮癣”，是以阵发性皮肤瘙痒和皮肤呈苔藓化为特征的慢性炎症性皮肤病。表现为皮肤表面粗糙，纹理加深，纵横无定，轮廓全无，表面有糠皮样鳞屑，有阵发性瘙痒，搔则顽痹，不知痒痛，往往夜间瘙痒加重，年久不愈，夏季加重，冬季缓解。中医认为，本病多因心火内生，脾经湿热，肺经风毒客于肌肤腠理之间，外感风湿热邪，以致阻滞肌肤，血虚生燥，肌肤失荣所致。在相应穴位拔罐可壮卫阳之气，除风热之邪，肌肤则邪去宅安，从而改善症状。

选穴定位

大椎：第7颈椎棘突下凹陷中，后正中线上。

身柱：第3胸椎棘突下凹陷中，后正中线上。

肺俞：第3胸椎棘突下，后正中线旁开1.5寸。

阿是穴：病灶局部。

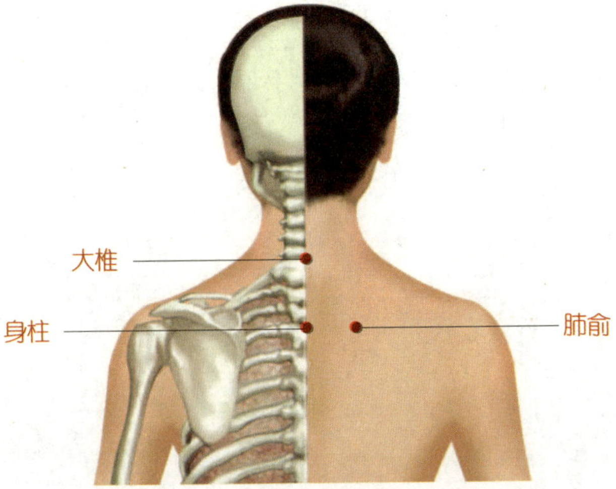

方义分析

大椎、身柱：督脉腧穴，大椎又与手足三阳经交会，合用可清热、泻火、祛风。

肺俞：足太阳膀胱经腧穴，又是肺之背俞穴，可疏风散表。

阿是穴：可以直达病所，有利于消除病灶。

拔罐方法

①让患者取坐位，对大椎、身柱、肺俞以及病灶部位消毒。

②消毒后，用三棱针点刺大椎、身柱、肺俞，以皮肤潮红为度。然后用三棱针对病灶处叩刺出血。

③把罐吸拔在刺过的穴位和病灶上，留罐10～15分钟。

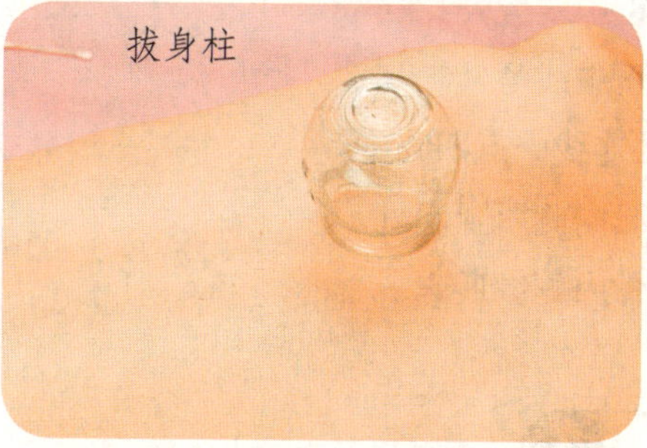

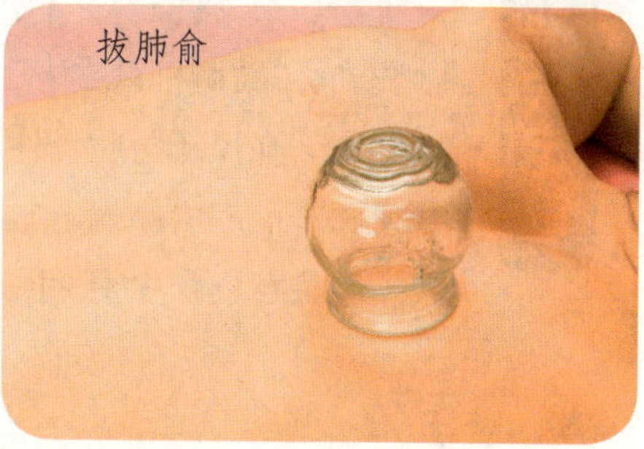

拔罐提醒

以上穴位拔罐以罐内皮肤充血为度，起罐后，对穴位皮肤进行消毒处理。这样的治疗每两日1次。

白癜风

白癜风是以皮肤上生有白斑，斑内毛发变白为特征的一种皮肤病。此病好发于青壮年，儿童亦有之。临床表现为皮肤突然出现色素脱失斑，逐渐扩大，呈现大小不等的圆形或椭圆形白斑，单发或多发。中医认为，其病因多为腠理不密，卫外失固，风邪侵袭，闭阻经络，气血失和；或七情不遂，肝郁气滞，血行不畅，肌肤失养；或跌仆损伤，瘀血阻络，肤失温煦、濡养而生白斑。在相应穴位拔罐能够调节脏腑、祛除湿气，从而改善症状。

选穴定位

风池： 枕骨之下，胸锁乳突肌上端与斜方肌上端之间的凹陷中。
肺俞： 第3胸椎棘突下，后正中线旁开1.5寸。
膈俞： 第7胸椎棘突下，后正中线旁开1.5寸。
曲池： 在尺泽与肱骨外上髁连线中点凹陷中。
血海： 髌底内侧端上2寸，股内侧肌隆起处。
三阴交： 内踝尖上3寸，胫骨内侧缘后际。

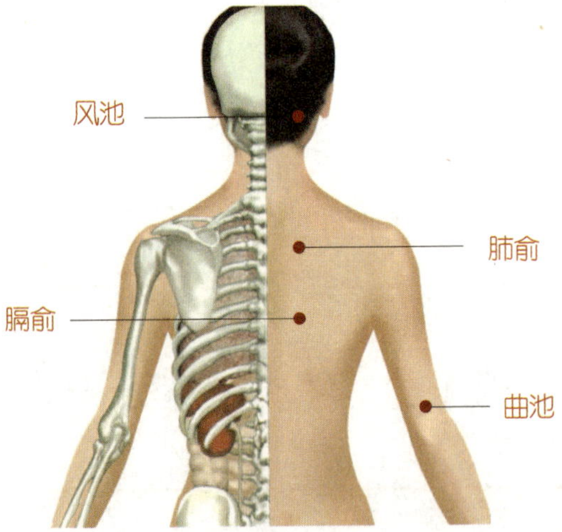

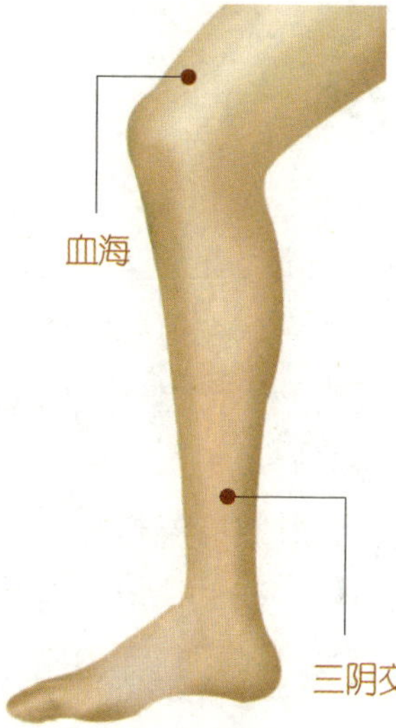

方义分析

风池： 足少阳胆经腧穴，足少阳、阳维之会，可散风泄热。

肺俞、膈俞： 足太阳膀胱经腧穴，二穴合用具有活血祛风之效。

曲池： 手阳明大肠经之合穴，可疏风、清热、行气、活血。

血海、三阴交： 足太阴脾经腧穴，三阴交又为足三阴经之交会穴，故二穴合用可补血活血、祛风养肤。

拔罐方法

①让患者取坐位，用闪火法将罐吸拔在风池、膈俞、肺俞上，留罐10～15分钟。

②让患者取坐位，用闪火法将罐吸拔在上肢曲池，下肢血海、三阴交上，留罐10～15分钟。

拔罐提醒

以上穴位拔罐以罐内皮肤充血为度，起罐后，对穴位皮肤进行消毒处理。这样的治疗每日1次。根据患者体质，可同时拔罐，也可先拔一部位穴位，再拔另外一部位。避免因拔罐太多，患者无法承受。

皮肤瘙痒症

皮肤瘙痒症是指无原发皮疹，但有瘙痒的一种皮肤病，中医称之为风瘙痒。临床表现为患处瘙痒，但无疹疥，皮肤经搔抓后，可有丘疹、抓痕出现，甚至会抓痕累累，但瘙痒仍未解；瘙痒多发生在夜间，以老年人和青年人最为多见。中医认为，湿热蕴于肌肤，或血虚肝旺、生风生燥、肌肤失养，或胆肝湿热下注，或感染滴虫毒邪，或病久脾虚、肝肾不足，或冲任不调、兼湿热内蕴所致。在相关穴位拔火罐能行气活血、疏风止痒、祛风散寒、扶正祛邪。

选穴定位

大椎：第 7 颈椎棘突下凹陷中，后正中线上。

风门：第 2 胸椎棘突下，后正中线旁开1.5寸。

肺俞：第 3 胸椎棘突下，后正中线旁开1.5寸。

膈俞：第 7 胸椎棘突下，后正中线旁开1.5寸。

曲池：在尺泽与肱骨外上髁连线中点凹陷中。

血海：髌底内侧端上2寸，股内侧肌隆起处。

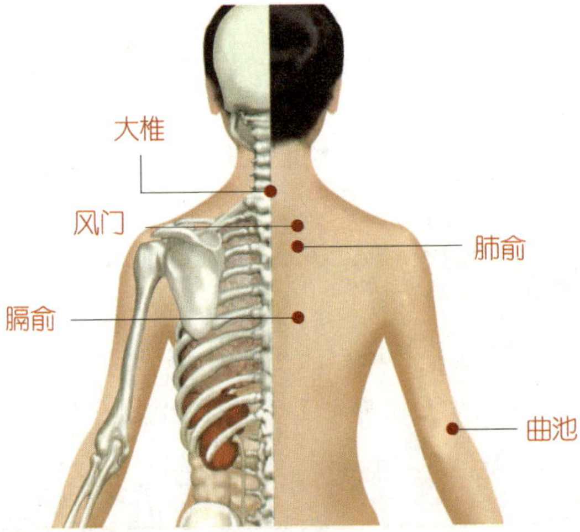

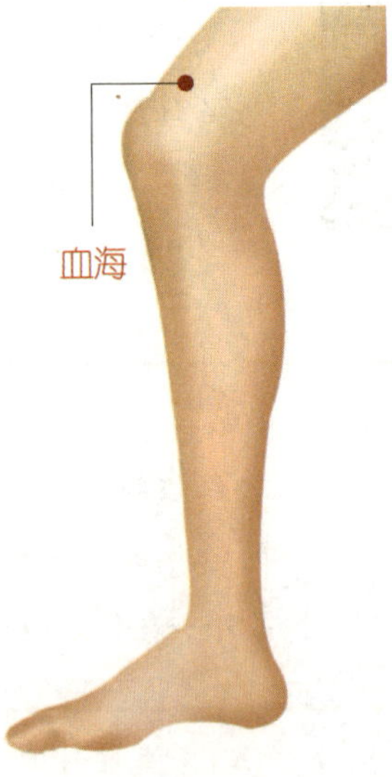

方义分析

大椎：诸阳交会穴，可泄热、凉血、解肌。

风门、肺俞、膈俞：足太阳膀胱经腧穴，可祛风、清热、凉血、活血、止痒。

曲池：手阳明大肠经合穴，可清湿热、搜风止痒。

血海：脾经所生之血在此聚集，而脾又为气血生化之源，“血行风自灭”。

拔罐方法

①让患者取合适体位，用闪火法将罐吸拔在后背大椎、风门、肺俞、膈俞上，留罐10～15分钟。

②让患者取合适体位，用闪火法将罐吸拔在上肢曲池、下肢血海上，留罐10～15分钟。

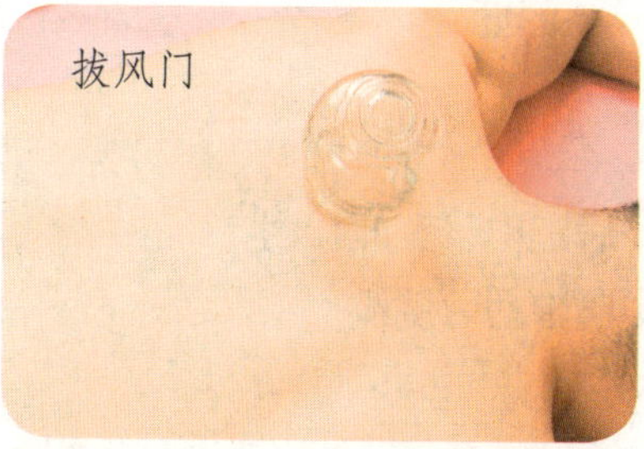

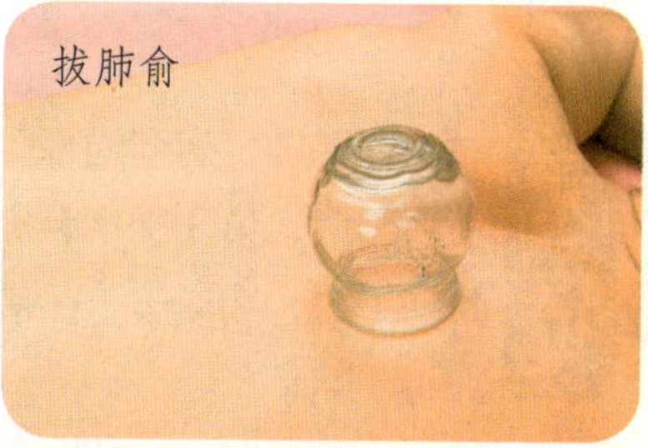

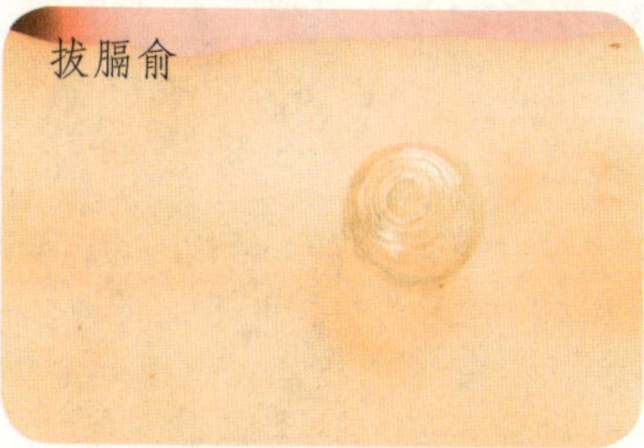

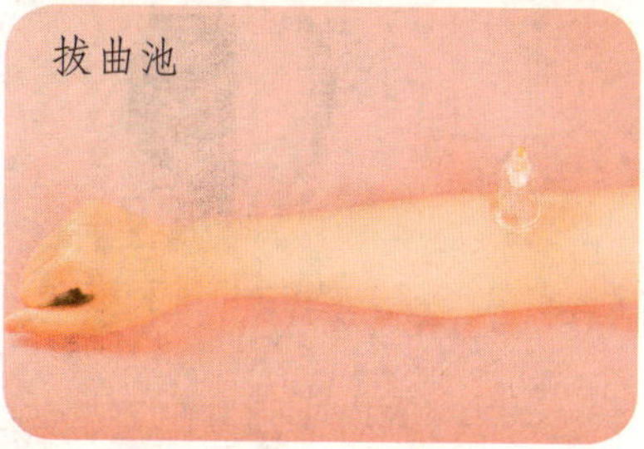

拔罐提醒

若这几处穴位皮肤有抓痕、血痂，要先对穴位皮肤消毒后再拔罐。以上穴位拔罐以罐内皮肤充血为度，起罐后，对穴位皮肤进行消毒处理。这样的治疗每日1次。

湿疹

湿疹是一种常见的过敏性炎症性皮肤病，中医称之为“浸淫疮”，好发于四肢屈侧、手、面、肛门、阴囊等处。本病在临床上有急性和慢性之分。急性期可出现皮肤潮红、皮疹、水泡、脓疱，有渗出、结痂和瘙痒；慢性期可出现鳞屑、苔藓等皮损，有渗出和融合倾向。中医认为，其病因多为思虑伤脾，脾失健运，湿从内生，浸淫成疮；或久患湿疹未愈，渗水日久，伤阴耗血，血燥生风。在相关穴位拔火罐能健脾化湿、疏风止痒、扶正祛邪，从而减轻症状。

选穴定位

阿是穴： 病变局部。

肺俞： 第 3 胸椎棘突下，后正中线旁开1.5寸。

委阳： 腘横纹上，股二头肌腱的内侧缘。

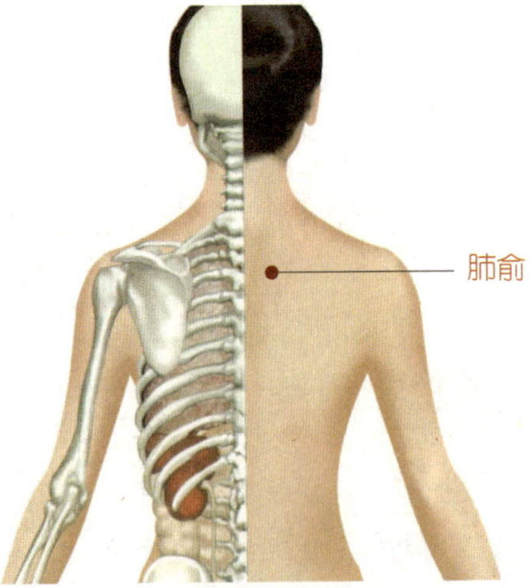

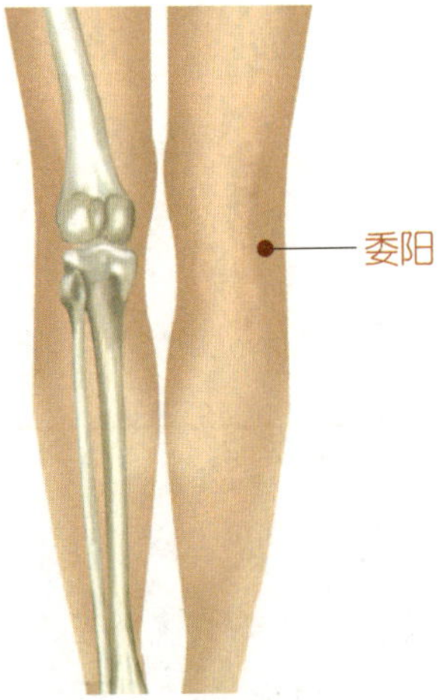

方义分析

阿是穴：可直达病所，通经络，排秽浊，和气血，养肌肤。

肺俞：足太阳膀胱经腧穴，又是肺之背俞穴，可祛风、清热。

委阳：足太阳膀胱经腧穴，又是三焦之下合穴，可益气补阳。

拔罐方法

①让患者取俯卧位，露出背部和腿部。对阿是穴、肺俞、委阳穴位所在部位皮肤消毒，若穴位皮肤已抓挠溃烂，消毒时会有刺痛感，属正常现象。

②用三棱针快速点刺阿是穴、肺俞、委阳，然后用消过毒的双手挤压针眼使之出血，挤出2～3滴血即可。挤出后擦干净血液。

③把罐吸拔在阿是穴、肺俞、委阳穴位上，留罐10～15分钟。

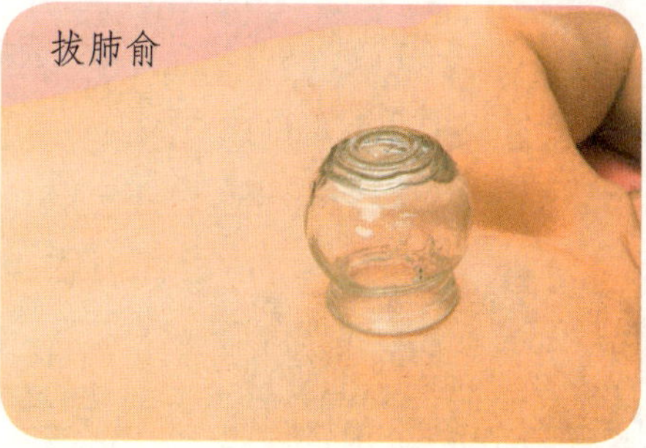

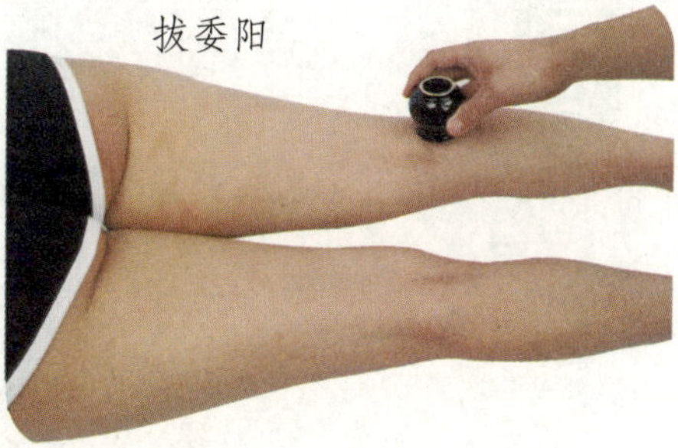

拔罐提醒

以上穴位拔罐以罐内皮肤充血为度，起罐后，对穴位皮肤进行消毒处理。这样的治疗隔日1次，3次为1个疗程。

荨麻疹

荨麻疹是一种常见的过敏性皮肤病，主要表现为皮肤突然出现风团，形状大小不一，颜色为红色或白色，迅速发生，消退亦快，也可一天发作多次，有剧烈的瘙痒。中医称其为“风疹块”“鬼饭疙瘩”“风瘙瘾疹”等。中医认为，病因主要是风、湿、热邪蕴于肌肤所致，或因血热又感外风而发病。在相关穴位拔罐能够散热除湿、扶正祛邪，增强机体抗病能力，加快痊愈速度。

选穴定位

神阙：腹中部，脐中央。

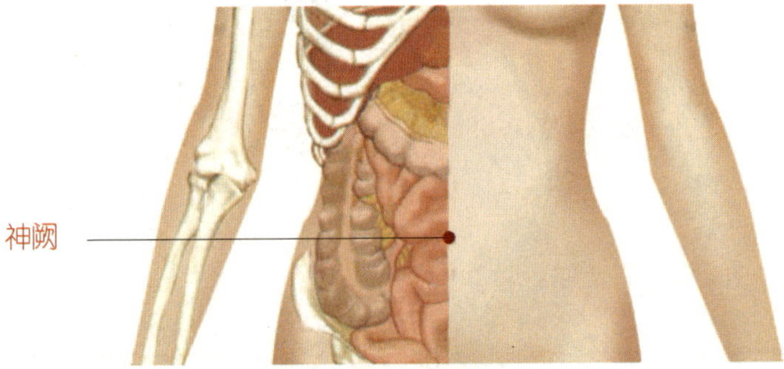

方义分析

神阙：任脉腧穴，内连五脏六腑，可调和阴阳，祛除风邪。

拔罐方法

让患者取仰卧位，暴露脐部皮肤，把罐吸拔在神阙上，留罐5～10分钟。起罐后接着再把罐吸拔在神阙，留罐5～10分钟。反复操作3次，至皮肤出现明显瘀斑为止。

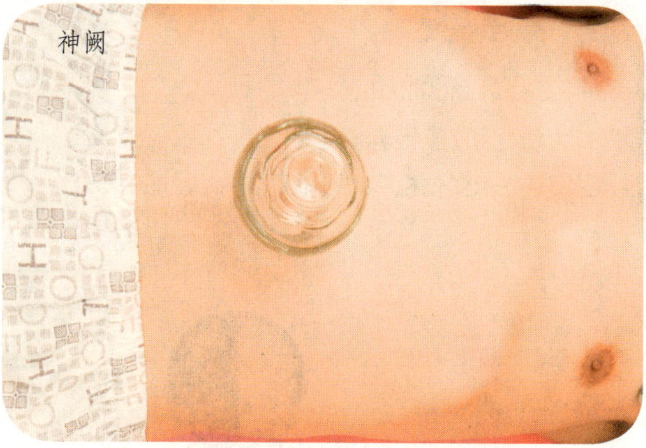

拔罐提醒

每日1次，3次为1个疗程，每个疗程间隔3～5天。若患者体质虚寒或是在冬季发作此病，可在每次拔罐前用艾条温灸神阙10～15分钟。

带状疱疹

带状疱疹，是由水痘-带状疱疹病毒引起的急性感染性皮肤病。患处突然疼痛，痛如针刺或火燎，继之皮肤焮红，粟疹丛生，上有水疱，小若粟米，大如赤豆，迅即变为水疱，甚至大疱、血疱。疱疹多群集成簇状，沿神经分布，排列成带状，多为单侧。中医学称其为“蛇串疮”“火带疮”，老百姓称之为“缠腰龙”。中医认为，本病多由肝气瘀滞，郁久化火与脾经湿热相合，外溢肌肤而发，或因外感邪毒与素体湿热相合，蕴于肌肤而成。在相关穴位拔罐能够清利肝胆湿热、解毒止痛、扶正祛邪、化瘀止痛，从而达到治疗的目的。

选穴定位

阿是穴：病灶部位。

大椎：第7颈椎棘突下凹陷中，后正中线上。

灵台：第6胸椎棘突下凹陷中，后正中线上。

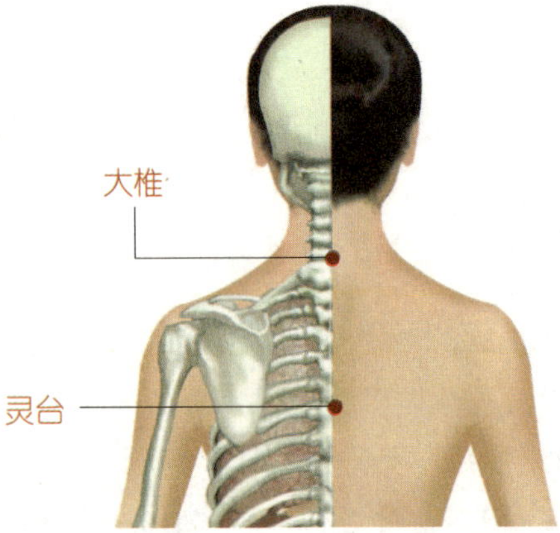

方义分析

大椎、灵台：督脉腧穴，督脉为“阳脉之海”，既可清热化湿、散毒止痛，又可疏通经气、调理气机。

脾俞：脾之背俞穴，可平肝利胆、疏热泄阳。

拔罐方法

①让患者取适当体位，露出病灶部位和大椎、灵台，消毒病灶部位及穴位皮肤，消毒对患部可能会有刺痛感，患者要忍耐。

②用三棱针重叩病灶部位、大椎、灵台，使之出血。也可以在病灶部位拔罐前温灸10～15分钟，代替用三棱针重叩。

③渗血后，迅速把罐密排吸拔在病灶部位。大椎、灵台穴各拔一个罐，留罐15分钟。

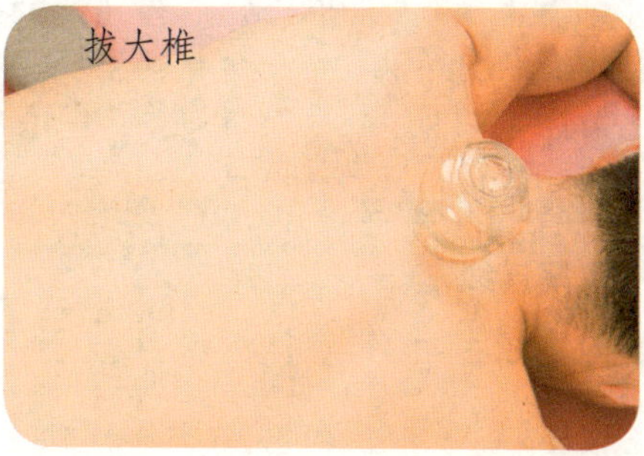

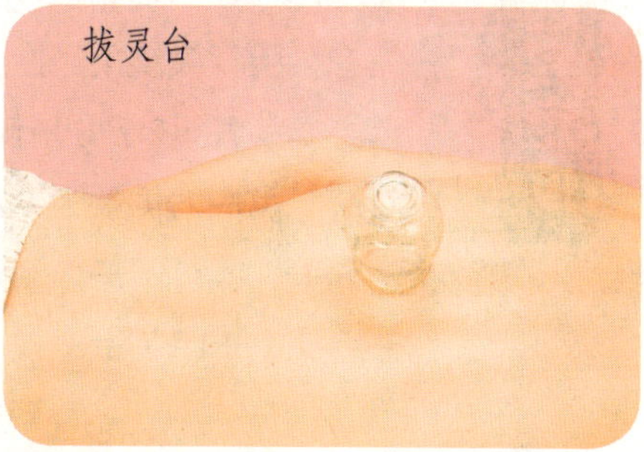

拔罐提醒

以上穴位拔罐以罐内皮肤充血为度，起罐后，如果病灶部位疱疹溃破、渗液多时，可涂上碘伏进行消毒。这样的治疗每日或隔日1次。

酒渣鼻

酒渣鼻又名玫瑰痤疮，俗称酒糟鼻、红鼻子，是一种好发于面部中央的慢性炎症皮肤病。毛囊虫感染、胃肠功能障碍、内分泌功能失调、情绪激动、嗜酒、过食辛辣、冷热刺激等因素，均可使人患上酒渣鼻。本病发病时，鼻部、面颊处先出现红斑，范围由小到大，之后出现丘疹、脓疱及毛细血管扩张，如果病情得不到及时控制，甚至可发展成鼻赘。中医认为，此病多与肺胃积热，毒热蕴结，血热亢盛，气血瘀滞，肝郁气滞等原因有关。在相关穴位拔罐可以活血通经、泄热养肤，从而缓解症状。

选穴定位

印堂：两眉毛内侧端中间的凹陷中。

颧髎：颧骨下缘，目外眦直下凹陷中。

支沟：腕背侧远端横纹上3寸，尺骨与桡骨间隙中点。

养老：腕背横纹上1寸，尺骨头桡侧凹陷中。

合谷：手背第2掌骨桡侧的中点处。

血海：髌底内侧端上2寸，股内侧肌隆起处。

足三里：犊鼻下3寸，犊鼻与解溪连线上。

三阴交：内踝尖上3寸，胫骨内侧缘后际。

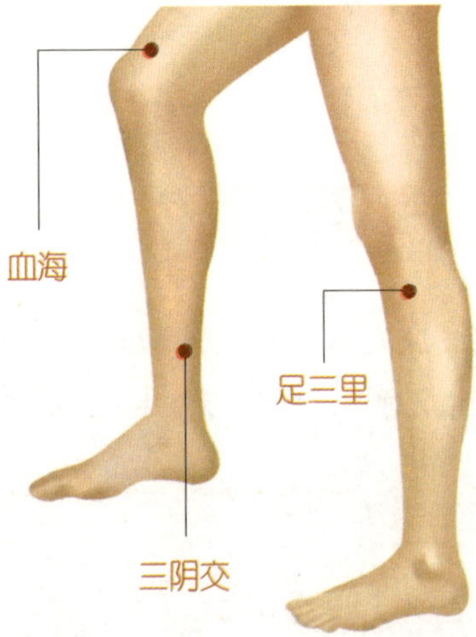

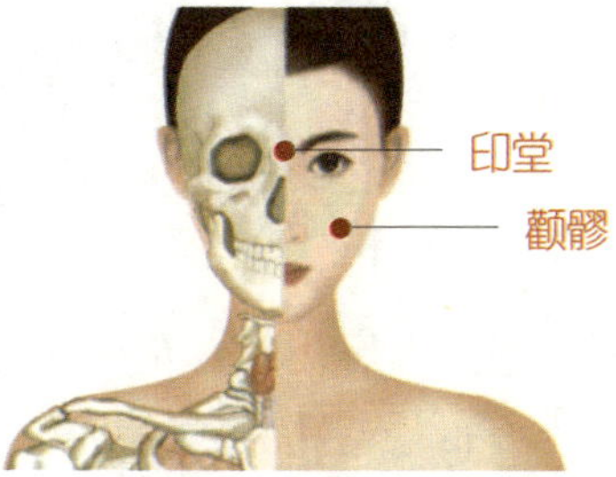

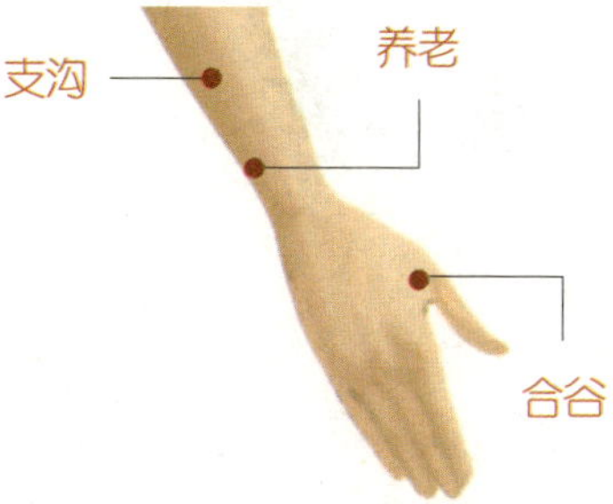

方义分析

印堂：经外奇穴，有清降火气之作用，是治疗鼻疾之要穴。

颧髎：手太阳小肠经腧穴，又是手少阳、太阳之交会穴，可祛风消肿。

支沟：手少阳三焦经腧穴，是治疗痂疥的特效穴。

养老：手太阳小肠经腧穴，又是郄穴，可充养阳气。

合谷：手阳明大肠经腧穴，又是原穴，可以清降大肠所蕴之积热。

血海：脾经所生之血在此聚集，而脾又为气血生化之源，“血行风自灭”，故可止痒。

足三里：足阳明胃经之合穴，合治内腑，可健脾化湿，镇静止痛。

三阴交：足太阴脾经腧穴，又是足太阴、厥阴、少阴之交会穴，可以凉血、活血、散瘀、通络。

拔罐方法

①让患者取坐位，用闪火法将罐吸拔在面部印堂、颧髎上，留罐10分钟。

②让患者取坐位，用闪火法将罐吸拔在上肢养老、支沟、合谷上，留罐10分钟。

③让患者取坐位，用闪火法将罐吸拔在下肢血海、三阴交、足三里上，留罐10分钟。

拔罐提醒

以上穴位拔罐以罐内皮肤充血为度，每日1次。因拔罐后会有罐印留下，所以对不能接受面部留有罐印的患者可不对其面部拔罐。拔罐时可根据患者体质同时对上述穴位拔罐，也可分开拔罐。

痤疮

痤疮又称青春痘，是指人体的面部、胸部、肩颈部、背项部的局部皮肤表面出现的形如粟米，分散独立，分布与毛孔一致的小丘疹或黑头丘疹，用力挤压，可见有白色米粒样的汁液溢出，且此愈彼起，反复出现，又称肺风粉刺。中医认为，痤疮是青年人气血旺盛，加之阳热偏盛，脉络充盈，内热外壅，怫郁体表，外受风邪所致。在相关穴位拔罐能够解表散邪、祛除湿热，痤疮可除。

选穴定位

大椎：第7颈椎棘突下凹陷中，后正中线上。
曲池：在尺泽与肱骨外上髁连线中点凹陷中。
合谷：第2掌骨桡侧的中点处。

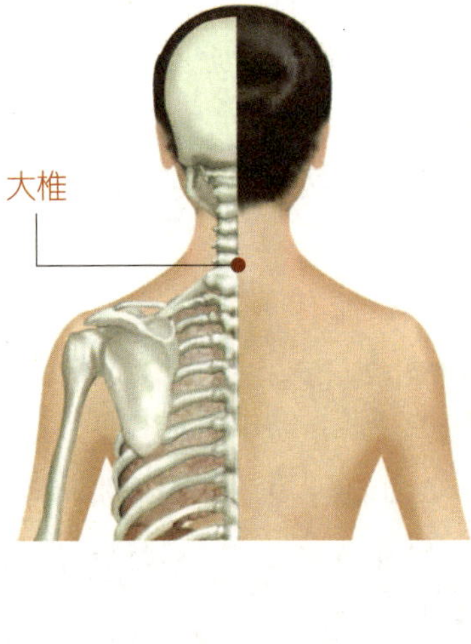

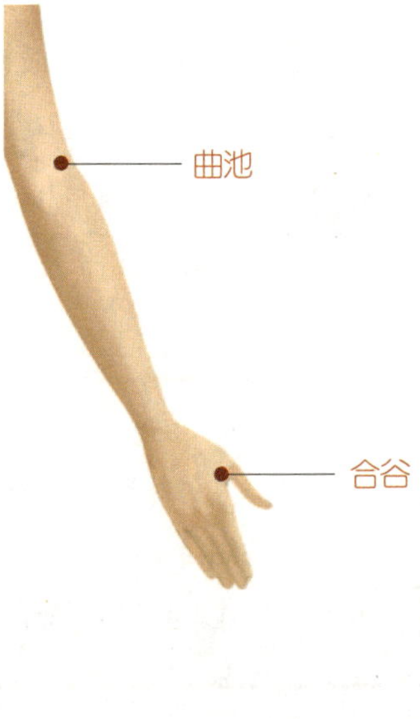

方义分析

大椎：督脉腧穴，又与手足三阳经交会，故可宣阳泄热。

曲池、合谷：手阳明大肠经腧穴，曲池又为合穴，合谷为原穴，二穴合用可泄热通腑、解表散邪，条达五脏之气机。

拔罐方法

①让患者取合适体位，先对大椎穴位皮肤进行消毒。取三棱针点刺，再用闪火法拔罐，留罐5～10分钟，出血3～5毫升即可。

②曲池与合谷用闪火法拔罐，留罐15～20分钟。

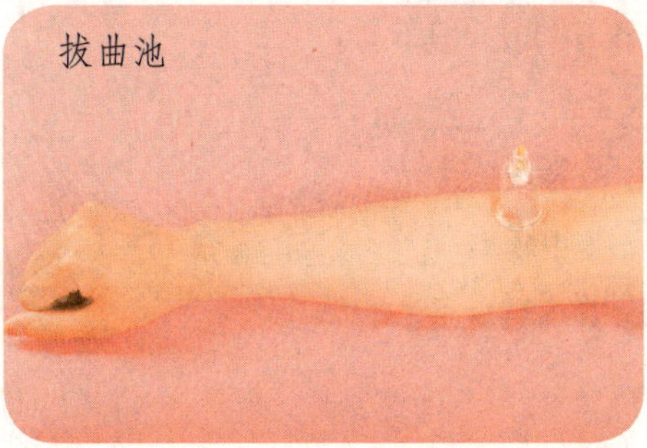
拔曲池

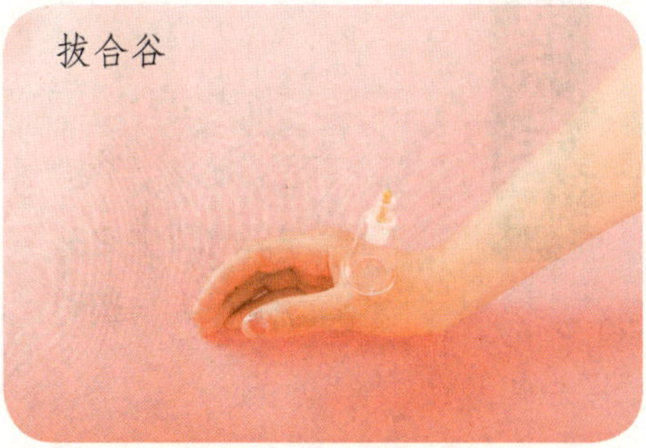
拔合谷

拔罐提醒

这样的治疗每周2次，5次为1个疗程。

黄褐斑

黄褐斑又名妊娠斑、肝斑，中医称为“蝴蝶斑”“黧黑斑”等，是发生于面部的色素沉着性皮肤病，皮损为黄褐色或咖啡色的斑片，形状不同，大小不等，边界清晰，表面平滑，无自觉症状。常对称分布于两颊，形成蝴蝶样，故称蝴蝶斑。中医认为，本病多因肝肾不足，不能滋养肌肤；或肝气郁结，日久化热，伤及阴血，颜面气血失和而发。在相关穴位拔罐能够滋阴养血、调理脏腑，从而缓解症状。

选穴定位

肝俞：第 9 胸椎棘突下，后正中线旁开1.5寸。
脾俞：第11胸椎棘突下，后正中线旁开1.5寸。
肾俞：第 2 腰椎棘突下，后正中线旁开1.5寸。
中脘：脐中上4寸，前正中线上。
足三里：犊鼻下3寸，犊鼻与解溪连线上。
三阴交：内踝尖上3寸，胫骨内侧缘后际。
太溪：内踝尖与跟腱之间的凹陷中。

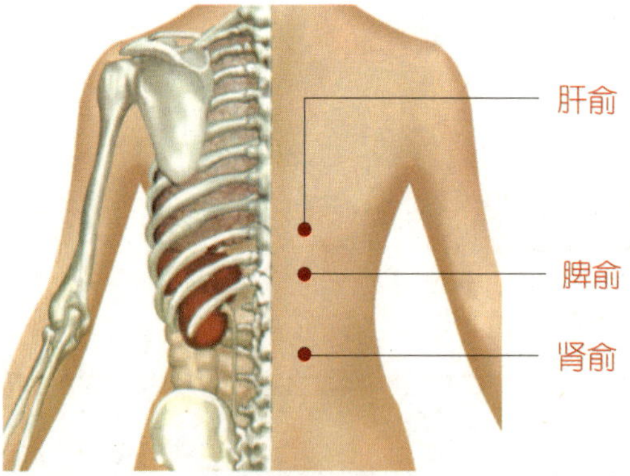

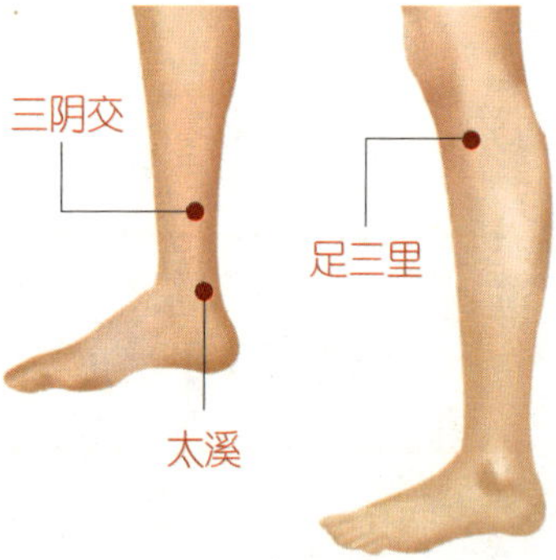

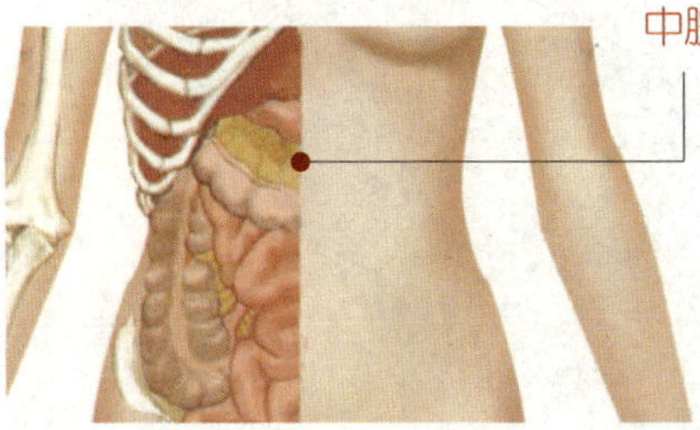

方义分析

肝俞、脾俞、肾俞： 足太阳膀胱经腧穴，分别为肝、脾、肾的背俞穴，肝俞可疏肝解郁，脾俞可补益气血，肾俞可益肾助阳。

中脘： 任脉腧穴，为胃之募，腑之会，可补中气。

足三里： 足阳明胃经合穴，可健脾胃，以助气血生化之源。

三阴交： 足太阴脾经腧穴，可调肝脾肾之经气，有滋阴、健脾、助阳之功。

太溪： 足少阴肾经原穴，可滋阴降火。

拔罐方法

让患者取坐位，露出上身和腿部。把罐吸拔在肝俞、脾俞、肾俞、中脘、足三里、三阴交、太溪，留罐10～15分钟。

拔罐提醒

这样的治疗每日1次。根据患者体质及耐受力，上述穴位可同时吸拔，也可拔完一个或几个再拔其他几个。在拔罐过程中，因暴露部位较多，患者要注意保暖，以免着凉。

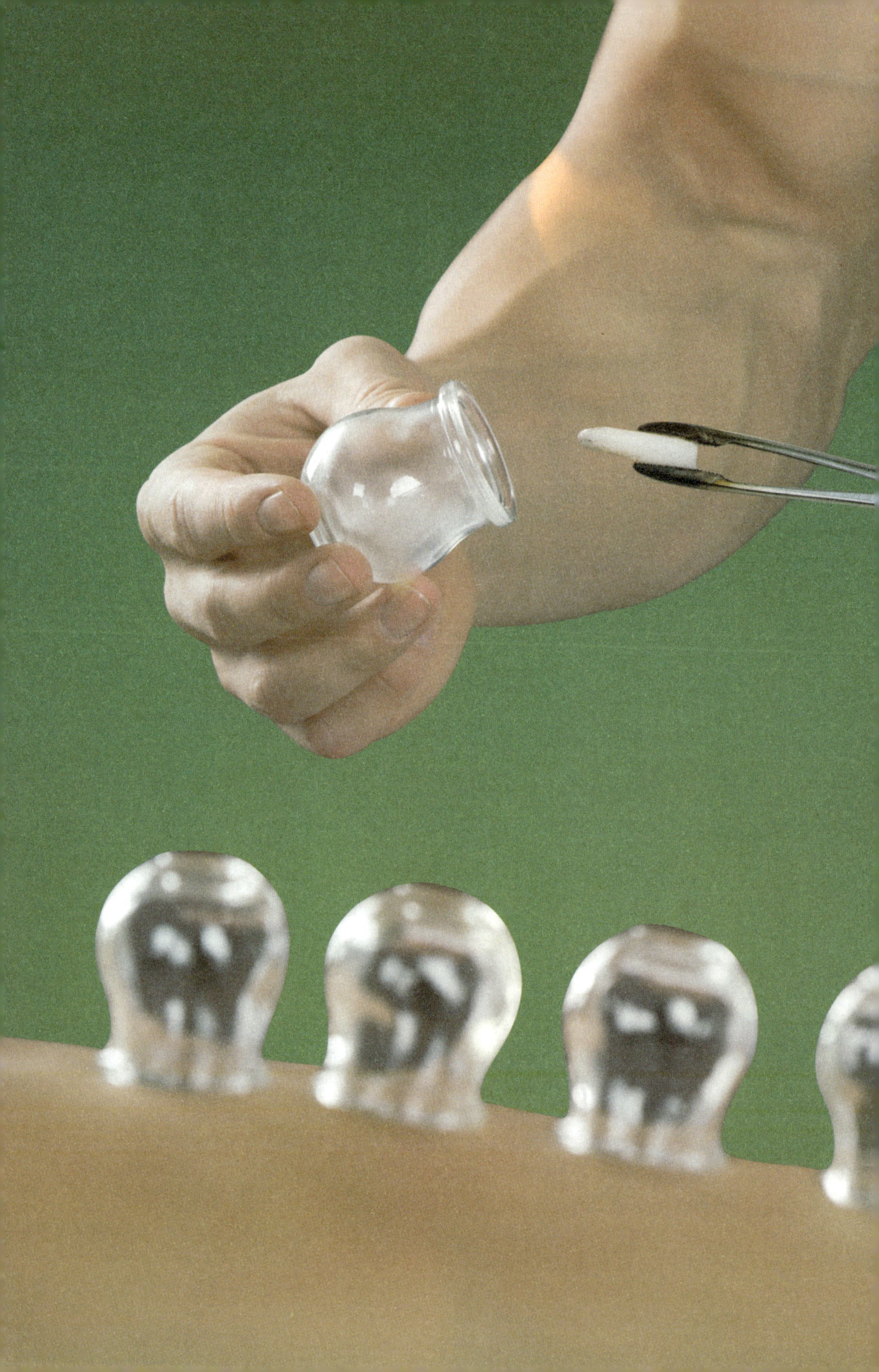

PART 7

女科男科拔罐：缓解难言之隐

月经不调

月经不调是指月经的周期、时间长短、颜色、经量、质地等发生异常改变的一种妇科常见疾病。临床表现为月经时间的提前或延后、量或多或少、颜色或鲜红或淡红、经质或清稀或赤稠，并伴有头晕、心跳快、心胸烦闷，易怒、夜晚睡眠不好、小腹胀满、腰酸腰痛、精神疲倦等症状。中医认为，月经不调是由于血热、肾气亏虚、气血虚弱等原因所致。在相关穴位拔罐可以疏调气血、养肾调经，对治疗有积极的作用。

选穴定位

肾俞：第2腰椎棘突下，后正中线旁开1.5寸。
气海俞：第3腰椎棘突下，后正中线旁开1.5寸。
腰阳关：第4腰椎棘突下凹陷中，后正中线上。
关元俞：第5腰椎棘突下，后正中线旁开1.5寸。
膀胱俞：平第2骶后孔，骶正中嵴旁开1.5寸。
腰俞：正对骶管裂孔，后正中线上。
关元：脐中下3寸，前正中线上。
三阴交：内踝尖上3寸，胫骨内侧缘后际。

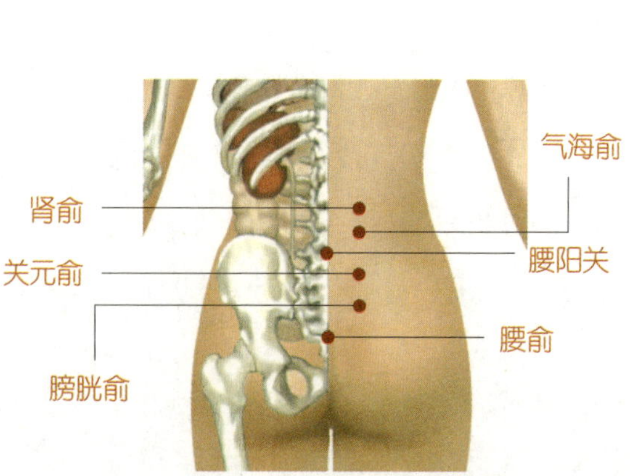

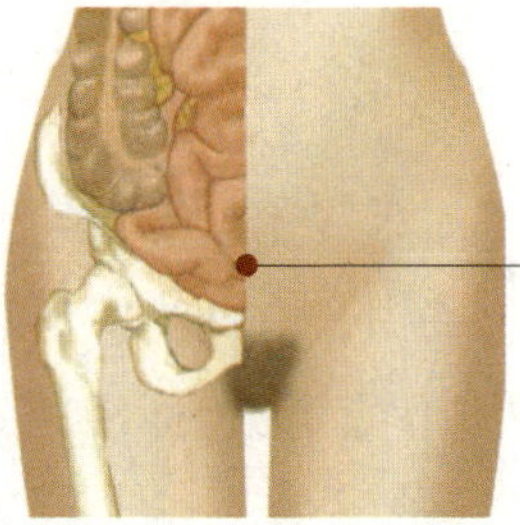

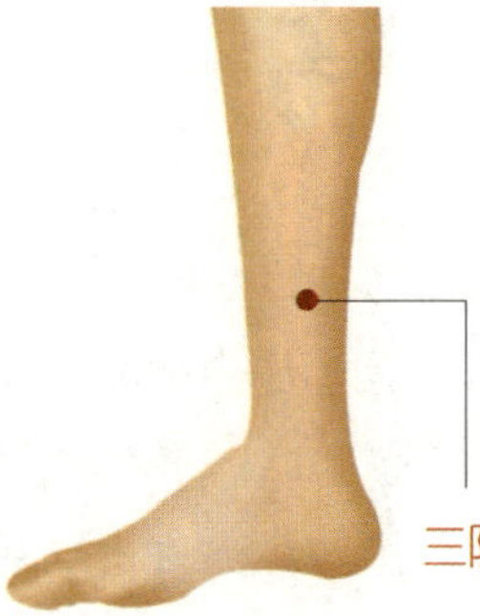

方义分析

肾俞、气海俞、关元俞、膀胱俞：足太阳膀胱经腧穴，膀胱与肾相表里，故此四穴可以益肾调经。

腰阳关、腰俞：督脉腧穴，督脉通胞宫，故可理胞宫气血。

关元：任脉腧穴，任脉为“阴脉之海”，故可理气血，且其又与足三阴经交会，故可调肝、脾、肾之经气。

三阴交：足太阴脾经腧穴，可理脾调经。

拔罐方法

①让患者取仰卧位，对关元进行消毒，用三棱针点刺关元3～5下，以皮肤潮红或微微出血为度，再用闪火法将罐吸拔在关元上，留罐10～15分钟。

②再让患者取俯卧位，用同样的方法对肾俞、气海俞、关元俞、膀胱俞、腰阳关、腰俞进行刺络拔罐，留罐10～15分钟。

③用同样的方法对三阴交进行刺络拔罐，留罐10～15分钟。

拔罐提醒

每次选取2～3穴，余穴轮流选用。以上穴位拔罐以罐内皮肤充血为度，起罐后要对皮肤进行消毒处理，这样的治疗每日或隔日1次。

痛经

痛经也称行经腹痛，是指妇女在行经前后或正值行经期间，小腹及腰部疼痛，甚至剧痛难忍，常伴有面色苍白，头面冷汗淋漓，手足厥冷，泛恶呕吐，并随月经周期而发作。中医认为，痛经主要病机在于邪气内伏，经血亏虚，导致胞宫的气血运行不畅，“不通则痛”；或胞宫失于濡养，“不荣则痛”。在相关穴位拔罐可以调理气血、行气止痛，从而治疗疾病。

选穴定位

次髎：正对第2骶后孔中。
关元：脐中下3寸，前正中线上。
中极：脐中下4寸，前正中线上。
地机：阴陵泉下3寸，胫骨内侧缘后际。
三阴交：内踝尖上3寸，胫骨内侧缘后际。

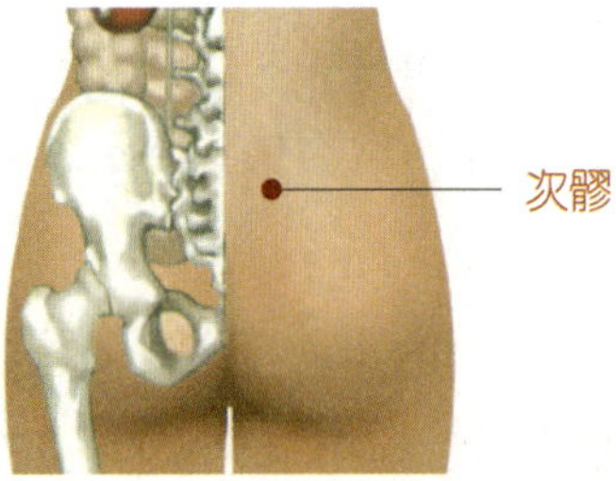

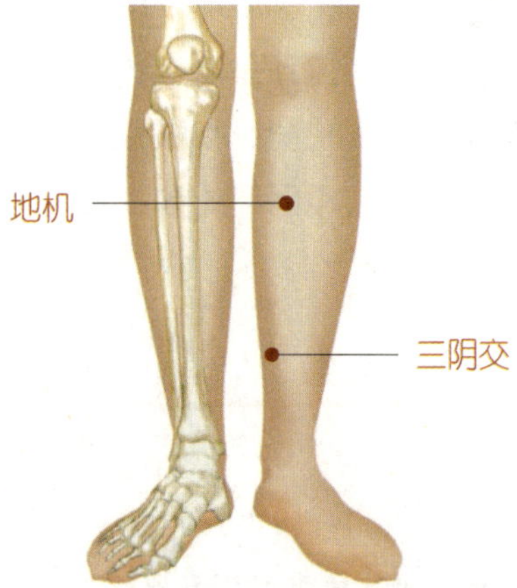

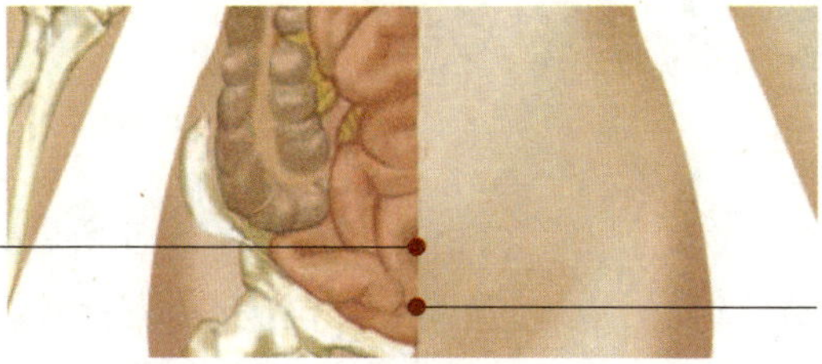

方义分析

次髎：足太阳膀胱经腧穴，可调气活血。

关元、中极：任脉腧穴，又皆与足三阴经相交，任脉通胞宫，故二穴可行气活血、消瘀止痛。

地机：足太阴脾经腧穴，又是郄穴，郄穴治血，故其可调血通经止痛。

三阴交：少阴、厥阴、太阴经交会穴，可调肝、脾、肾之经气，行气活血，调理血分。

拔罐方法

①让患者取俯卧位，用闪火法将罐吸拔在腰骶部次髎上，留罐15～20分钟。

②让患者取仰卧位，用闪火法将罐吸拔在腹部关元、中极上，留罐15～20分钟。

③让患者取仰卧位或坐位，用闪火法将罐吸拔在下肢地机、三阴交上，留罐15～20分钟。

拔罐提醒

在患者经期前2～3天或者月经期间进行拔罐。以上穴位拔罐以罐内皮肤充血为度，起罐后要对皮肤进行消毒处理，这样的治疗每日1次，7次为1个疗程。

慢性盆腔炎

慢性盆腔炎，是指女性内生殖器官，包括子宫、输卵管、卵巢及其周围结缔组织、盆腔腹膜等部位的慢性炎症性疾病。其属中医的“带下”“癥积”范畴。多表现为下腹隐痛及有下坠感，腰骶酸痛，月经失调，痛经，低热，白带增多，精神不振，重者可导致不孕症。中医认为，本病多为湿热之邪内侵，瘀结胞中，阻滞经络；或过食生冷，寒客胞中，寒性收引，令气机不畅；或久病伤肾，蒸腾无力，封藏失司等所致。在相关穴位拔罐可以清湿热、理气血、消污秽、止腹痛，增强身体免疫力，对该病有一定的疗效。

选穴定位

大椎：第7颈椎棘突下凹陷中，后正中线上。

腰阳关：第4腰椎棘突下凹陷中，后正中线上。

气海：脐中下1.5寸，前正中线上。

关元：脐中下3寸，前正中线上。

中极：脐中下4寸，前正中线上。

阴陵泉：胫骨内侧髁下缘与胫骨内侧缘之间的凹陷中。

三阴交：内踝尖上3寸，胫骨内侧缘后际。

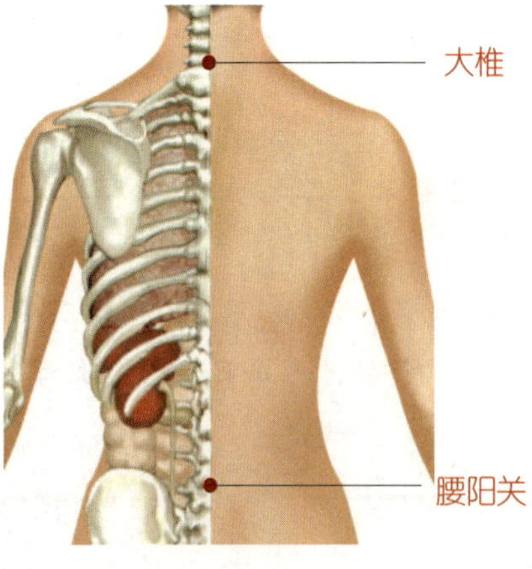

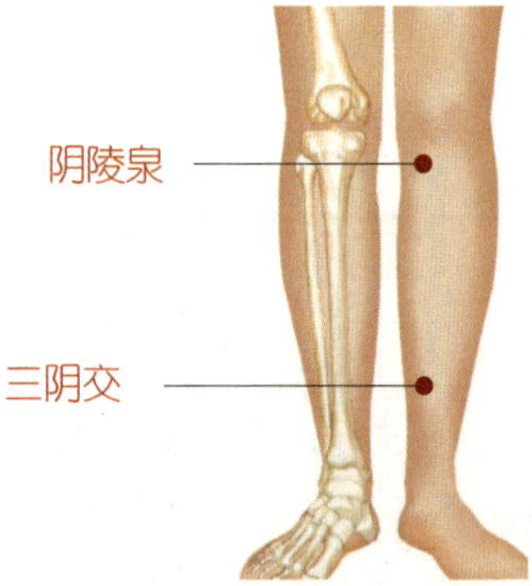

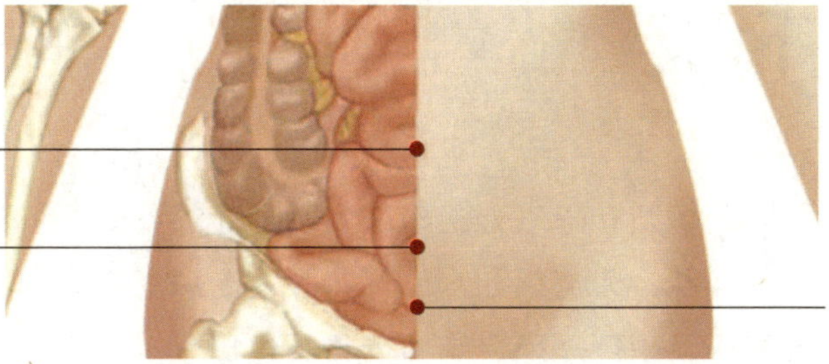

方义分析

大椎、腰阳关：督脉腧穴，大椎可清热泻火解毒，腰阳关可补益肝肾、濡养胞宫。

气海、关元、中极：任脉腧穴，关元为任脉与足三阴经交会穴，又是小肠的募穴；中极为任脉与足三阴经交会穴，又是膀胱的募穴，三穴皆通于胞宫，有调理冲任、理气活血的作用。

阴陵泉、三阴交：足太阴脾经腧穴，阴陵泉为足太阴之合穴，可以清下焦之湿浊；三阴交是足三阴经交会穴，可以健脾胃、补肝肾、理气血、清湿热。

拔罐方法

①让患者取俯卧位，用闪火法将火罐扣拔在后背大椎、腰阳关上，留罐15～20分钟。

②让患者取仰卧位，用闪火法将火罐扣拔在腹部气海、关元、中极上，留罐15～20分钟。

③让患者取合适体位，用闪火法将火罐扣拔在下肢阴陵泉、三阴交上，留罐15～20分钟。

拔罐提醒

以上穴位拔罐以罐内皮肤充血为度，起罐后要对皮肤进行消毒处理，这样的治疗每日1次，7次为1个疗程。

带下病

带下病是指妇女阴道分泌物增多，且连绵不断，色黄、色红或带血，或黏稠如脓，或清稀如水，气味腥臭。患者常伴有心烦、口干、头晕、腰酸痛、阴部瘙痒、小便少且颜色黄、全身乏力及小腹下坠或肿痛感等症状。中医认为，带下病俱属湿证，是脾胃虚弱，带脉失于约束；或肾阳不足，封藏失司，水湿下注，任带失固所致。在相关穴位拔罐能补肾、调阴阳、清湿热、止带。

选穴定位

腰阳关： 第4腰椎棘突下凹陷中，后正中线上。

八髎： 包括上髎、次髎、中髎和下髎，左右共八个穴位，分别在第1、2、3、4骶后孔中，合称“八髎”。

腰眼： 第4腰椎棘突下，后正中线旁开约3.5寸凹陷中。

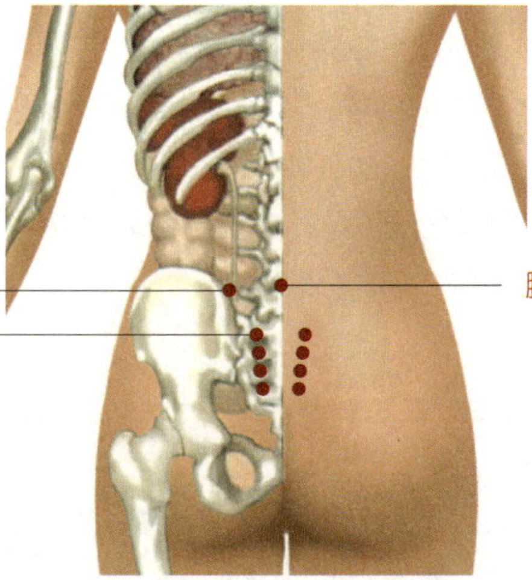

方义分析

腰阳关：督脉腧穴，可补益肝肾、濡养胞宫。

八髎：所在位置是支配盆腔内脏器官的神经血管会聚之处，是调节人一身气血的总开关，故可从外而内调理胞宫。

腰眼：经外奇穴，可以疏通带脉和强壮腰脊。

拔罐方法

①让患者取俯卧位，对腰阳关、腰眼、八髎进行消毒。把毫针迅速刺入已消毒的穴位上，然后立即出针。此操作要求施罐者一定把握好针刺的力度，过深或过浅都达不到治疗的效果。

②出针后用闪火法将火罐扣拔在穴位上，留罐10～15分钟。

拔腰眼

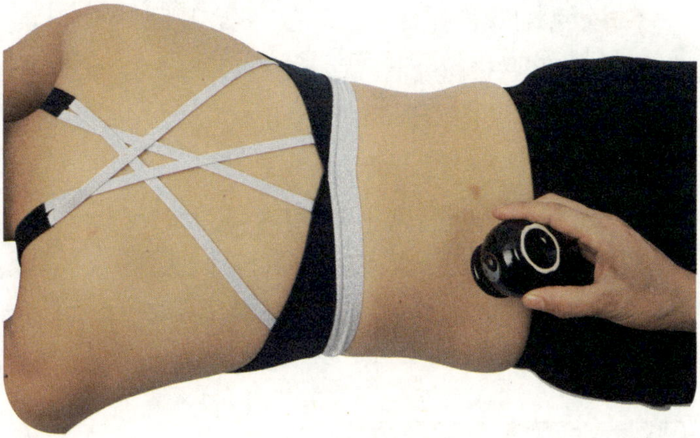

拔罐提醒

以上穴位拔罐以罐内皮肤充血为度，起罐后要对皮肤进行消毒处理，这样的治疗每隔3～4日1次，7次为1个疗程。

闭经

凡年过18岁仍未行经者称为原发性闭经；在月经初潮以后，正常绝经以前的任何时间内（妊娠或哺乳期除外），月经闭止超过6个月者称为继发性闭经。临床表现为应有月经但超过一定时限仍未来潮，或月经周期延长，经量减少，继而停经。可伴有身体发育不良、瘦弱、肥胖多毛、性冷淡、更年期症状等。中医认为，闭经是由于肝肾不足、气血亏虚、血脉失通所致。在相关穴位拔罐可以调节气血，滋肾养阴。

选穴定位

心俞：第5胸椎棘突下，后正中线旁开1.5寸。
肝俞：第9胸椎棘突下，后正中线旁开1.5寸。
脾俞：第11胸椎棘突下，后正中线旁开1.5寸。
肾俞：第2腰椎棘突下，后正中线旁开1.5寸。
天枢：横平脐中，前正中线旁开2寸。
气海：脐中下1.5寸，前正中线上。
关元：脐中下3寸，前正中线上。
归来：脐中下4寸，前正中线旁开2寸。
三阴交：内踝尖上3寸，胫骨内侧缘后际。

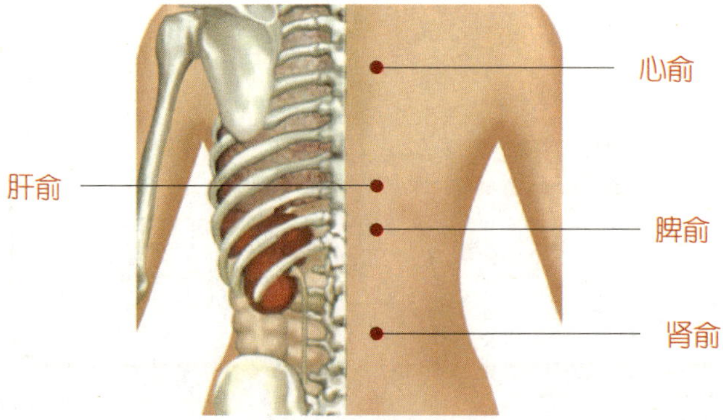

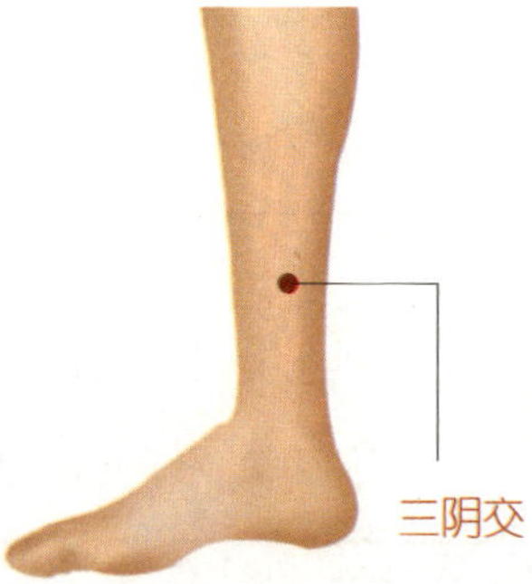

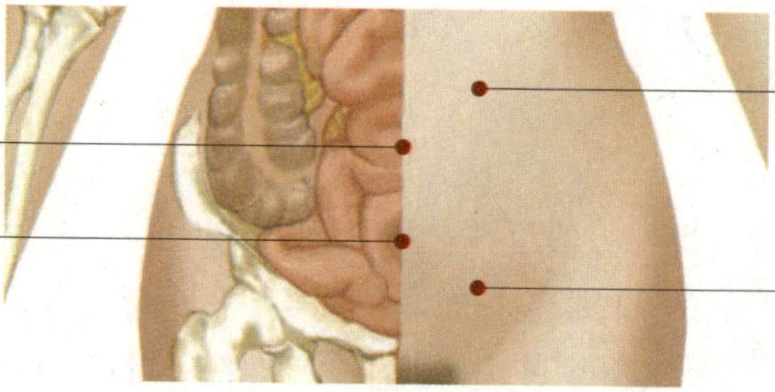

方义分析

心俞、肝俞、脾俞、肾俞：足太阳膀胱经腧穴，分别为心、肝、脾、肾之背俞穴；心俞可补血活血；肝俞可补肝阴，理冲任；脾俞可健脾胃，生气血；肾俞可补肾气，益经血。

天枢：足阳明胃经腧穴，阳明经多气多血，故其可补血活血。

气海、关元：任脉腧穴，任脉为“阴脉之海”，气海又为元气之海，可益气行血；关元又与足三阴经相交，故其可调肝、脾、肾及任脉之经气。

归来：足阳明胃经所发，可疏气通经。

三阴交：可调冲任，理胞宫经血。

拔罐方法

①让患者取俯卧位，对心俞、肝俞、脾俞、肾俞进行消毒。把毫针迅速刺入已消毒的穴位上，然后立即出针。此操作要求施罐者一定把握好针刺的力度，过深或过浅都达不到治疗的效果。出针后用闪火法将火罐扣拔在穴位上，留罐15～20分钟。

②让患者取仰卧位，对气海、关元、天枢、归来、三阴交进行消毒。把毫针迅速刺入已消毒的穴位上，然后立即出针。出针后用闪火法将火罐扣拔在穴位上，留罐15～20分钟。

拔罐提醒

以上穴位拔罐以罐内皮肤充血为度，起罐后要对皮肤进行消毒处理，这样的治疗每日1次。

乳腺炎

乳腺炎是指乳腺的急性化脓性感染，中医称之为“乳痈”。临床表现为初期乳房肿胀、触痛，抚之有肿块，表皮微红或不红，兼恶寒发热，头身痛；继则肿块变大、变破；红肿愈甚，疼痛加重，有高热，并有跳痛感；最后肿块破溃，脓出，或形成乳漏。本病多见于产后哺乳期。中医认为，乳房为肝胃二经所循，多因情志不舒或胃经蕴热，使乳汁瘀滞所致。在相应部位拔罐能够疏肝理气、行气通乳，缓解症状。

选穴定位

肩井：第7颈椎棘突与肩峰最外侧点连线的中点。

膻中：平第4肋间，前正中线上。

乳根：第5肋间隙，前正中线旁开4寸。

期门：乳头直下，第6肋间隙，前正中线旁开4寸。

足三里：犊鼻下3寸，犊鼻与解溪连线上。

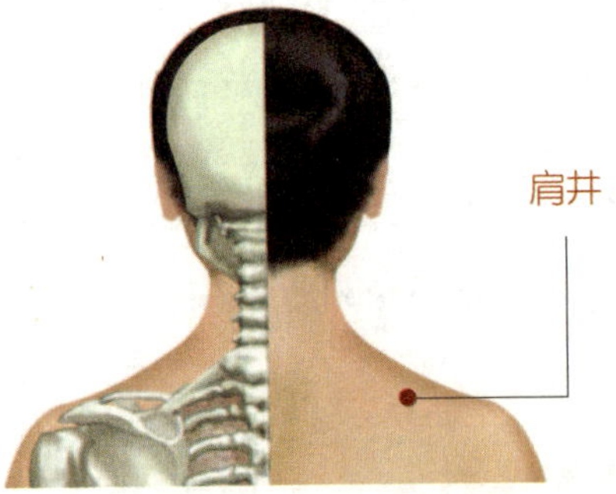

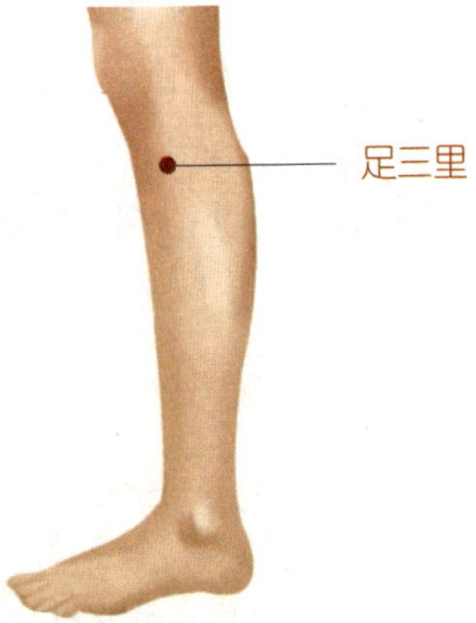

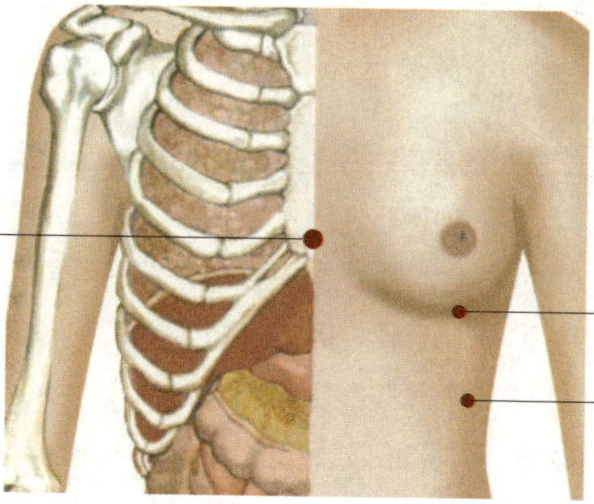

方义分析

肩井： 治乳痈之经验穴。

膻中： 任脉腧穴，又是气会之穴，可宽胸理气、疏通胸部之经络气血。

乳根： 足阳明胃经腧穴，可消肿散结。

期门： 肝之募穴，可疏肝理气、化滞消肿。

足三里： 可清胃降火，消阳明之积滞。

拔罐方法

①让患者仰卧，用闪火法将火罐扣拔在膻中、乳根、期门上，留罐15～20分钟。

②让患者取坐位，用闪火法将火罐扣拔在肩井、足三里上，留罐15～20分钟。

拔罐提醒

以上穴位拔罐以罐内皮肤充血为度，起罐后要对皮肤进行消毒处理，这样的治疗每日1次。

乳腺增生

乳腺增生是指乳房出现片块状、结节状、条索状、砂粒状等数目不一、形状不规则、质地中等、活动、不粘连、边界与周围组织分界不清楚或比较清楚的非炎性肿块。中医称之为“乳核”“乳癖”“乳中结核”等。中医认为，此病多因思虑过度，思则伤脾，脾虚则升降失司，痰浊内生；或因情志不遂，恚嗔恼怒，肝失疏泄，气机不畅；痰气交阻，凝滞经脉，结聚成核。在相应穴位拔罐能够调和气血、祛瘀散结。

选穴定位

夹脊（部分）： 第3～5胸椎棘突旁开0.5寸。

膀胱经（部分）： 第3～5胸椎棘突旁开1.5寸和3寸。

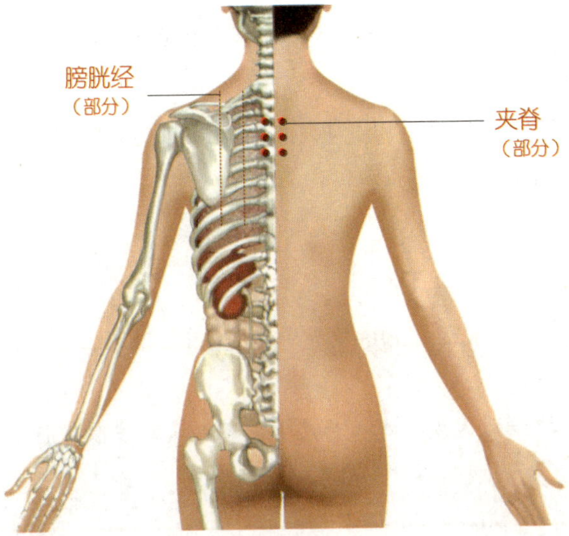

方义分析

膀胱经、夹脊：此经穴皆位于乳房对应背部，可疏通局部经络，调和气血，祛瘀散结。

拔罐方法

先在背部施术部位涂布按摩油或刮痧油，再拔上火罐在该区域施“走罐”，往返4～6次后，再在该部位扣拔多个火罐，留罐15～20分钟，至皮肤潮红。

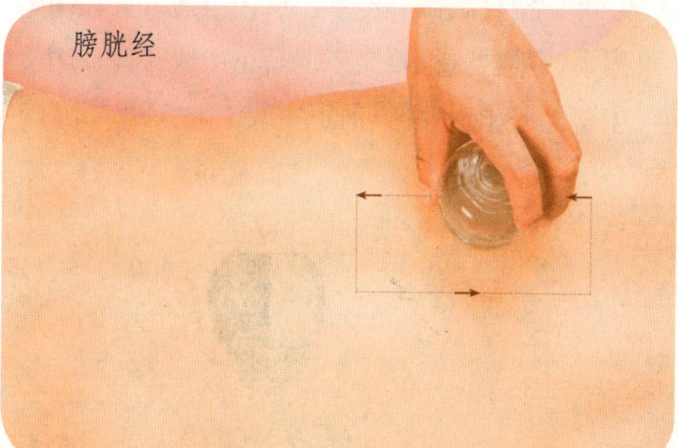

拔罐提醒

每日或隔日治疗1次。

妊娠呕吐

妊娠呕吐，是指妊娠早期出现恶心呕吐，头晕倦怠思睡，甚至闻食即吐，食入即吐，不能进食和饮水。中医学称其为“孕吐”“恶阻”“妊娠阻病”“子病”等。中医认为，妊娠后月经停闭，血聚于下弊胎，冲脉之气上逆（冲脉隶属于阳明），使胃失和降而致恶心、呕吐。在相应穴位拔罐能够疏肝和胃、降逆止呕，缓解症状。

选穴定位

身柱：第3胸椎棘突下凹陷中，后正中线上。
肝俞：第9胸椎棘突下，后正中线旁开1.5寸。
脾俞：第11胸椎棘突下，后正中线旁开1.5寸。
胃俞：第12胸椎棘突下，后正中线旁开1.5寸。
中脘：脐中上4寸，前正中线上。

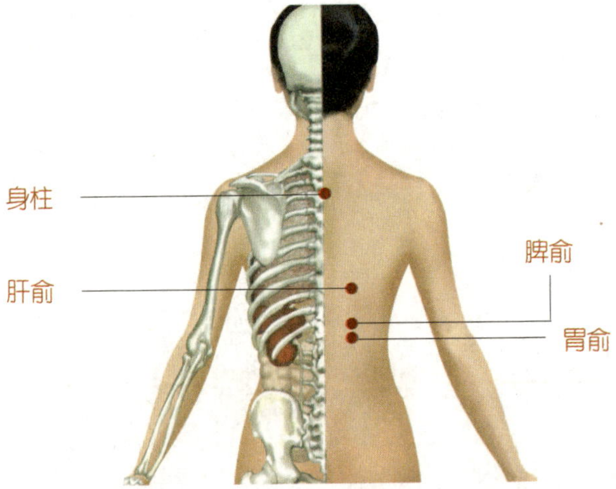

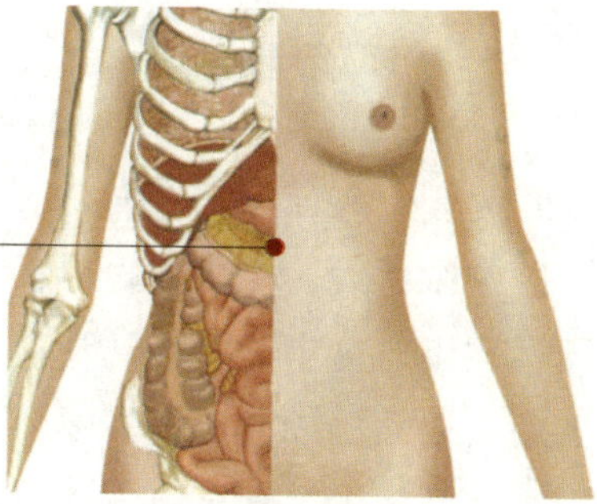

方义分析

身柱： 督脉腧穴，可强肾顺气。

肝俞、脾俞、胃俞： 足太阳膀胱经腧穴，分别为肝、脾、胃之背俞穴，故可疏肝和胃、健脾化痰、降逆止呕。

中脘： 胃之募穴，又是腑会之穴，可以通腑气，和胃降逆。

拔罐方法

①让患者取俯卧或坐位，用闪火法将火罐扣拔在背部身柱、肝俞、脾俞、胃俞上，留罐15～20分钟。

②让患者取仰卧或坐位，用闪火法将火罐扣拔在中脘上，留罐15～20分钟。

拔罐提醒

以上穴位拔罐以罐内皮肤充血为度，起罐后要对皮肤进行消毒处理，每日治疗1次。

产后缺乳

哺乳期间，产妇乳汁甚少或全无，称为“缺乳”，亦称“乳汁不行”或“乳汁不足”。中医认为，此病多因平素体弱，产期又出血过多，以致气血虚亏。女性以血为本，上为乳汁，下为月水，血虚则乳汁无以化生，故乳少而质稀薄；或产后七情不调，肝气郁结，气机不畅，以致乳汁不行，故乳汁缺少，甚至不下。在相应穴位拔罐能够疏调气血，通络下乳。

选穴定位

天宗： 肩胛冈中点与肩胛骨下角连线上1/3与下2/3交点凹陷中。

膻中： 平第4肋间，前正中线上。

乳根： 第5肋间隙，前正中线旁开4寸。

中脘： 脐中上4寸，前正中线上。

少泽： 小指末节尺侧，指甲根角侧上方0.1寸。

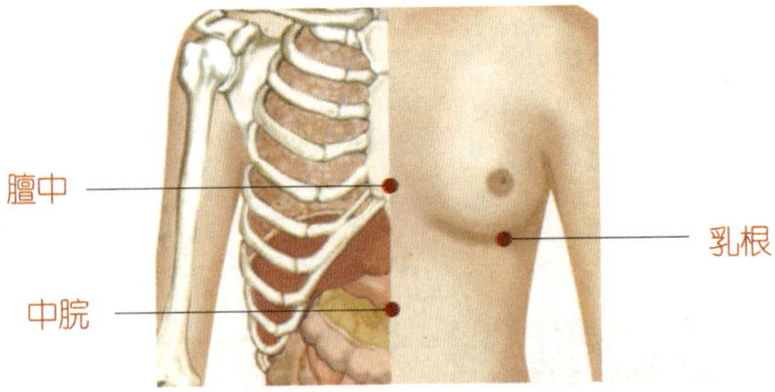

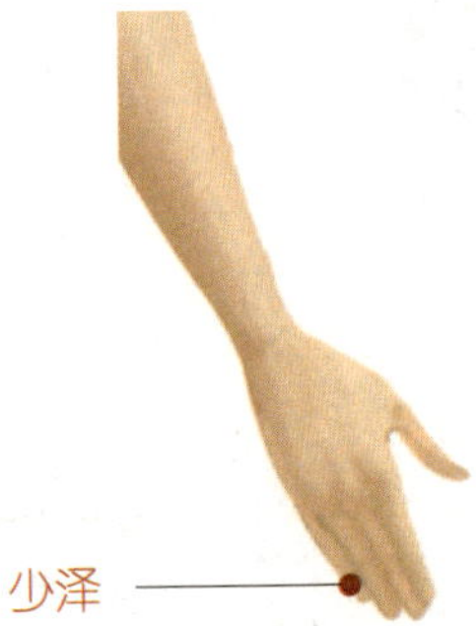

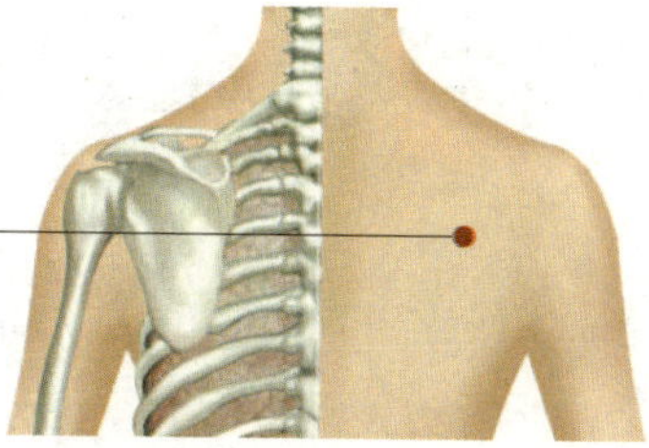

方义分析

天宗：手太阳小肠经腧穴，其下部相对乳房，故可濡养乳房，使之有生乳之源。

膻中：任脉腧穴，气会之穴，位于两乳之间，任脉又为阴脉之海，故其可以补益气血而生乳，疏通经络而通乳。

乳根：足阳明胃经腧穴，阳明经多气多血，既可补益乳房之气血，而促其生乳，又可行气活血，通畅经络而下乳。

中脘：任脉腧穴，又是胃之募穴，脾胃为后天之本，可以使乳汁生化有源。

少泽：手太阳小肠经之井穴，善通乳络，为生乳、通乳之经验穴。

拔罐方法

①先用常规消毒法将小指少泽消毒，用三棱针点刺，出血3～5滴。

②让患者取俯卧或坐位，用闪火法将火罐扣拔在后背天宗上，留罐15～20分钟。

③让患者取仰卧或坐位，用闪火法将火罐扣拔在胸腹部膻中、乳根、中脘上，留罐15～20分钟。

拔罐提醒

以上穴位拔罐以罐内皮肤充血为度，起罐后要对皮肤进行消毒处理，每日治疗1次。

更年期综合征

更年期综合征中医学亦称“经绝前后诸证”。中医认为，妇女停经前后肾气渐衰，脏腑功能逐渐衰退，使人体阴阳失去平衡，因而有面红潮热、眩晕头胀、烦躁易怒、抑郁忧愁、心悸失眠、阴道干涩灼热、腰酸背痛、骨质疏松等症状。病机分为虚实两种，虚者多因肾气不足，冲任未充；或肝肾亏虚，精血亏虚；或脾胃虚弱，气血乏源；或久病失血，冲任不能满盈，血海亏虚，无血可下。实者多由气滞血瘀，或痰湿壅滞，经闭阻塞，冲任不通而成。病位在肾与胞宫，与肝脾等脏器功能有关。拔罐可以调补肾气、活血通络，有助于气血的生化和运行，从而推迟更年期的到来，缓解相应症状。

选穴定位

心俞： 第 5 胸椎棘突下，后正中线旁开1.5寸。
肝俞： 第 9 胸椎棘突下，后正中线旁开1.5寸。
肾俞： 第 2 腰椎棘突下，后正中线旁开1.5寸。
中脘： 脐中上4寸，前正中线上。
气海： 脐中下1.5寸，前正中线上。
内关： 腕掌侧远端横纹上2寸，掌长肌腱与桡侧腕屈肌腱之间。
三阴交： 内踝尖上3寸，胫骨内侧缘后际。

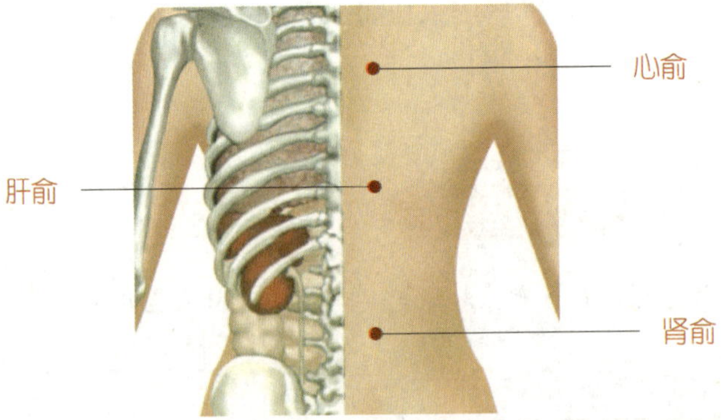

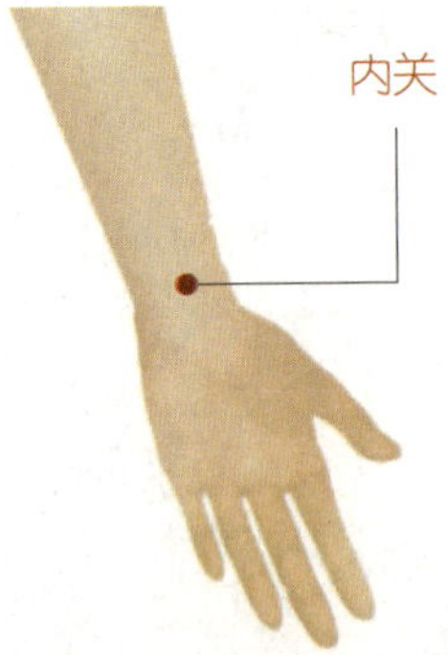

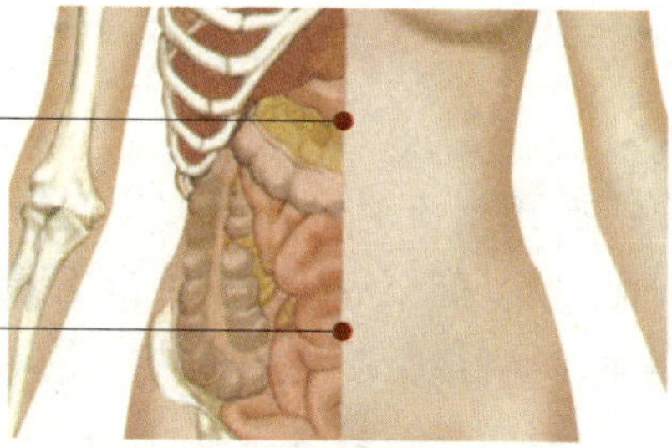

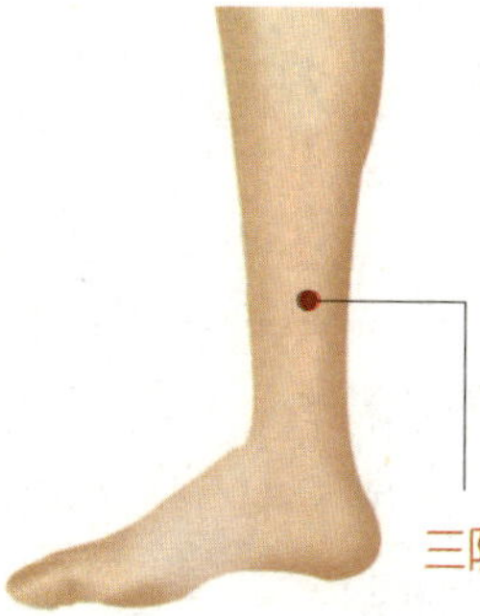

方义分析

心俞、肝俞、肾俞：足太阳膀胱经腧穴，分别为心、肝、肾之背俞穴，可养血安神、理气开郁、补肝益肾、调补冲任。

中脘、气海：任脉腧穴，任脉为“阴脉之海”，中脘又为胃之募穴，气海又为元气之海，二穴合用可补气血、调和冲任。

内关：手厥阴心包经腧穴，可清心火，养心神。

三阴交：足太阴脾经腧穴，可调肝、脾、肾之经气。

拔罐方法

①让患者取俯卧或坐位，用闪火法将火罐扣拔在背腰部心俞、肝俞、肾俞上，留罐15～20分钟。

②让患者取仰卧或坐位，用闪火法将火罐扣拔在腹部中脘、气海上，留罐15～20分钟。

③让患者取坐位，用闪火法将火罐扣拔在上肢内关、下肢三阴交上，留罐15～20分钟。

拔罐提醒

以上穴位拔罐以罐内皮肤为度，起罐后要对皮肤进行消毒处理，每日或隔日治疗1次。

遗精

遗精是指以不因性生活而精液频繁遗泄为临床特征的病症。有梦而遗精者，称为梦遗；无梦而遗精，甚至清醒时精液自出者，称为滑精。中医认为，遗精的基本病机为脏虚失固，邪扰精室所致；也可由劳心过度、妄想不遂造成相火偏亢；饮食不节、醇酒厚味，积湿生热，湿热下注也是其重要成因。在相关穴位拔罐可以祛除病邪、补肾固封，从而达到治疗的目的。

选穴定位

肾俞：第 2 腰椎棘突下，后正中线旁开1.5寸。

关元：脐中下3寸，前正中线上。

三阴交：内踝尖上3寸，胫骨内侧缘后际。

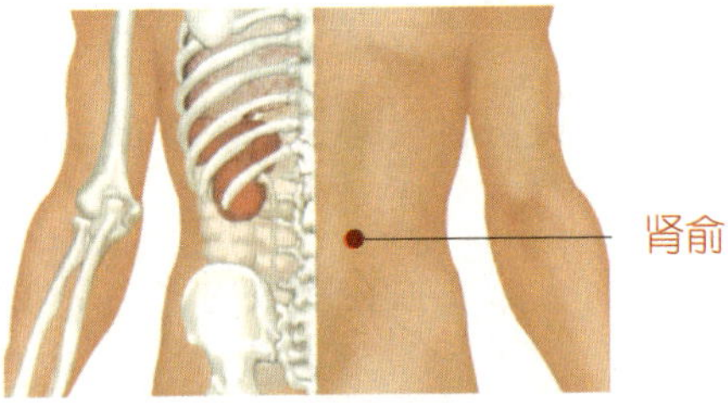

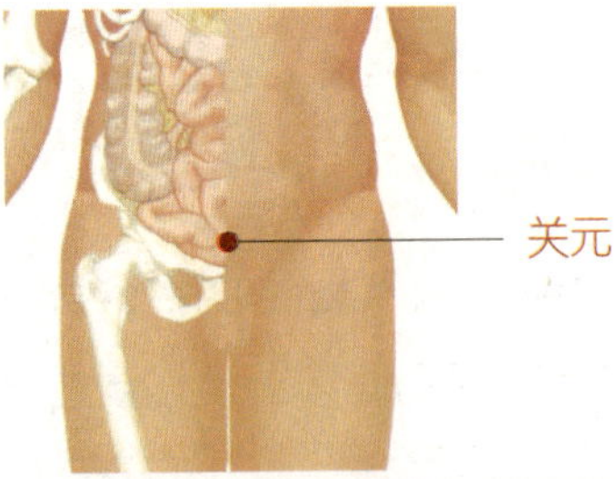

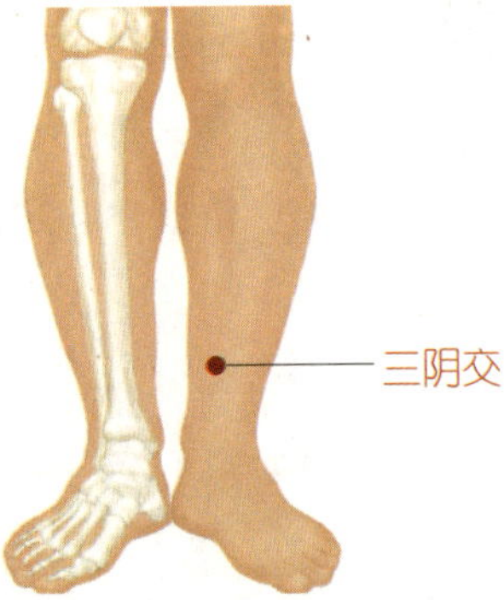

方义分析

肾俞： 肾之背俞穴，可补肾固精。

关元： 任脉腧穴，又与足三阴经相交，可调补肝、脾、肾。

三阴交： 足太阴脾经腧穴，为足三阴经交会穴，可调理肝、脾、肾之经气，固摄精关。

拔罐方法

①让患者取俯卧或坐位，用闪火法将火罐扣拔在腰部肾俞上，留罐15~20分钟。

②让患者取仰卧或坐位，用闪火法将火罐扣拔在腹部关元上，留罐15~20分钟。

③让患者取坐位，用闪火法将火罐扣拔在下肢三阴交上，留罐15~20分钟。

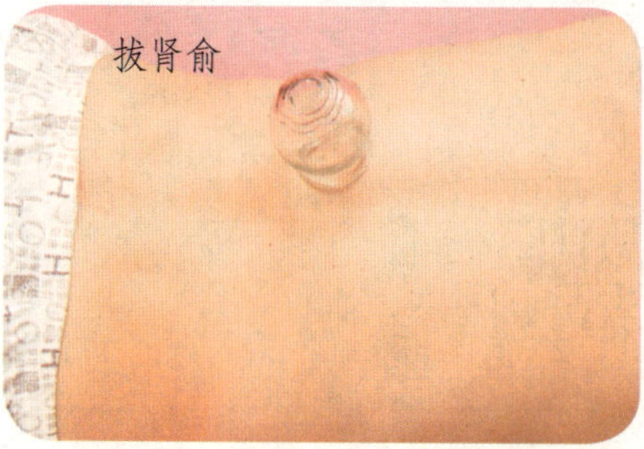

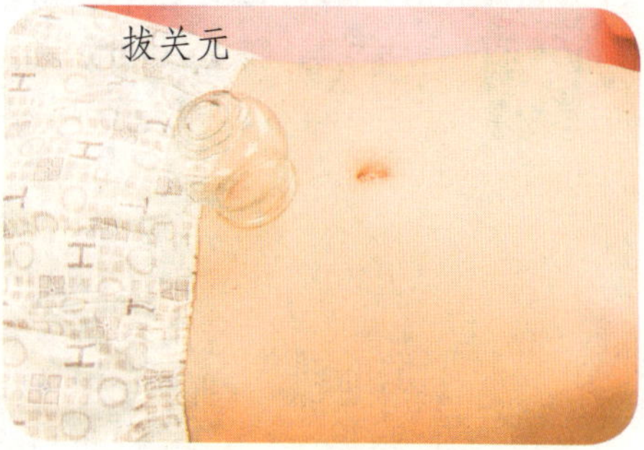

拔罐提醒

以上穴位拔罐以罐内皮肤充血为度，起罐后要对皮肤进行消毒处理，每日或隔日治疗1次。

阳痿

阳痿又称勃起功能障碍，是指在有性欲要求时，阴茎不能勃起或勃起不坚，或虽有勃起且有一定程度的硬度，但不能保持性交的足够时间，因而妨碍性交或不能完成性交。阴茎完全不能勃起者称为完全性阳痿，阴茎虽能勃起但不具有性交需要的足够硬度者称为不完全性阳痿。中医认为该病主要是由肾气虚弱、劳心伤脾、七情内伤、湿热下注所致。在相关穴位拔罐可以疏通经络、滋养肾脏，从而治疗疾病。

选穴定位

肾俞： 第 2 腰椎棘突下，后正中线旁开1.5寸。

关元： 脐中下3寸，前正中线上。

中极： 脐中下4寸，前正中线上。

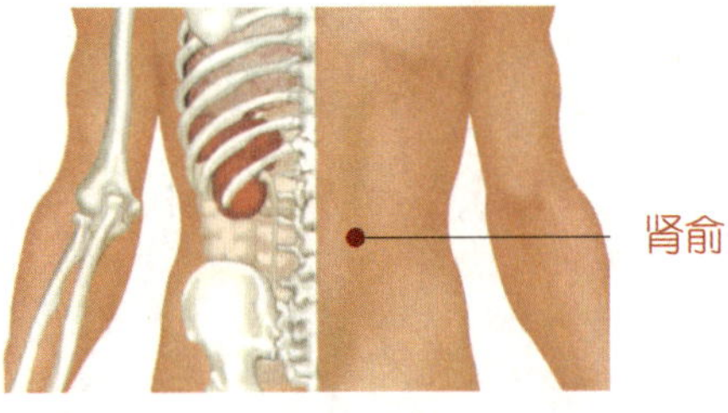

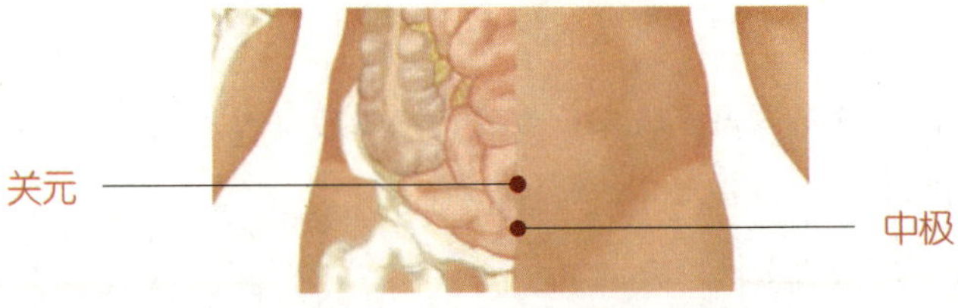

方义分析

肾俞：足太阳膀胱经腧穴，又是肾之背俞穴，可益肾固本兴阳。

关元、中极：任脉腧穴，又与足三阴经相交，可调补肝、脾、肾之经气，兴阳益肾，滋润宗筋。

拔罐方法

①让患者取俯卧或坐位，用闪火法将火罐扣拔在腰部肾俞上，留罐15～20分钟。

②让患者取仰卧或坐位，用闪火法将火罐扣拔在腹部关元、中极上，留罐15～20分钟。

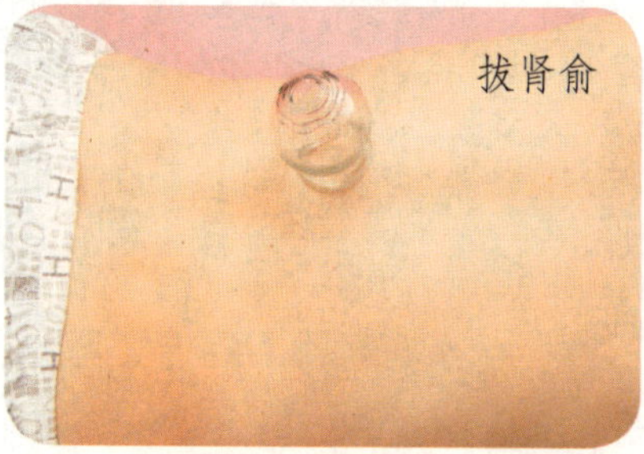

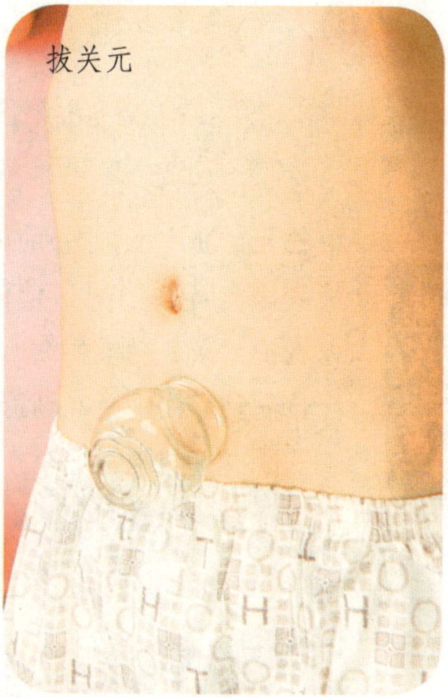

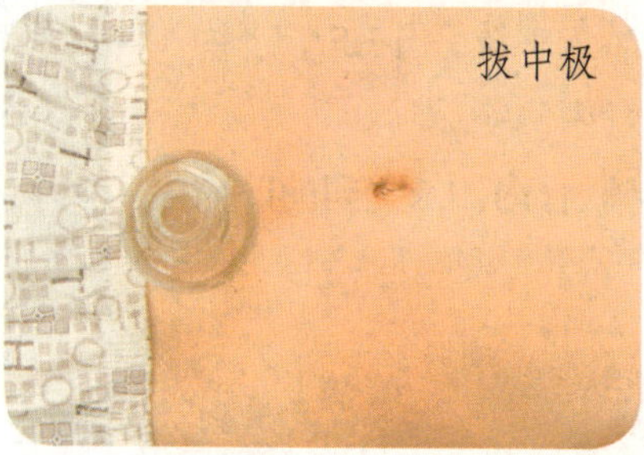

拔罐提醒

以上穴位拔罐以罐内皮肤充血为度，起罐后要对皮肤进行消毒处理，每日或隔日治疗1次。

慢性前列腺炎

慢性前列腺炎是男性常见疾病，是由于细菌进入前列腺，造成感染而诱发的疾病。临床表现为腰、小腹、会阴、睾丸等部位坠痛、抽痛，小便频数、涩痛，余沥不尽，尿浊或尿道口有白色分泌物；同时多伴有性功能改变。此病隶属于中医学“淋证”范畴。中医认为，本病多因饮食不节，嗜食肥甘、酒酪，以致中焦湿热，湿热下注下焦，聚久不除，阻遏经络，令膀胱泌别失职，水道不通；湿热久积，令气血失和，清浊不分，小便行涩不利；或外感寒邪，伤及肾阳，以致失于固摄，而致此病。在相关穴位拔罐可以疏通经络、滋养肾脏，从而治疗疾病。

选穴定位

关元：脐中下3寸，前正中线上。

中极：脐中下4寸，前正中线上。

肾俞：第 2 腰椎棘突下，后正中线旁开1.5寸。

膀胱俞：横平第2骶后孔，后正中线旁开1.5寸。

三阴交：内踝尖上3寸，胫骨内侧缘后际。

阴陵泉：胫骨内侧髁下缘与胫骨内侧缘之间的凹陷中。

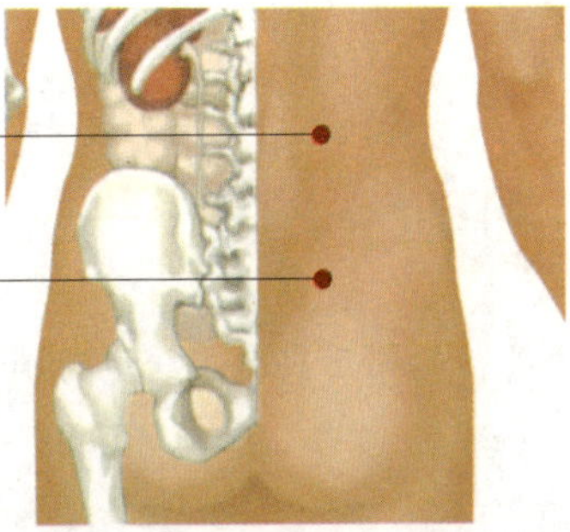

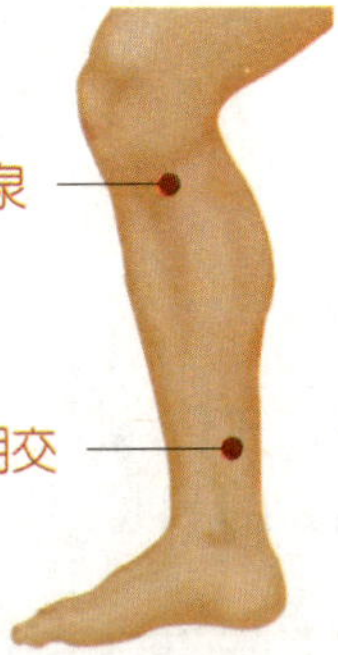

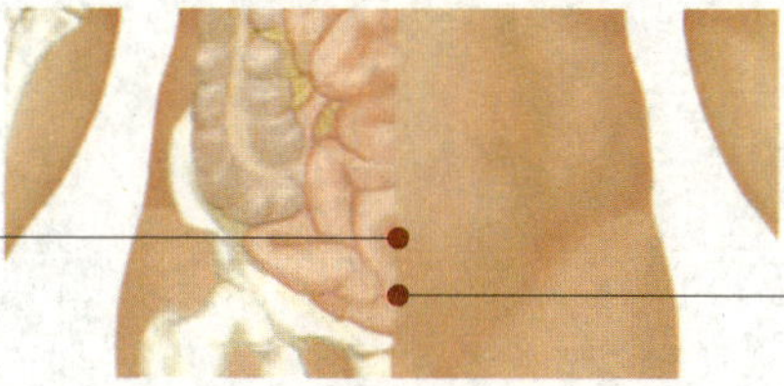

方义分析

肾俞、膀胱俞：足太阳膀胱经腧穴，又是肾与膀胱之背俞穴，肾俞可补肾固摄，膀胱俞可分清别浊。

关元、中极：任脉腧穴，又与足三阴经相交，可调补肝、脾、肾之经气，中极又为膀胱之募穴，故可调膀胱之气机。

三阴交、阴陵泉：足太阴脾经腧穴，三阴交可调肝、脾、肾之气机，阴陵泉可清利下焦湿热。

拔罐方法

①让患者取俯卧或坐位，用闪火法将火罐扣拔在腰部肾俞、膀胱俞上，留罐15～20分钟。

②让患者仰卧，用闪火法将火罐扣拔在腹部关元、中极上，留罐15～20分钟。

③让患者取侧卧或坐位，用闪火法将火罐扣拔在下肢三阴交、阴陵泉上，留罐15～20分钟。

拔罐提醒

以上穴位拔罐以罐内皮肤充血为度，起罐后要对皮肤进行消毒处理，每日或隔日治疗1次。

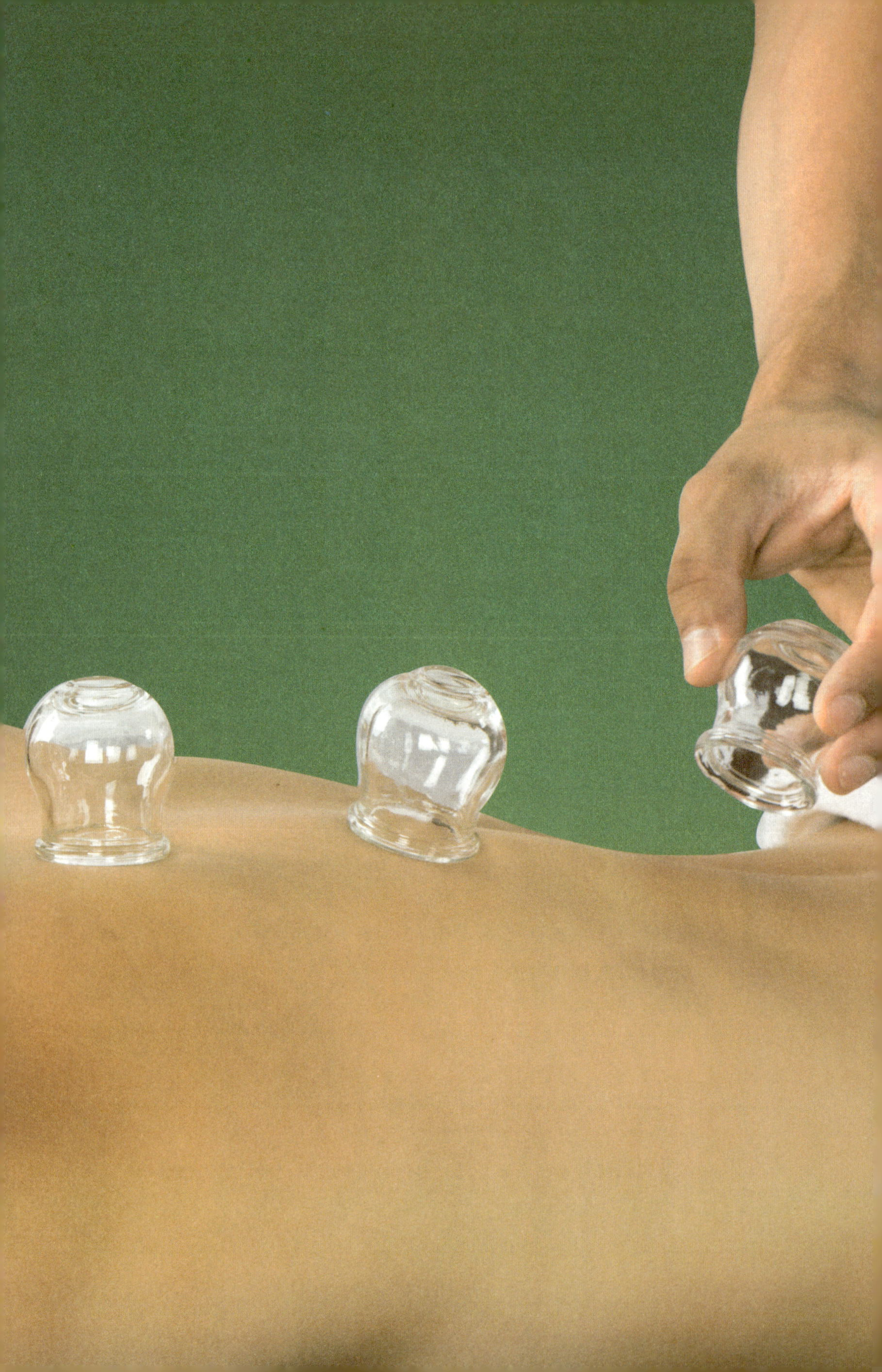

PART

8

儿科拔罐：护佑宝宝健康成长

小儿肺炎

小儿肺炎是小儿最常见的一种呼吸道疾病，四季均易发生，3岁以内的婴幼儿在冬、春季节患肺炎较多。临床表现为发热、咳嗽、气促、呼吸困难和肺部细湿啰音，也有不发热而咳喘重者。中医认为，小儿时期从形体到生理功能都没有发育完善，特别是卫外机能不固，外因是由于邪气的侵袭，内因则在于腠理疏松，肌肤薄弱，肺娇脾虚，痰浊内蕴而致。在相应穴位拔罐能够宣通肺气、祛除风邪，从而缓解症状。

选穴定位

大椎： 第 7 颈椎棘突下凹陷中，后正中线上。

风门： 第 2 胸椎棘突下，后正中线旁开1.5寸。

肺俞： 第 3 胸椎棘突下，后正中线旁开1.5寸。

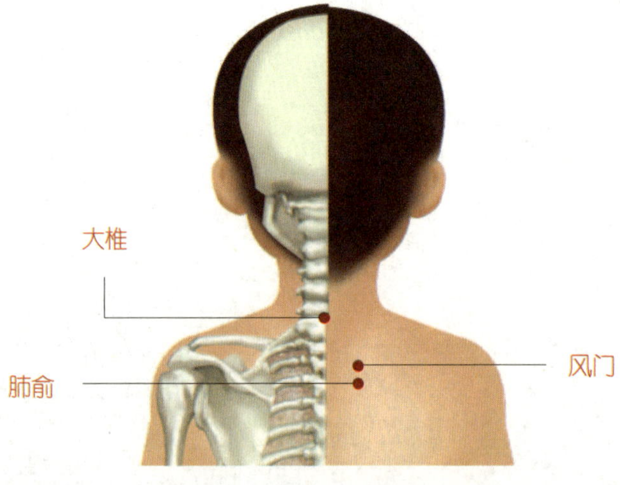

方义分析

大椎：督脉腧穴，可疏调太阳之气，故可除寒散邪、调和营卫。

风门：足太阳膀胱经腧穴，可泄诸阳之热邪，散一切之风邪。

肺俞：肺之背俞穴，可宣肺祛风。

拔罐方法

让患儿取俯卧位，暴露背部，在大椎、风门、肺俞穴位皮肤周围涂上润滑油，以免拔伤患儿娇嫩皮肤。将罐吸拔在穴位上，吸力不要太强，留罐10分钟左右。

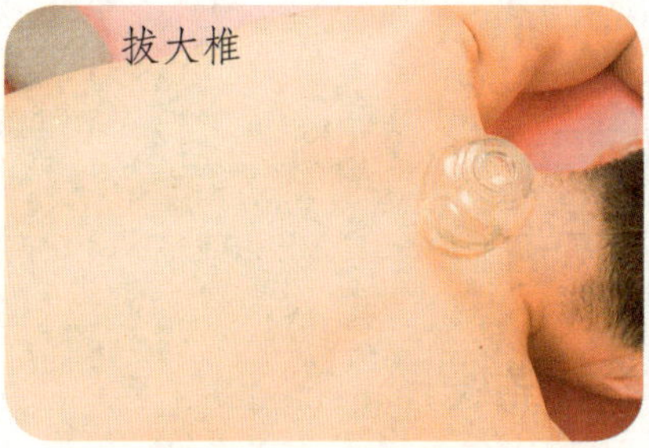

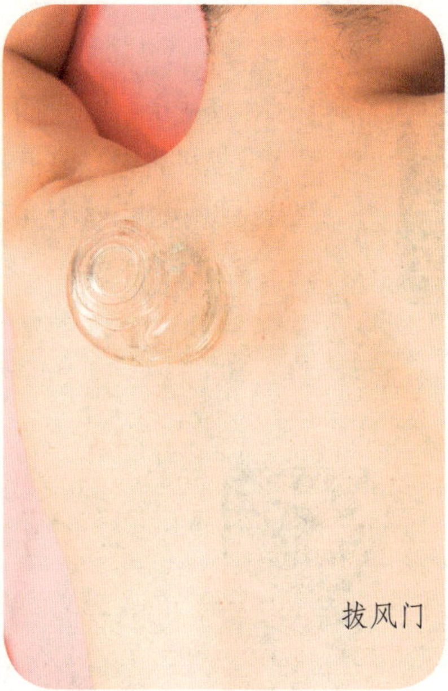

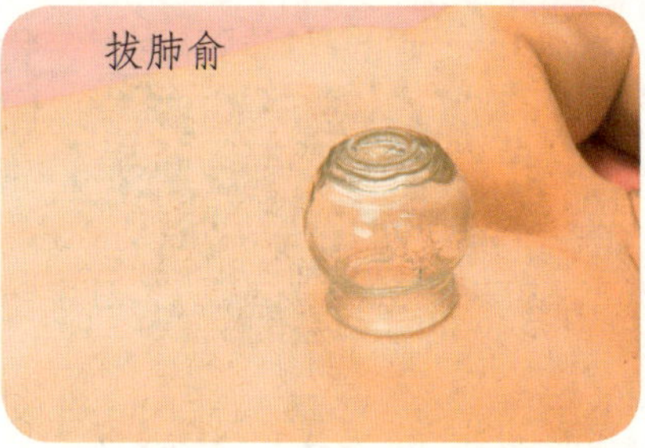

拔罐提醒

起罐时，动作要轻柔。这样的治疗每日或隔日1次，10次为1个疗程。

小儿腹泻

小儿腹泻，又名婴幼儿消化不良，是婴幼儿期的一种急性胃肠道功能紊乱，以腹泻、呕吐为主的综合征，以夏秋季节发病率最高。本病致病因素分为三方面：体质、感染及消化功能紊乱。临床主要表现为大便次数增多、排稀便和水电解质紊乱。中医认为腹泻主要是由感受外邪、内伤乳食、脾胃虚弱和脾肾阳虚引起，在相应穴位拔罐能够祛除风邪、健脾和胃，调和阴阳与脏腑功能，从而达到止泻的目的。

选穴定位

中脘： 脐中上4寸，前正中线上。

天枢： 横平脐中，前正中线旁开2寸。

神阙： 腹中部，脐中央。

足三里： 犊鼻下3寸，犊鼻与解溪连线上。

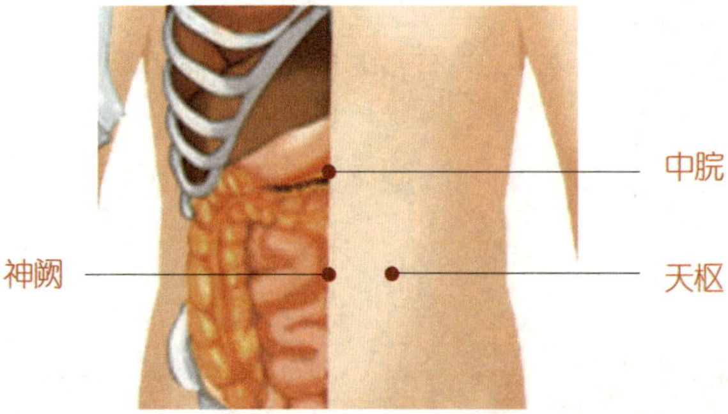

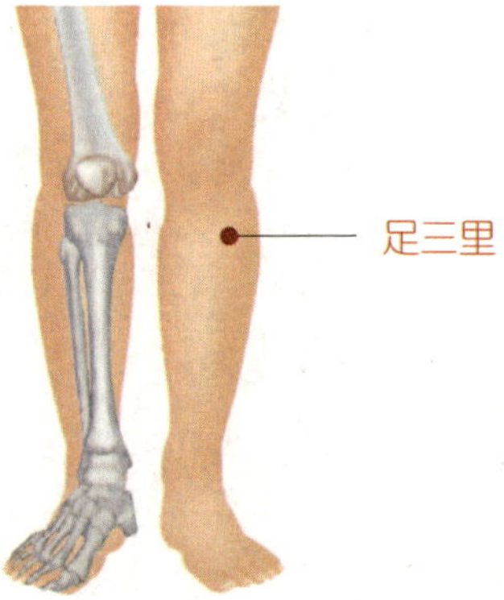

方义分析

中脘：胃之募穴，又是腑会，可调胃肠功能。
天枢：足阳明胃经腧穴，又是大肠募穴，可以调理肠腑而止泻。
神阙：内连肠腑，可固肠止泻。
足三里：足阳明胃经之合穴，可通降胃腑气机。

拔罐方法

①让患儿取仰卧位，选择大小合适的罐体，把罐吸拔在腹部中脘、天枢、神阙上，留罐5～10分钟。
②把罐吸拔在下肢足三里上，留罐5～10分钟。

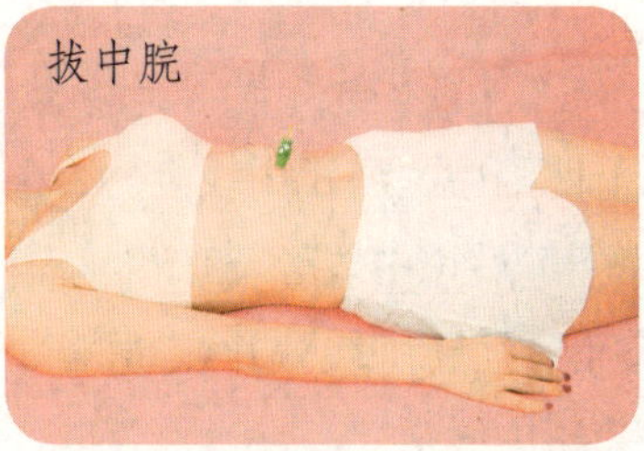

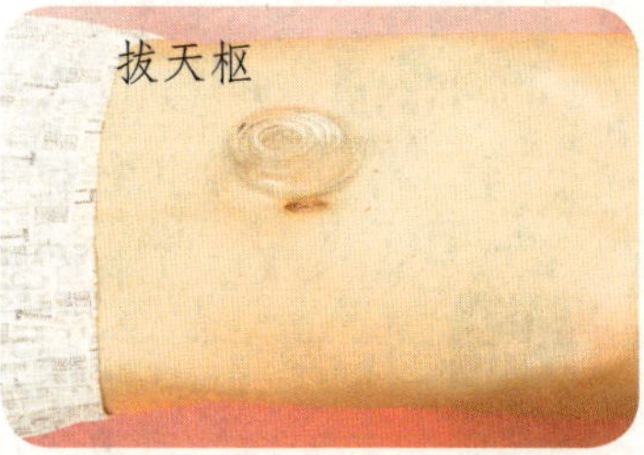

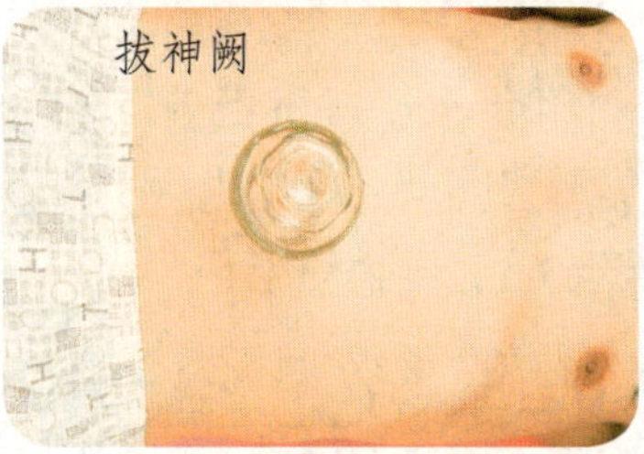

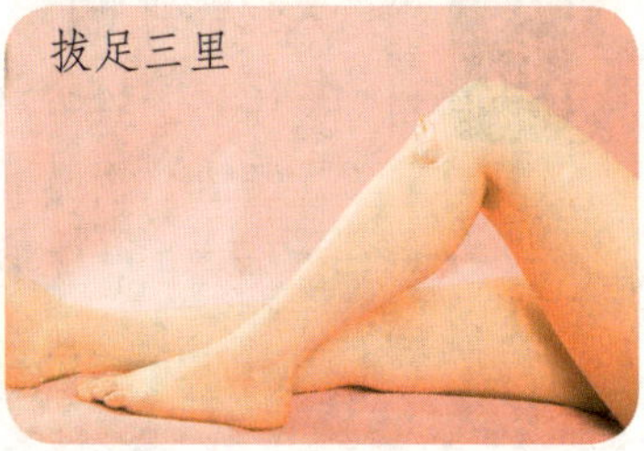

拔罐提醒

拔罐过程中要注意保暖，防止患儿着凉。拔罐时吸力不可太强，起罐时动作要轻柔，避免对患儿造成伤害。每日或隔日治疗1次。

小儿疳积

疳积是小儿尤其是1～5岁儿童的一种常见病证，由于喂养不当或寄生虫病等引起，使脾胃受损而导致全身虚弱、消瘦面黄、发枯等慢性病证。主要症状有：初起恶心呕吐、不思饮食、腹胀腹泻；继而烦躁哭闹、睡眠不好、喜俯卧、手足心发热、口渴、午后两颧骨发红、大便时干时稀；后见面黄肌瘦、头发稀疏、头大颈细、肚脐突出、精神萎靡。“积”是由于宝宝的脏腑娇嫩、脾胃消化功能尚未健全所致。中医认为，胃司受纳，脾主运化，脾胃调和方能知饥欲食，食而能化，宝宝才能健康快乐地成长。在相应穴位拔罐能够健脾和胃，增强机体抵抗疾病的能力，从而缓解症状。

选穴定位

身柱：第3胸椎棘突下凹陷中，后正中线上。

脾俞：第11胸椎棘突下，后正中线旁开1.5寸。

胃俞：第12胸椎棘突下，后正中线旁开1.5寸。

中脘：脐中上4寸，前正中线上。

天枢：横平脐中，前正中线旁开2寸。

章门：第11肋游离端的下际。

足三里：犊鼻下3寸，犊鼻与解溪连线上。

百虫窝：髌底内侧端上3寸，即血海上1寸。

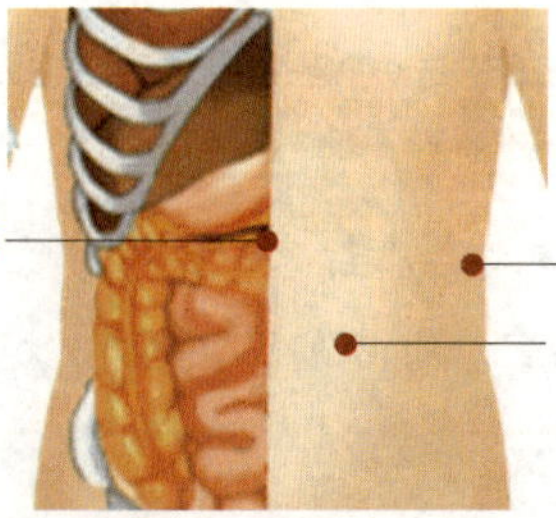

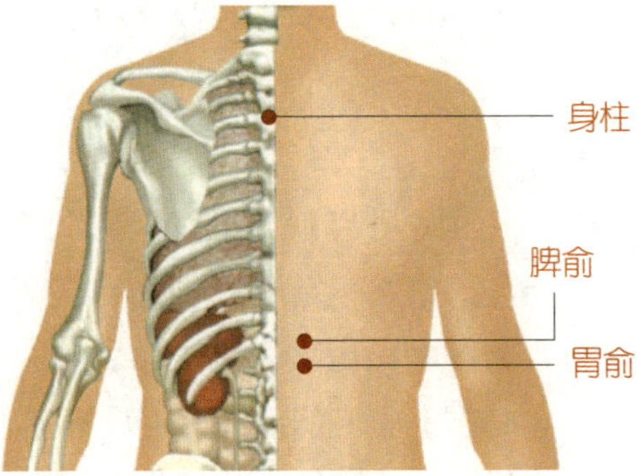

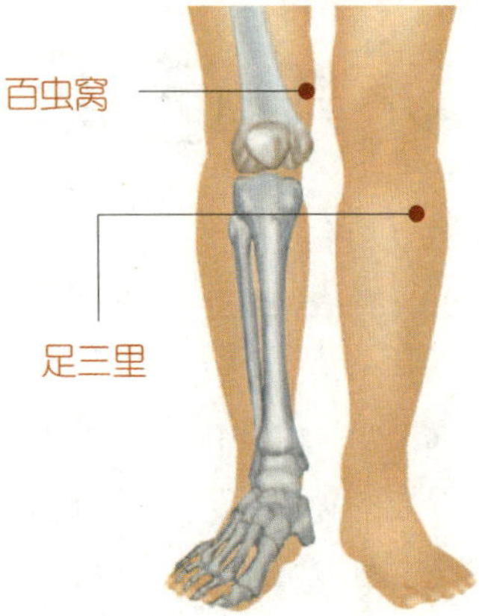

方义分析

身柱：督脉腧穴，专治小儿疾患。

脾俞：足太阳膀胱经腧穴，又是脾之背俞穴，可健脾和胃、利湿升清。

胃俞：足太阳膀胱经腧穴，又是胃之背俞穴，可和胃健脾、理中降逆。

中脘：胃之募穴，又是腑会，可调胃肠功能。

天枢：足阳明胃经腧穴，又是大肠募穴，可以调理肠腑气机。

章门：足厥阴肝经腧穴，可疏肝健脾、清利湿热。

足三里：足阳明胃经之合穴，可通降胃腑气机。

百虫窝：下肢奇穴，可祛风活血、驱虫。

拔罐方法

让患儿取合适体位，在身柱、脾俞、中脘、天枢、足三里穴位皮肤周围涂上润滑油，以免拔伤患儿娇嫩皮肤。将罐吸拔在穴位上，吸力不要太强，留罐时间为5～10分钟。

拔罐提醒

起罐后要对拔罐部位进行消毒。可根据病情加配相应穴位，对脾胃虚弱的患儿，加配胃俞、章门；对因感染虫疾引起疳积的患儿，加配百虫窝。这样的治疗每日1次，10次为1个疗程。

小儿遗尿

遗尿，俗称“尿床”，是指3岁以上的小儿睡眠中小便自遗、醒后才知的一种病症。中医认为，小儿因先天禀赋不足或素体虚弱导致肾气不足，下元虚冷，不能温养膀胱，膀胱气化功能失调，闭藏失职，不能约制水道，而为遗尿；肺脾气虚时，上虚不能制下，下虚不能上承，则小便自遗，或睡中小便自出；肝经湿热郁结，热郁化火，迫注膀胱而致遗尿。在相应穴位拔罐能够补脾益肾，从而改善症状。

选穴定位

肾俞： 第2腰椎棘突下，后正中线旁开1.5寸。

膀胱俞： 横平第2骶后孔，后正中线旁开1.5寸。

气海： 脐中下1.5寸，前正中线上。

关元： 脐中下3寸，前正中线上。

中极： 脐中下4寸，前正中线上。

三阴交： 内踝尖上3寸，胫骨内侧缘后际。

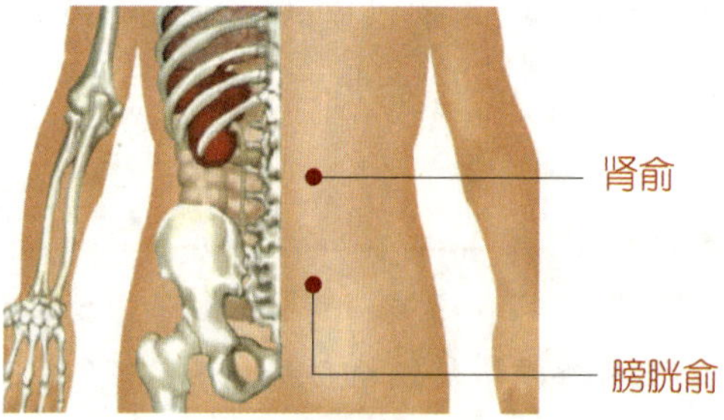

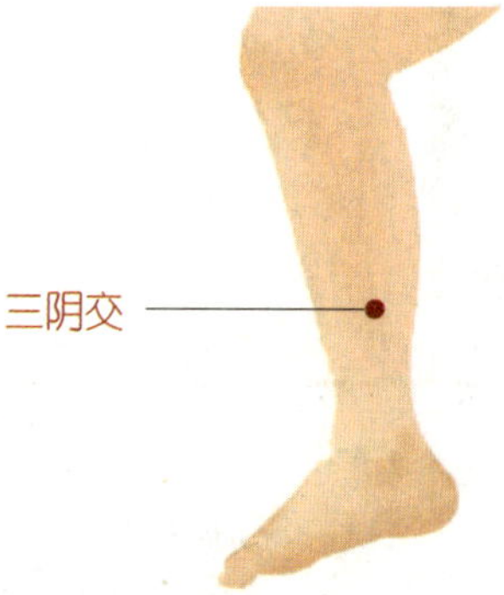

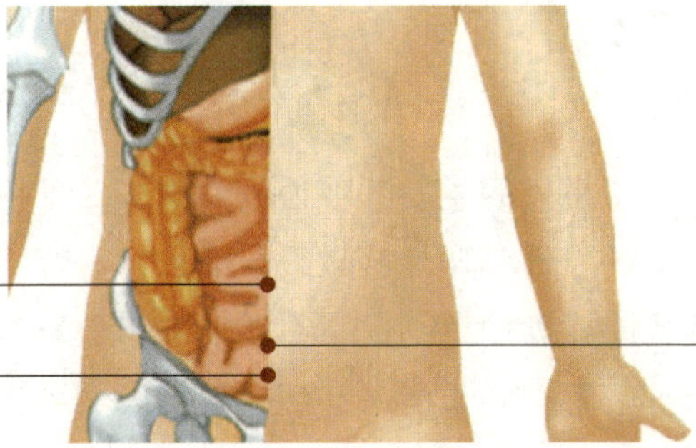

方义分析

肾俞、膀胱俞： 分别为肾和膀胱之背俞穴，可补肾气，调理膀胱对尿液的约束力。

气海、关元、中极： 任脉腧穴，气海又为元气之海，可疏调气机、通利膀胱；关元又为小肠募穴，可温肾益气、通利膀胱；中极又为膀胱之募穴，可调理膀胱，以助对尿液的约束力。

三阴交： 足三阴经交会穴，可调理肝、脾、肾之经气而止遗尿。

拔罐方法

让患儿取合适体位，在肾俞、膀胱俞、气海、关元、中极、三阴交穴位皮肤涂上润滑油，以免拔伤患儿娇嫩皮肤。将罐吸拔在穴位上，吸力不要太强，留罐时间为5~10分钟。

拔罐提醒

每日或隔日治疗1次。

百日咳

百日咳是儿童常见的急性呼吸道传染病，百日咳杆菌是本病的致病菌。其特征为阵发性痉挛性咳嗽，咳嗽末伴有特殊的吸气吼声，病程较长，可达数周甚至3个月左右，故有百日咳之称。中医认为，此病主要为感染时邪病毒，肺失清肃，痰浊阻滞气道，肺气不能宣通，以致咳嗽频频。不仅如此，其病机尚与肝经郁热，气火上逆，影响肺系有关。在相应穴位拔罐能够补脾益肺、祛痰除湿，从而改善症状。

选穴定位

大椎：第7颈椎棘突下凹陷中，后正中线上。
身柱：第3胸椎棘突下凹陷中，后正中线上。
肺俞：第3胸椎棘突下，后正中线旁开1.5寸。
天突：胸骨上窝中央，前正中线上。

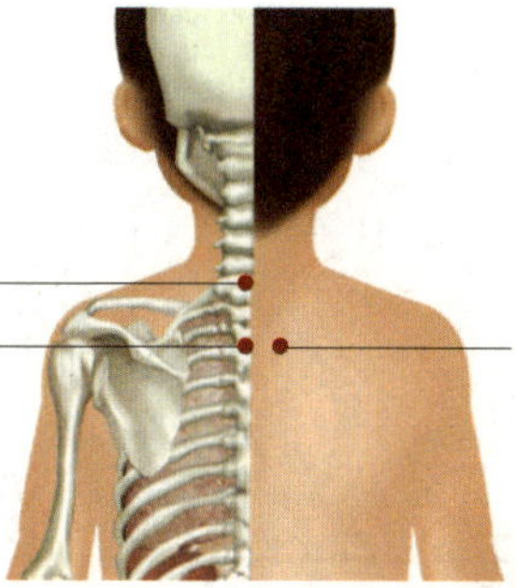

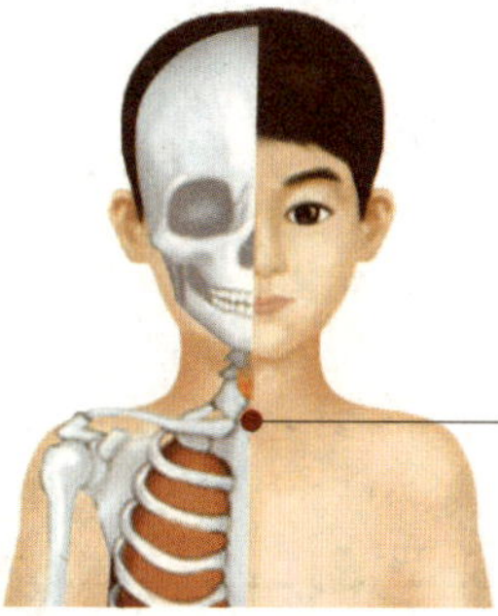

方义分析

大椎、身柱：督脉腧穴，大椎可解肌散邪、调和营卫；身柱可宣肺清热、宁神镇咳。

肺俞：肺之背俞穴，可止咳、平喘、祛痰。

天突：属任脉，可通利气道、降痰宣肺。

拔罐方法

①让患儿取俯卧位，对大椎、身柱、肺俞穴位皮肤进行消毒。患儿年龄较小，家长应抱紧其身体，并安抚情绪，防止其乱动。

②用三棱针快速点刺已消毒的穴位，以出血2～3滴为度。针刺后用消毒棉球擦去血迹。施针者的针法要娴熟，以免伤害患儿娇嫩皮肤。把罐拔在针刺后的穴位上，留罐5～10分钟。

③操作结束后，用同样的方法对天突穴进行拔罐。留罐5～10分钟。

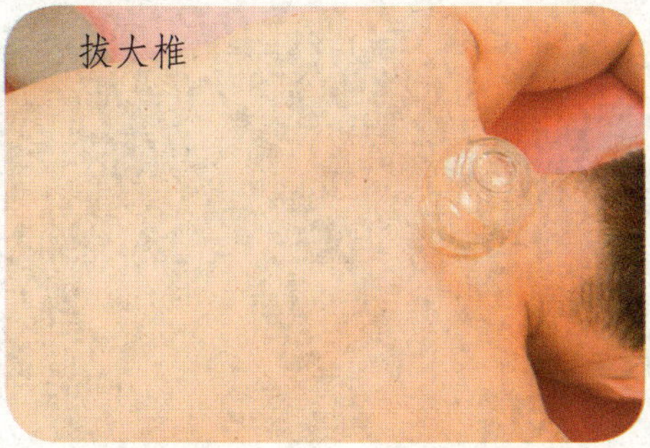
拔大椎

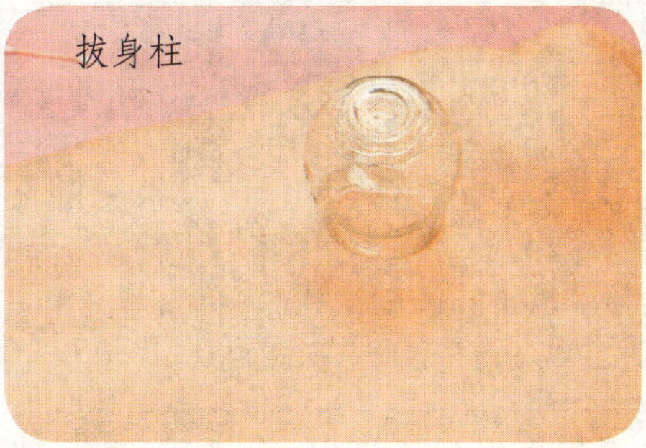
拔身柱

拔罐提醒

这样的治疗每日1次，5次为1个疗程。这种方法适用于疾病中期的治疗。

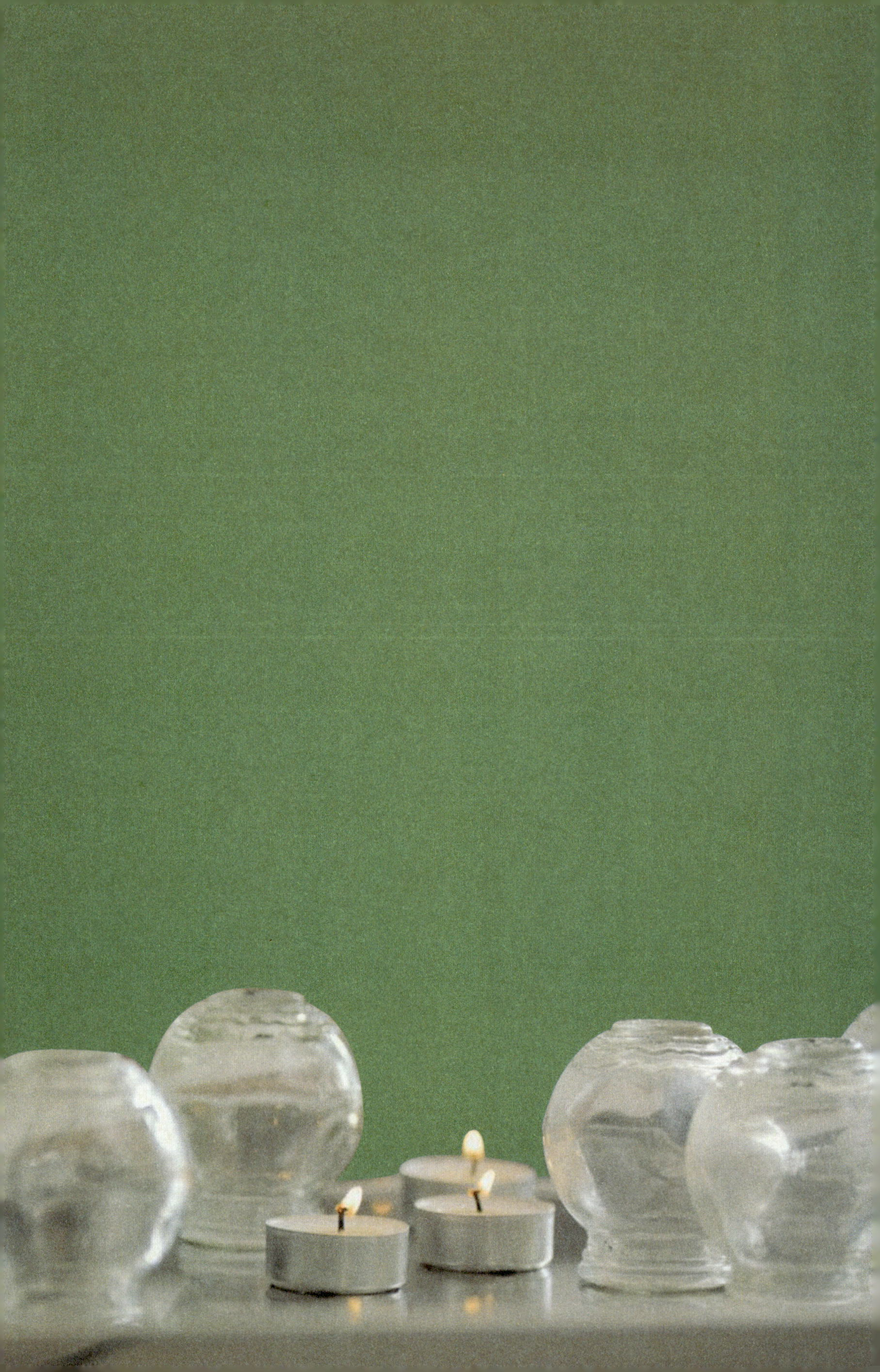

PART

9

五官科拔罐：拔除隐患一身轻

近 视

近视只能看近而视远不清。通常眼球在调节静止的状态下，来自5米以外的平等光线经过眼的屈光后，焦点恰好落在视网膜上，能形成清晰的像，具有这种屈光状态的眼称为正视眼。若焦点落在视网膜前，不能准确地在视网膜上形成清晰的像，称为轴性近视。眼睛对来自近处目标的分散光线具有高度适应能力，只要目标向眼前移动一定距离，就能获得清晰的视力。因此，近视眼看近距离目标清晰，看远模糊，以凹球面透镜可矫正。中医认为近视是因眼部调节机能失常、脏腑功能失调，肝气不足、眼部气血不畅或后天用眼不当、久视伤目等导致的。在相应穴位拔罐能够补肝健脾、滋阴明目，从而改善症状。

选穴定位

太阳：眉梢与目外眦之间，向后约1横指的凹陷中。

风池：枕骨之下，胸锁乳突肌上端与斜方肌上端之间的凹陷中。

肝俞：第 9 胸椎棘突下，后正中线旁开1.5寸。

脾俞：第11胸椎棘突下，后正中线旁开1.5寸。

肾俞：第 2 腰椎棘突下，后正中线旁开1.5寸。

光明：外踝尖上 5 寸，腓骨前缘。

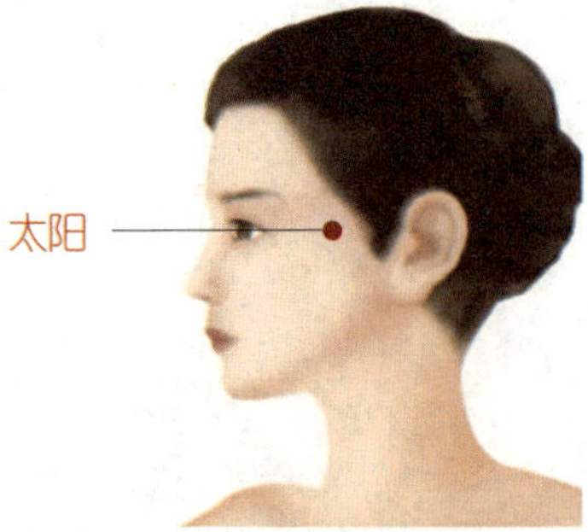

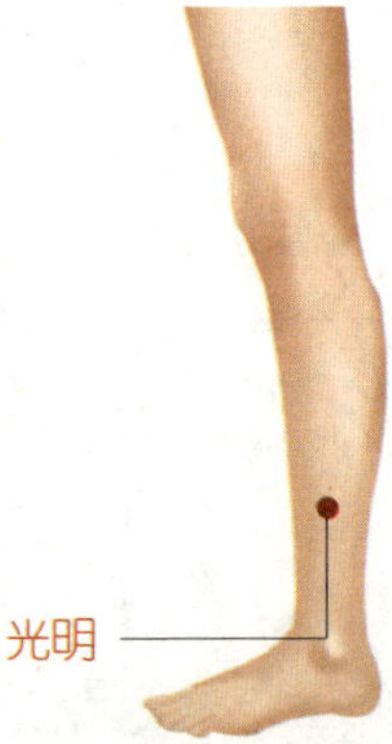

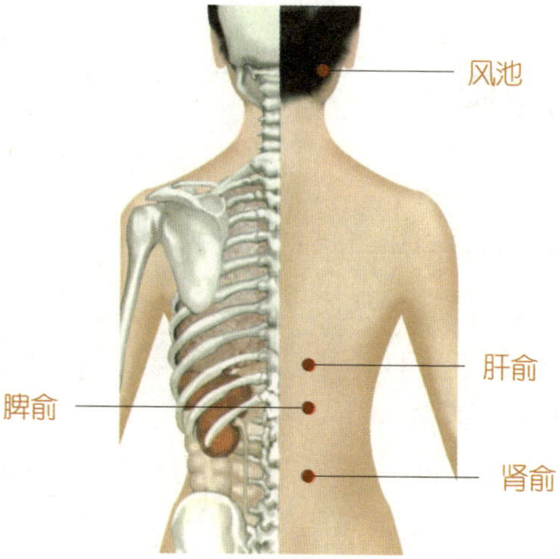

方义分析

太阳： 经外奇穴，具有降火明目之功效。

风池： 足少阳胆经腧穴，又是与阳维脉交会穴，可以通经活络、养肝明目。

肝俞、脾俞、肾俞： 足太阳膀胱经腧穴；肝俞又为肝之背俞穴，肝主藏血，开窍于目；脾俞又为脾之背俞穴，脾主造血，运化水湿，为后天之本；肾俞又为肾之背俞穴，肾主藏精，为先天之本。三穴共用可调补先后二天，养血濡目。

光明： 足少阳胆经腧穴，又是其络穴，可以及时排出眼周代谢产物，并可活血通络。

拔罐方法

让患者俯卧或取坐位，把罐吸拔在太阳、风池、肝俞、脾俞、肾俞、光明上，留罐10～15分钟。

拔罐提醒

每日或隔日1次，5次为1个疗程。

青光眼

青光眼是指眼内压间断或持续升高的一种眼病，持续的高眼压可给眼球各部分组织和视功能带来损害，如不及时治疗，视野会全部丧失而至失明。中医学称之为“绿风内障”“青风内障”。中医认为，此病是由风火痰郁及阴阳失调，引起气血失和，经脉不利，目中玄府闭塞，珠内气血津液不行所致。在相应穴位上拔罐能够调节脏腑气血功能，疏通经络，改善眼底缺血状态，扶助正气，提高新陈代谢能力，补益气血，修复激活视神经，辅助治疗本病。

选穴定位

太阳： 眉梢与目外眦之间，向后约1横指的凹陷中。

大椎： 第 7 颈椎棘突下凹陷中，后正中线上。

肝俞： 第 9 胸椎棘突下，后正中线旁开1.5寸。

大敦： 大趾末节外侧，趾甲根角侧后方0.1寸（指寸）。

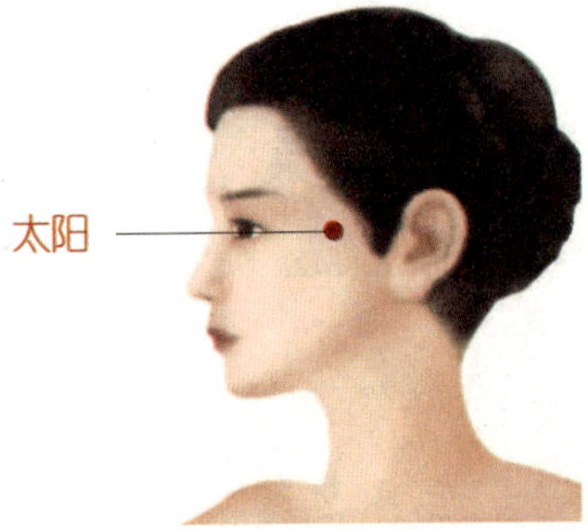

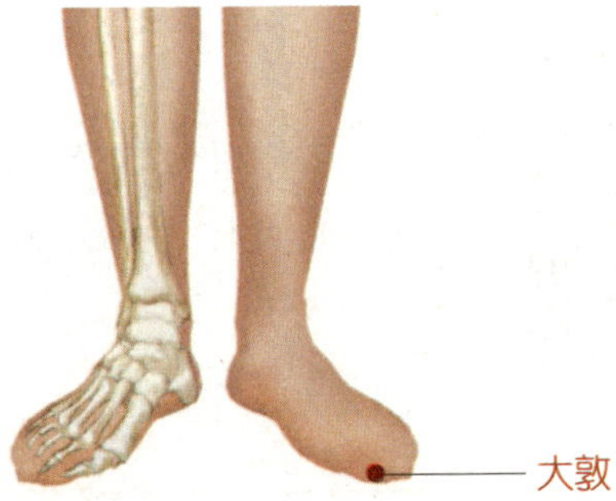

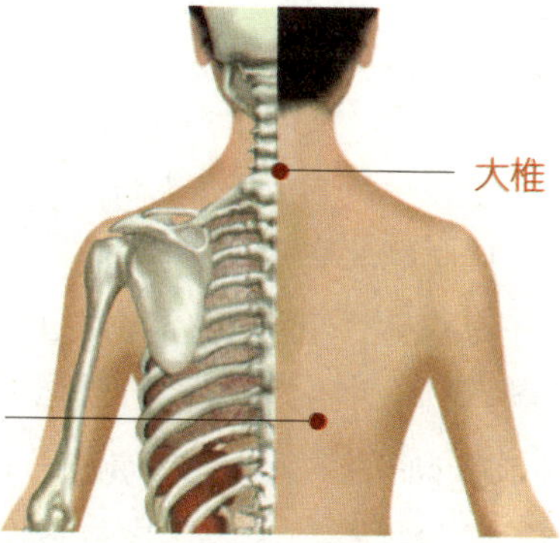

方义分析

太阳：经外奇穴，位于眼区部位，可疏通局部经气，清除眼部郁热。

大椎：督脉腧穴，又与手足三阳经交会，可泄热养阴。

肝俞：足太阳膀胱经腧穴，又是肝之背俞穴，肝主藏血，开窍于目，可补肝肾潜阳。

大敦：肝经之井穴，可泄肝热、降眼压。

拔罐方法

①让患者取坐位，对太阳、大椎、肝俞、大敦进行消毒。拔罐前要对患者说明在太阳穴拔罐会在面部留下罐印。

②消毒后，用三棱针在所选穴位上点刺，点刺力度不可过大，轻轻点刺即可，皮肤潮红即可停止。

③将罐吸拔在已点刺的穴位上，留罐15～20分钟。

拔罐提醒

以上穴位拔罐以罐内皮肤充血为度，起罐后要擦干净血迹，对穴位皮肤进行消毒。这样的治疗每日或两日1次。

白内障

白内障是发生在眼球里晶状体上的一种疾病，任何晶状体的混浊都可称为白内障，但晶状体混浊较轻，没有明显地影响视力而不被人发现或被忽略而没有列入白内障行列。根据调查，白内障是最常见的致盲和导致视力残疾的原因，人类约25%患有白内障。中医认为，老年性白内障多因老年人肝肾不足、脾气虚衰或心气不足、气虚火衰，致使精气不能上荣于目，导致晶状体出现营养供给障碍而引起。在相关穴位拔罐，可以补益肝脾肾、益气养血，从而达到治疗的目的。

选穴定位

风池： 枕骨之下，胸锁乳突肌上端与斜方肌上端之间的凹陷中。

肝俞： 第 9 胸椎棘突下，后正中线旁开1.5寸。

肾俞： 第 2 腰椎棘突下，后正中线旁开1.5寸。

足三里： 犊鼻下3寸，犊鼻与解溪连线上。

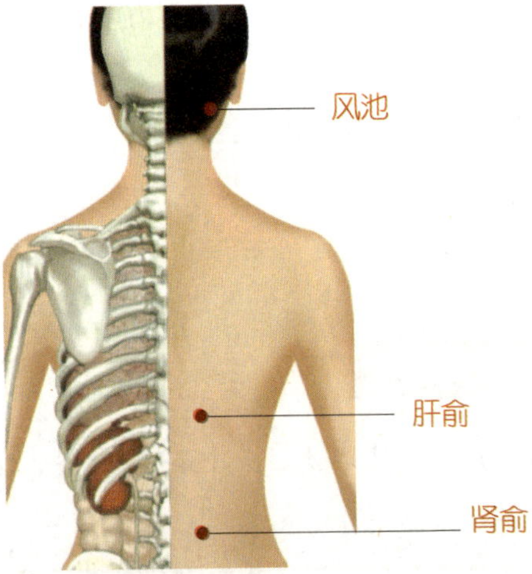

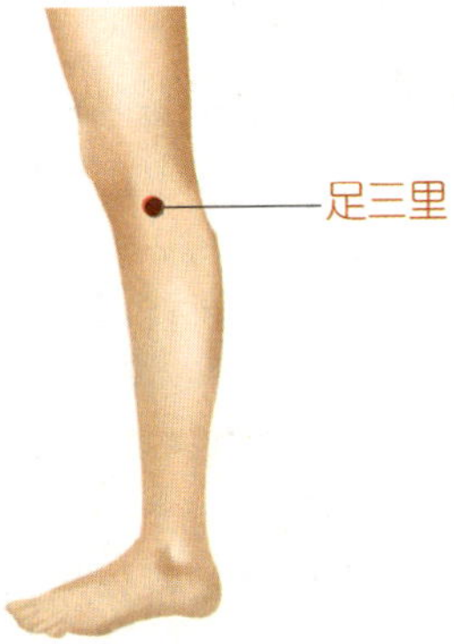

方义分析

风池：足少阳胆经腧穴，又是与阳维脉交会穴，可以通经活络、养肝明目。

肝俞、肾俞：足太阳膀胱经腧穴，肝俞又为肝之背俞穴，肝主藏血，开窍于目；肾俞又为肾之背俞穴，肾主藏精，为先天之本。二穴共用可养血濡目。

足三里：足阳明之合穴，可补虚强壮。

拔罐方法

让患者取坐位，把罐吸拔在风池、肝俞、肾俞、足三里上，留罐15分钟左右，以罐内皮肤充血。

拔风池

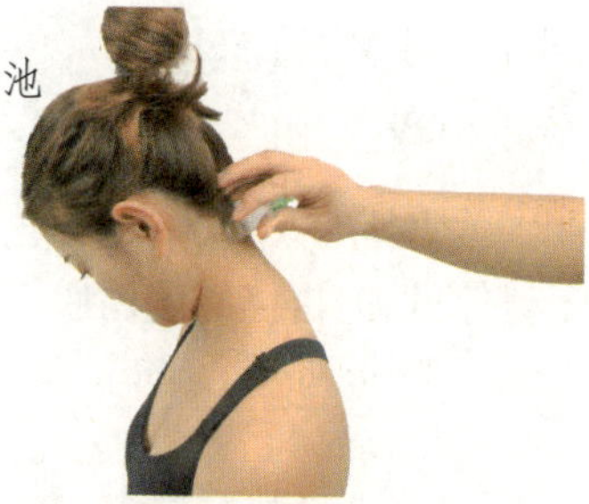

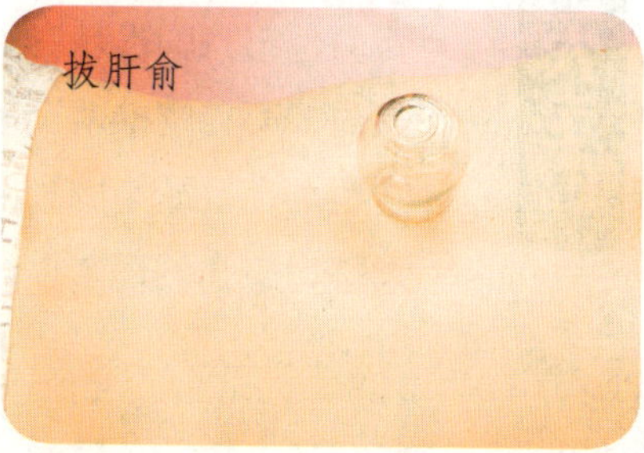

拔肝俞

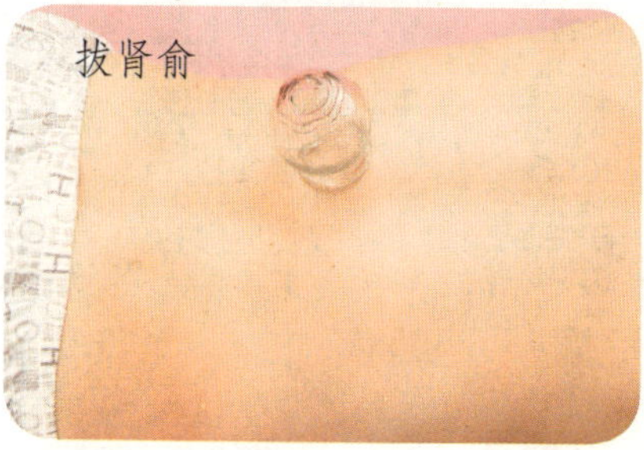

拔肾俞

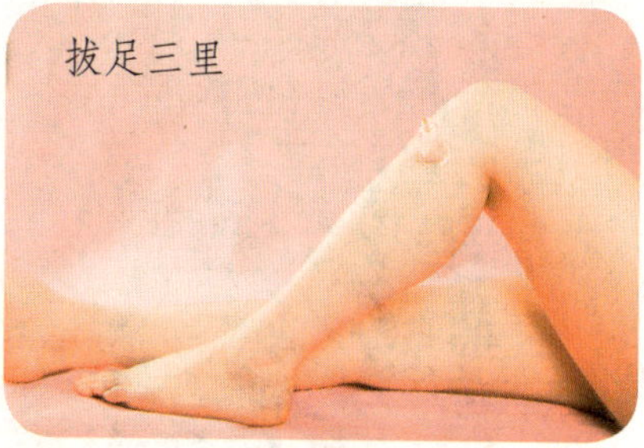

拔足三里

拔罐提醒

以上穴位拔罐以罐内皮肤充血为度，每日1次，病愈即止。

口臭

口臭即口气，指因口腔不洁或患牙周病及龋齿等，内有腐烂残渣，以致开口时口中散发出臭浊之气。中医认为，引发口臭的主要原因是胃热、胃阴虚，其中由胃热导致的口臭占大多数，患者多喜饮酒，抽烟，并喜食辛辣油炸食物。经常口干口渴，往往伴随便秘、胃痛、消化不良、烦躁等症状。在相关穴位拔罐能够健脾和胃、清热泻火、祛除浊气，从而缓解症状。

选穴定位

中脘： 脐中上4寸，前正中线上。

肝俞： 第9胸椎棘突下，后正中线旁开1.5寸。

脾俞： 第11胸椎棘突下，后正中线旁开1.5寸。

胃俞： 第12胸椎棘突下，后正中线旁开1.5寸。

曲池： 在尺泽与肱骨外上髁连线中点凹陷中。

大陵： 腕掌侧远端横纹中，掌长肌腱与桡侧腕屈肌腱之间。

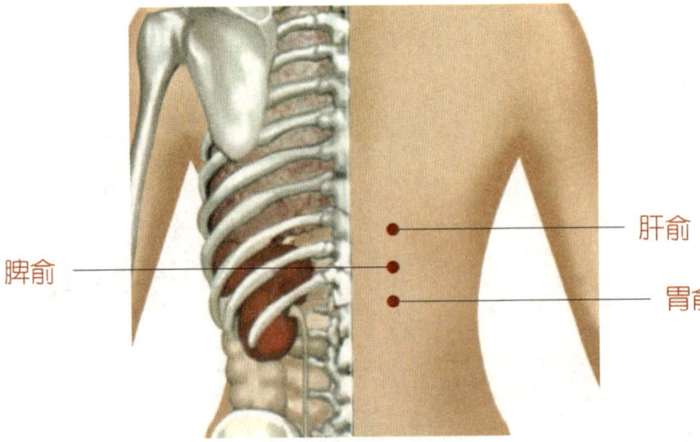

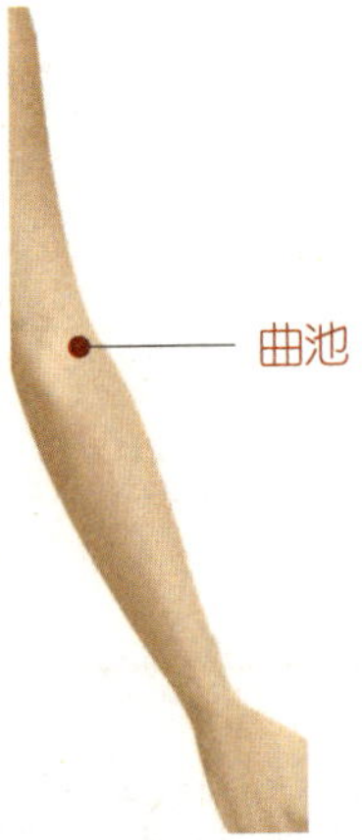

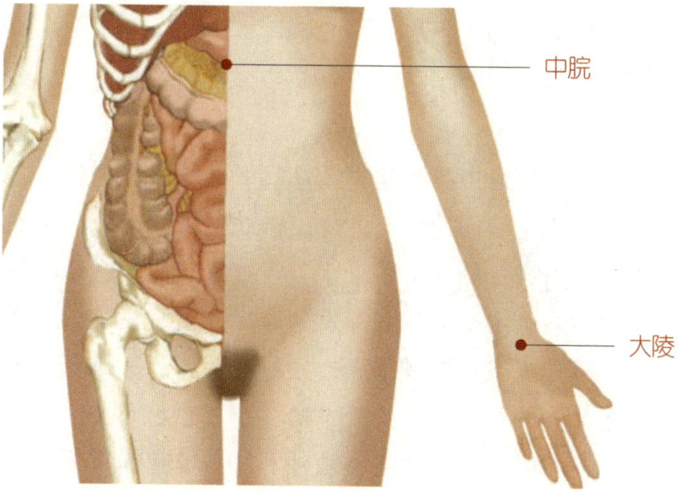

方义分析

中脘： 任脉腧穴，又是胃之募穴，具有调和肠胃、清除胃肠道糟粕的作用。

肝俞、脾俞、胃俞： 足太阳膀胱经腧穴，分别为肝、脾、胃的背俞穴，可健脾和胃、祛除浊气。

曲池： 手阳明大肠经腧穴，又是其合穴，可以疏风清热泻火。

大陵： 手厥阴心包经腧穴，又是原穴，具有泻火清热之作用。

拔罐方法

让患者取合适体位，分别把罐吸拔在中脘、胃俞、肝俞、脾俞、大陵、曲池，留罐15～20分钟。

拔罐提醒

起罐后，对穴位皮肤进行消毒处理，这样的治疗隔日1次。先拔完腹部穴位，再拔背部和四肢的穴位。此法可治疗因脾胃积热引起的口臭，患者口干口渴，口中有臭气，生活中喜饮酒、抽烟，并喜食辛辣油炸食物。

慢性鼻炎

慢性鼻炎是指鼻腔黏膜及黏膜下层的慢性炎症，主要因急性鼻炎反复发作或失治而造成。此外，慢性扁桃体炎、鼻中隔偏曲、鼻窦炎及邻近组织病灶的反复感染，有害气体、粉尘、花粉等长期刺激，皆可引发本病。主要症状有突发型鼻痒、连续喷嚏、鼻塞流涕、分泌物增多、嗅觉减退、咽喉干燥，并伴有头痛、头晕等。中医认为，此病主要是人体的气血阴阳失于平衡，寒、热之邪滞留，久病而产生血瘀痰凝。在相应穴位拔罐能够祛除邪气、健脾和胃、补中益气，从而改善症状。

选穴定位

风池： 枕骨之下，胸锁乳突肌上端与斜方肌上端之间的凹陷中。

肺俞： 第 3 胸椎棘突下，后正中线旁开1.5寸。

膈俞： 第 7 胸椎棘突下，后正中线旁开1.5寸。

脾俞： 第11胸椎棘突下，后正中线旁开1.5寸。

中脘： 脐中上4寸，前正中线上。

足三里： 犊鼻下3寸，犊鼻与解溪连线上。

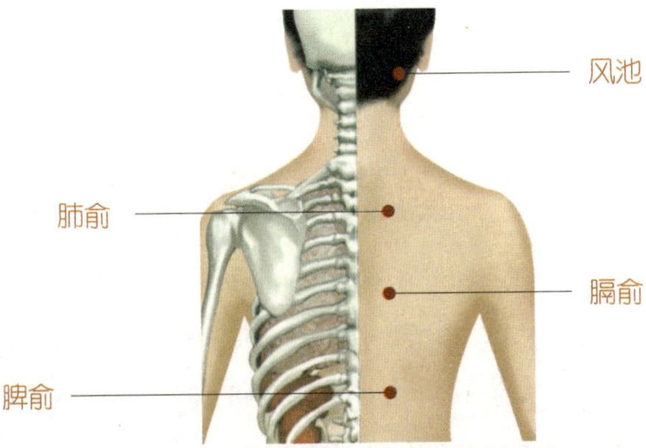

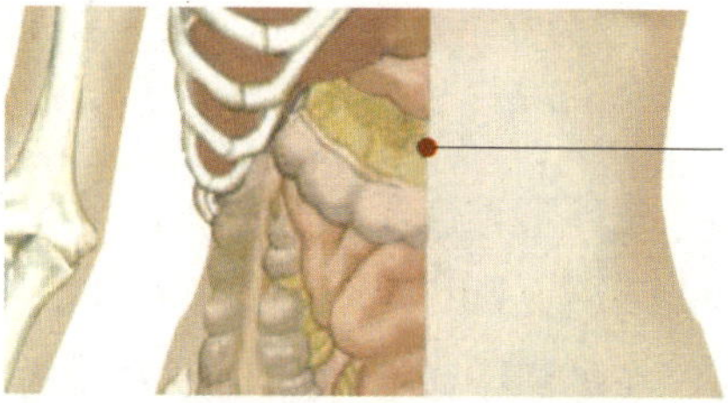

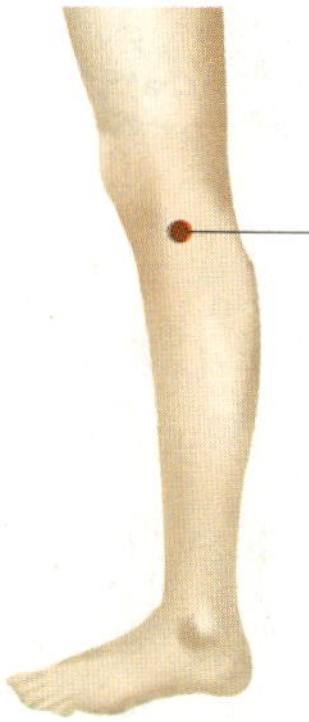

方义分析

风池：足少阳胆经腧穴，足少阳经与阳维脉之会，阳气交会于此，故本穴可发散风邪、祛除表邪。

肺俞：足太阳膀胱经腧穴，又是肺的背俞穴，可益肺气、通鼻窍。

膈俞：足太阳膀胱经腧穴，八会穴之血会，可活血化瘀。

脾俞：脾之背俞穴，可健脾养阴。

中脘：任脉腧穴，为胃之募，腑之会，可补中气。

足三里：足阳明胃经之合穴，可补中益气。

拔罐方法

穴位分两组，第一组：中脘、肺俞、膈俞。第二组：风池、脾俞、足三里。选择其中一组穴位，把罐吸拔在穴位上，留罐15～20分钟。

拔罐提醒

每次拔罐选择其中一组穴位，两组穴位交替使用。每日1次，10次为1个疗程。

鼻出血

鼻出血是指血液不循常道，上溢鼻窍，渗于脉外。中医学对于鼻少量出血称为“鼻衄”，对于鼻大量出血则称为“鼻红”“鼻洪”。临床鼻出血多见一侧发生，少的仅在鼻涕中带有血丝，多的则从一侧鼻孔流出鲜血，甚至从口中和另一侧鼻孔同时流出鲜血。鼻出血易引起患者紧张，但越紧张，出血越严重。中医认为，鼻出血主要是由于肺、胃、肝火热偏盛，迫血妄行，血溢清道而出血，也有妇女倒经，或击伤、碰伤等原因引起。在相应穴位拔罐能够清热去火、调理脏腑，从而改善症状。

选穴定位

大椎：第7颈椎棘突下凹陷中，后正中线上。

上星：前发际正中直上1寸。

迎香：鼻翼外缘中点旁，鼻唇沟中。

关元：脐中下3寸，前正中线上。

合谷：手背第2掌骨桡侧的中点处。

少商：手拇指末节桡侧，指甲根角侧上方0.1寸。

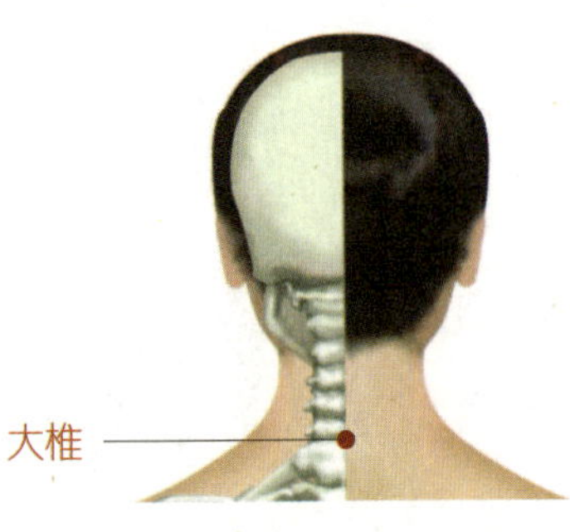

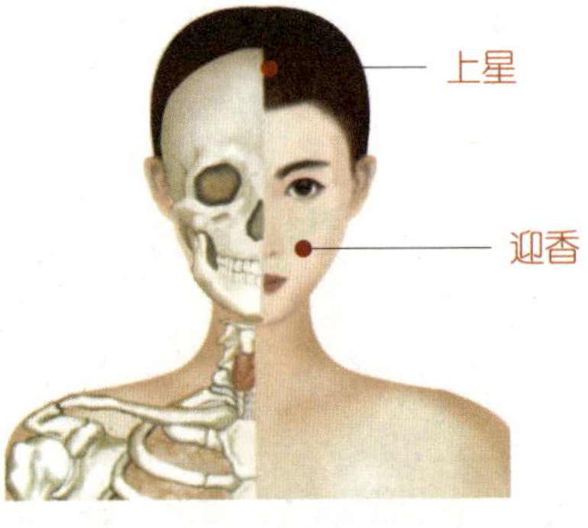

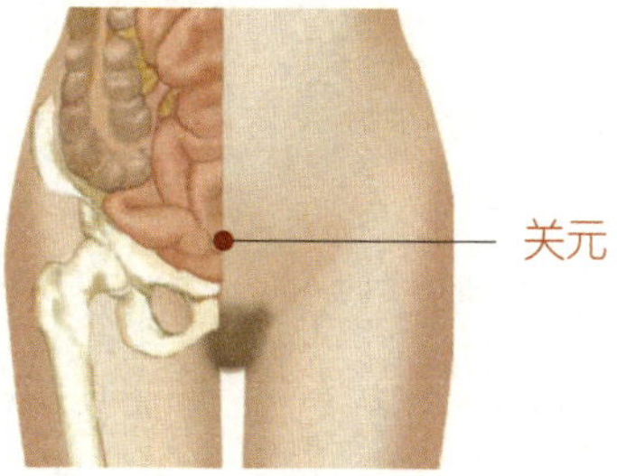

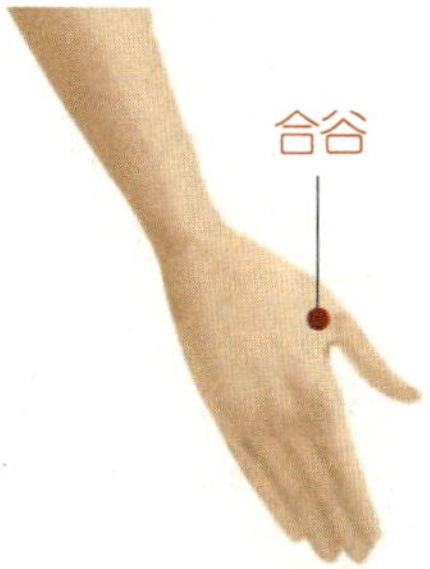

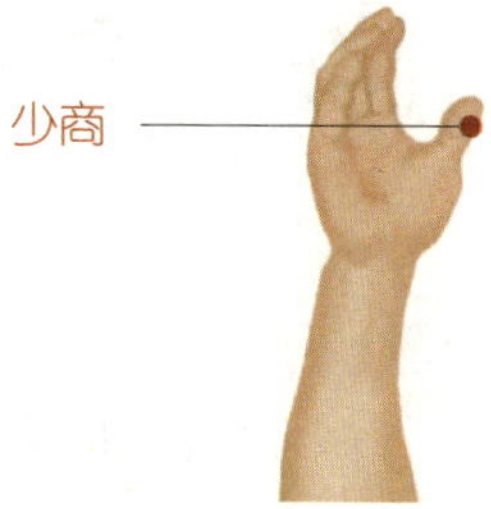

方义分析

大椎：三阳经、督脉之会，可清阳明之里，启太阳之开，和解少阳以祛邪外出，主治全身热病及外感之邪。

上星：督脉腧穴，督脉循于鼻，故可祛风凉血止血。

迎香：位于鼻旁，是治鼻要穴。

关元：任脉腧穴，又与足三阴经相交，可调补先天。

合谷：手阳明大肠经原穴，可清热解表，是治鼻衄经验穴。

少商：手太阴肺经井穴，其疏通、条达、开泄之作用较强，善清肺泻火，祛邪外出。

拔罐方法

①在大椎、上星、关元刮痧，每个穴位刮拭30次左右。上星位于人体头部，刮拭时不要太用力。刮拭大椎时可涂上刮痧油，以免刮伤皮肤。

②刮痧结束后把罐吸拔在大椎上，留罐15～20分钟。上星在头部，有头发覆盖，操作不便且没有安全保障，不宜拔罐。

③拔罐结束后，再用刮痧板的一角点揉迎香、合谷、少商，每个穴位点揉30次左右，不拔罐。

拔罐提醒

对15岁以下的青少年不要刮拭上星。这样的治疗每日1次，5次为1个疗程。

牙痛

牙痛，是口腔科牙齿疾病最常见的症状之一，其表现为牙龈红肿、遇冷热刺激痛、面颊部肿胀等，多由牙龈炎、牙周炎、蛀牙或折裂牙导致牙髓（牙神经）感染所引起。中医认为，牙痛是由于外感风邪、胃火炽盛、肾虚火旺、虫蚀牙齿等原因所致。在相应穴位拔罐能够清热去火、消肿止痛，从而改善症状。

选穴定位

大杼： 第1胸椎棘突下，后正中线旁开1.5寸。

膈俞： 第7胸椎棘突下，后正中线旁开1.5寸。

颊车： 下颌角前上方约1横指（中指）。

下关： 颧弓下缘中央与下颌切迹之间凹陷中。

合谷： 手背第2掌骨桡侧的中点处。

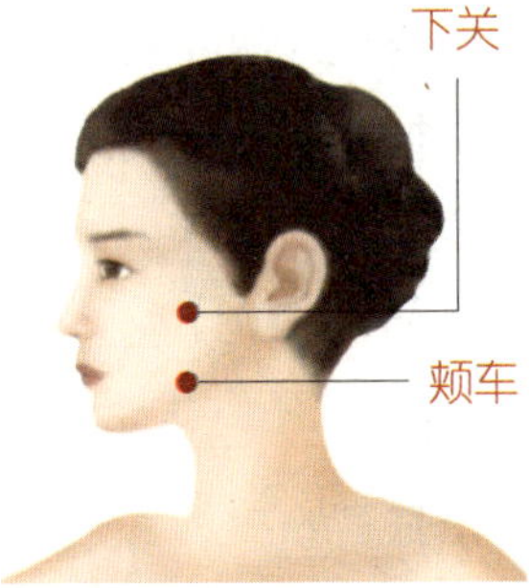

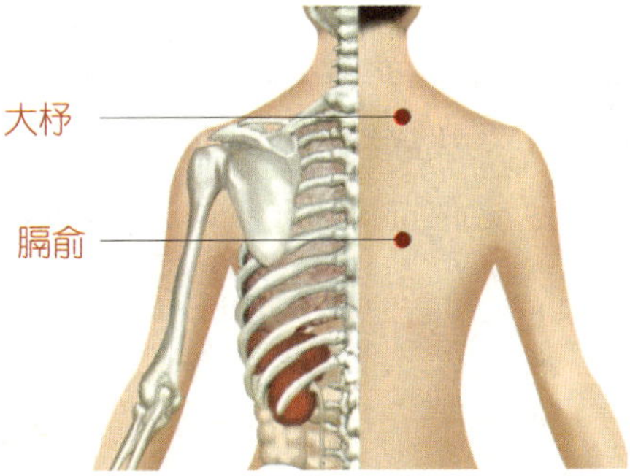

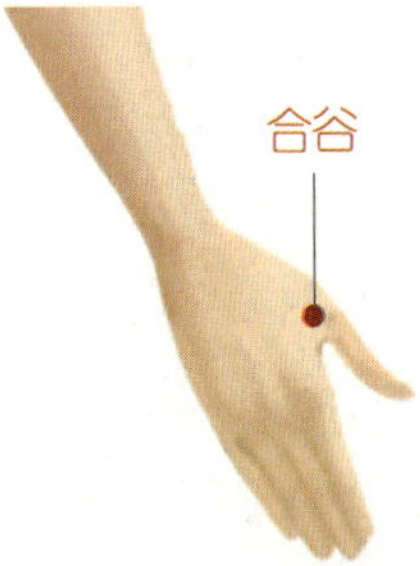

方义分析

大杼、膈俞：足太阳膀胱经腧穴，大杼又是足太阳膀胱经、手太阳小肠经之会，可强筋骨、清邪热；膈俞又是八会穴之血会，可活血通脉。

下关、颊车：可通经止痛。

合谷：手阳明大肠经原穴，可清热解表、消肿止痛。

拔罐方法

①让患者俯卧或取坐位，充分暴露背部，在玻璃罐口涂抹一层润滑油。若患者皮肤干燥，要在穴位皮肤上涂抹润滑油，以免走罐时拉伤皮肤。沿背部足太阳膀胱经的大杼穴至膈俞穴自上而下走罐，至皮肤潮红为度。

②让患者取坐位，在下关、颊车、合谷穴位皮肤上涂上风油精，风油精有缓解疼痛的作用，和拔罐结合使用，效果更显著。

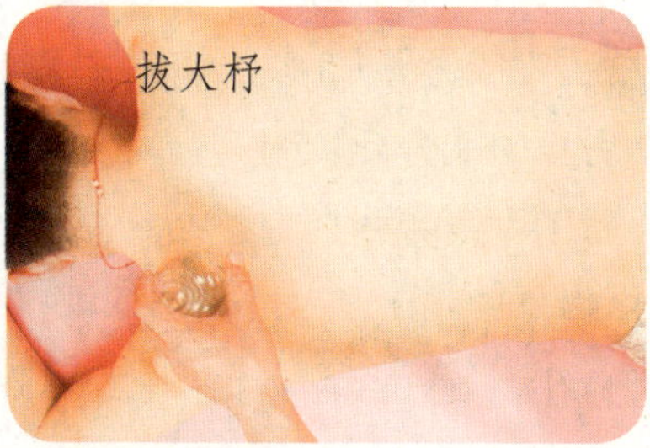

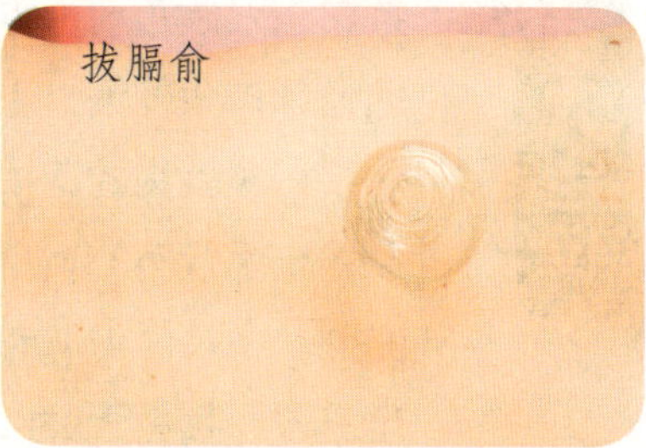

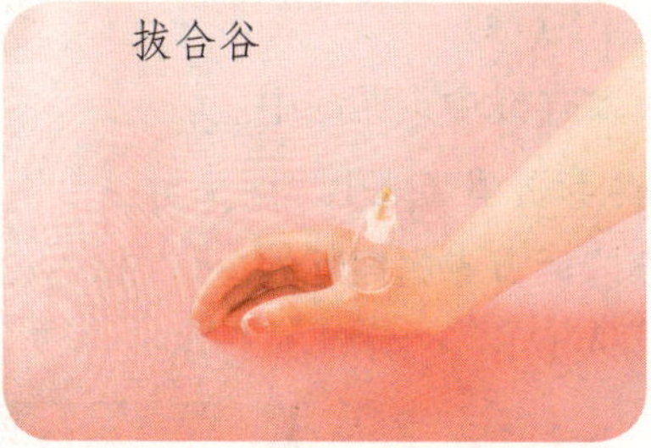

拔罐提醒

这样的治疗每日1次。

复发性口腔溃疡

复发性口腔溃疡是口腔黏膜疾病中常见的溃疡性损害疾病，发作时疼痛剧烈，灼痛难忍。中医学认为，本病是由于情志不遂，素体虚弱，外感六淫之邪致使肝失条达、脾失健运、肝郁气滞，郁热化火、虚火上炎熏蒸于口而患，长期的反复发作将直接影响患者整个机体的免疫功能，引起代谢紊乱，出现口臭、慢性咽炎、便秘、头痛、头晕、恶心、乏力、精力不集中、失眠、烦躁、发热、淋巴结肿大等全身症状，严重影响患者的工作、生活，甚至造成恶变或癌变。在相应穴位拔罐能够清热去火、消肿止痛、疏肝健脾，从而改善症状。

选穴定位

心俞：第5胸椎棘突下，后正中线旁开1.5寸。
脾俞：第11胸椎棘突下，后正中线旁开1.5寸。
胃俞：第12胸椎棘突下，后正中线旁开1.5寸。
颊车：下颌角前上方约1横指（中指）。
地仓：口角外侧，上直对瞳孔。
承浆：颏唇沟的正中凹陷中。
合谷：手背第2掌骨桡侧的中点处。
曲池：在尺泽与肱骨外上髁连线中点凹陷中。
足三里：犊鼻下3寸，犊鼻与解溪连线上。
内庭：第2、3趾间，趾蹼缘后方赤白肉际处。

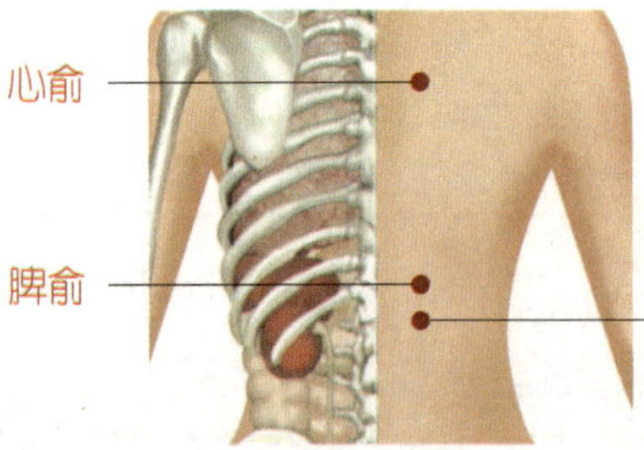

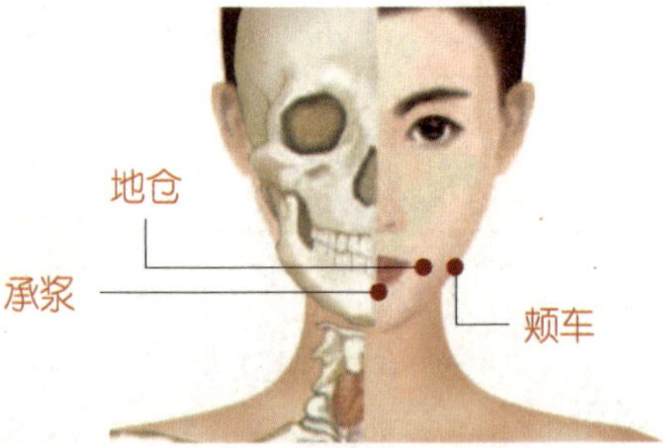

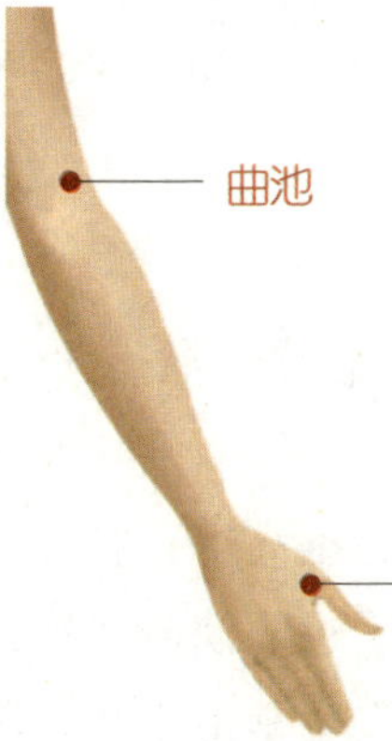

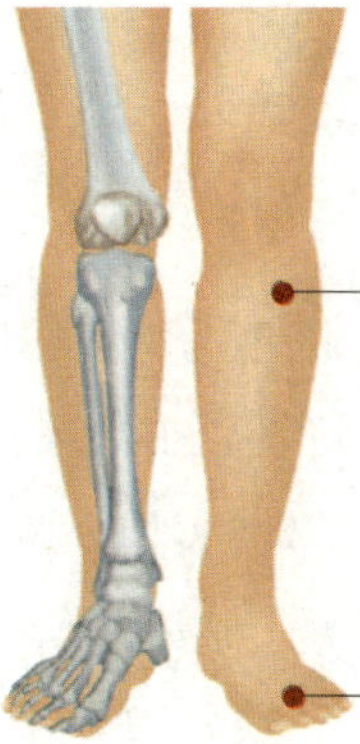

方义分析

心俞、脾俞、胃俞：足太阳膀胱经腧穴，心俞可降心火，脾俞可补益气血，胃俞可清泄胃肠湿热。

颊车、地仓、足三里、内庭：足阳明胃经腧穴，颊车、地仓可疏调局部经络气血，消炎止痛；足三里可益气养血；内庭可泄热通腑。

承浆：任脉腧穴，可养阴泻火。

曲池、合谷：手阳明大肠经腧穴，二穴合用可清腑泻火。

拔罐方法

①让患者取坐位，对心俞、脾俞、胃俞、颊车、地仓、承浆、曲池、合谷、足三里、内庭消毒，可选全部或一部分穴位拔罐，根据患者体质而定。

②用消过毒的三棱针在所选穴位点刺2～3下，以微微出血为度。若患者体质虚寒则慎用刺络拔罐法。

③把罐吸拔在点刺过的穴位上，留罐10～15分钟，起罐后要对罐印皮肤进行护理，擦去血迹，进行消毒。

拔罐提醒

这样的治疗每日或隔日1次。10次为1个疗程。

耳鸣

耳鸣是因听觉功能紊乱而产生的一种临床症状，患者自觉耳内有声，鸣响不断，时发时止，重者可妨碍听觉。引发耳鸣的原因有很多，患有耳部疾病如外耳道阻塞、内耳压力增高等，容易出现耳鸣。此外，心肺病、高血压、药物过敏等原因，也会使内部噪音增大，超过常规值，导致耳鸣。中医认为，此病的发生是由于郁怒伤肝、肝火暴亢、循经上炎所致。在相应穴位拔罐能够疏肝泄胆、调和气血、通经活络，从而改善症状。

选穴定位

大椎：第7颈椎棘突下凹陷中，后正中线上。

身柱：第3胸椎棘突下凹陷中，后正中线上。

肝俞：第9胸椎棘突下，后正中线旁开1.5寸。

胆俞：第10胸椎棘突下，后正中线旁开1.5寸。

肾俞：第2腰椎棘突下，后正中线旁开1.5寸。

太溪：内踝尖与跟腱之间的凹陷中。

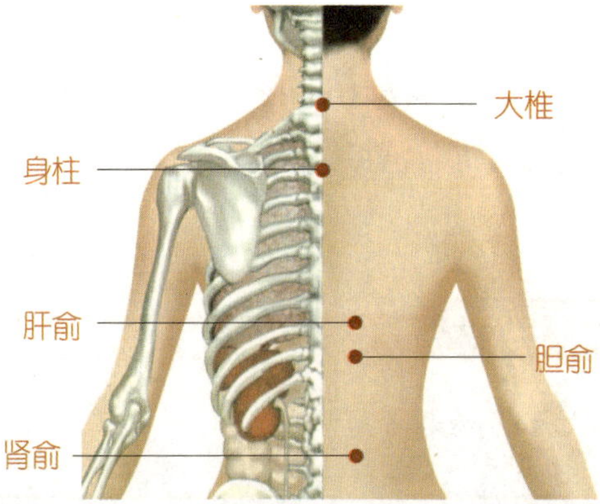

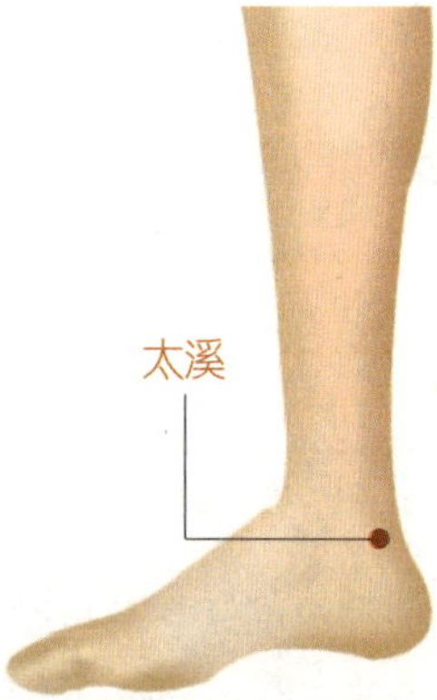

方义分析

大椎、身柱：督脉腧穴，大椎又与手足三阳经相交，二穴合用可祛风、清热、泻火。

肝俞、胆俞：足太阳膀胱经腧穴，分别为肝和胆之背俞穴，二穴合用可泻肝胆之郁火，启闭耳窍。

肾俞：肾之背俞穴，可以补肾阴、聪耳窍。

太溪：足少阴肾经原穴，肾经气血在此留驻，可强肾，荣耳窍。

拔罐方法

①让患者俯卧或取坐位，用闪火法将火罐扣拔在背腰部大椎、身柱、肝俞、胆俞、肾俞上，留罐5～15分钟。

②让患者取合适体位，用闪火法将火罐扣拔在脚部太溪上，留罐5～15分钟。

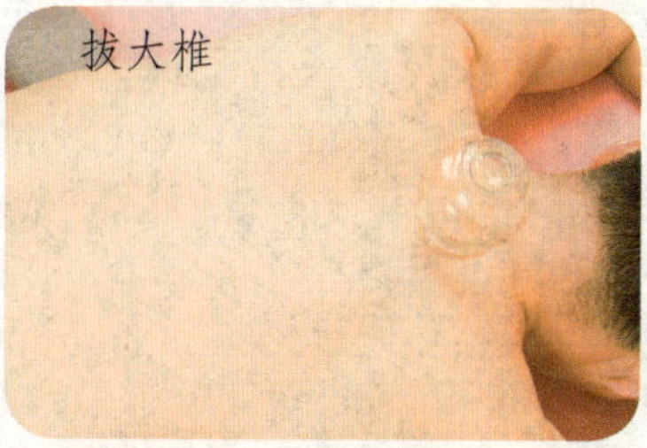

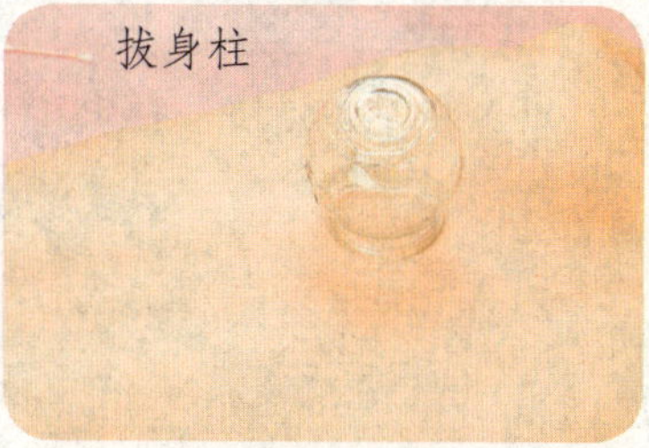

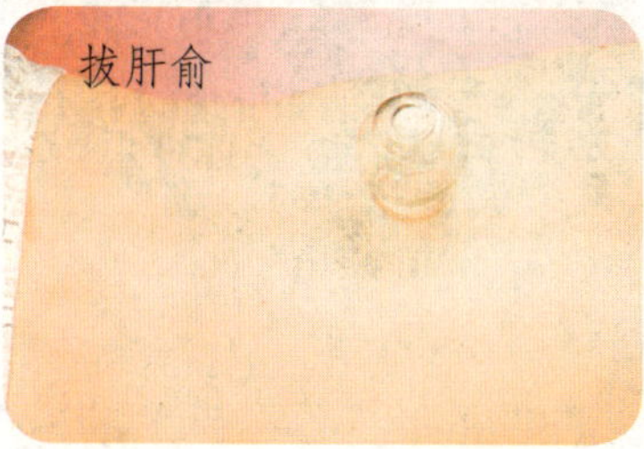

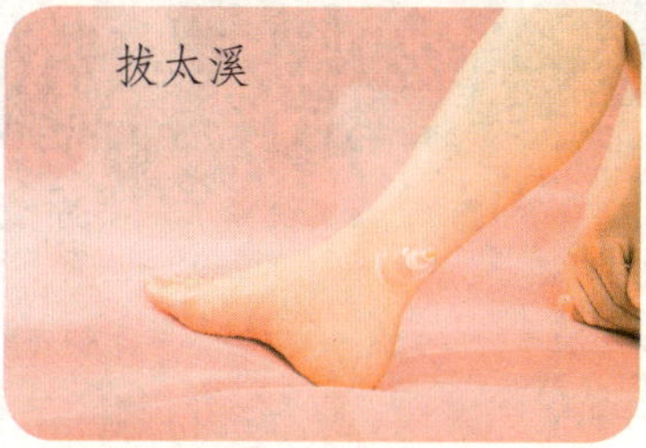

拔罐提醒

这样的治疗每日或隔日1次。治疗期间要注意休息，避免接触有高分贝噪声的环境，必要时可结合中西医综合疗法治疗。

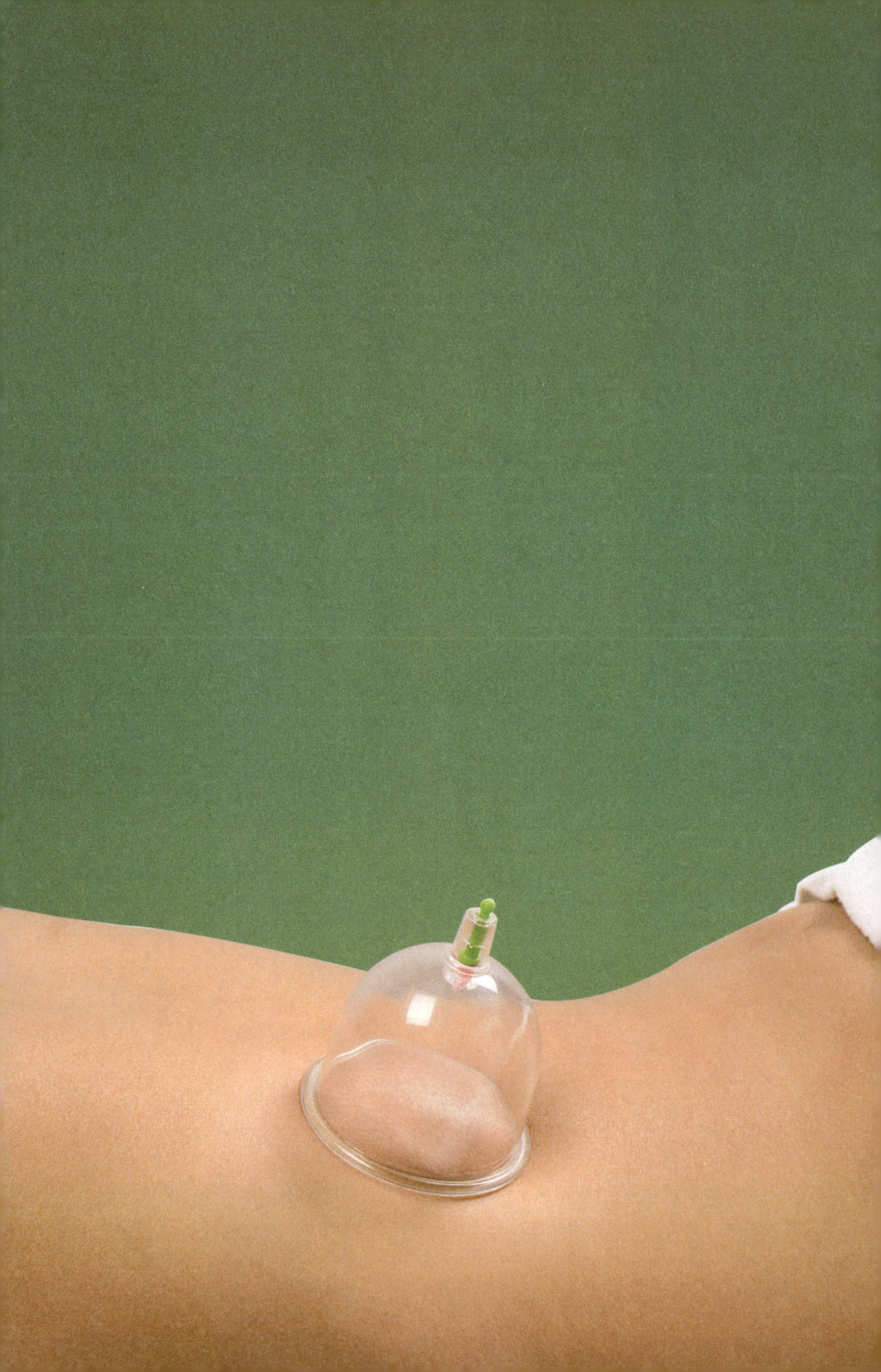

PART 10

美容美体拔罐：让青春永驻

皮肤晦暗

皮肤晦暗指皮肤干萎，缺少柔润与光泽，黯淡无光，缺乏弹性，中医称之为“皮毛枯槁”。中医认为，其病因多为气血不足，肌腠失于濡养；或脾胃两虚，气血生化无源，肤失所养；或痰浊阻滞经络，以致血行受阻，血不养肤，皮肤枯槁、晦暗、不泽。在相关穴位拔罐能够疏通经络、行气活血，使肌肤重现光泽。

选穴定位

肺俞：第3胸椎棘突下，后正中线旁开1.5寸。

肝俞：第9胸椎棘突下，后正中线旁开1.5寸。

肾俞：第2腰椎棘突下，后正中线旁开1.5寸。

滑肉门：脐中上1寸，前正中线旁开 2 寸。

关元：脐中下3寸，前正中线上。

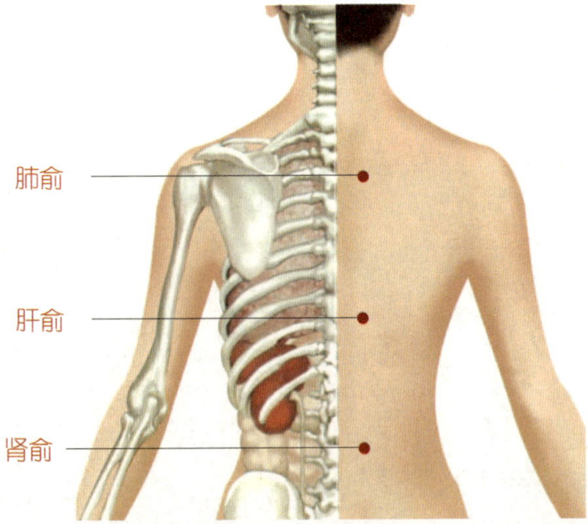

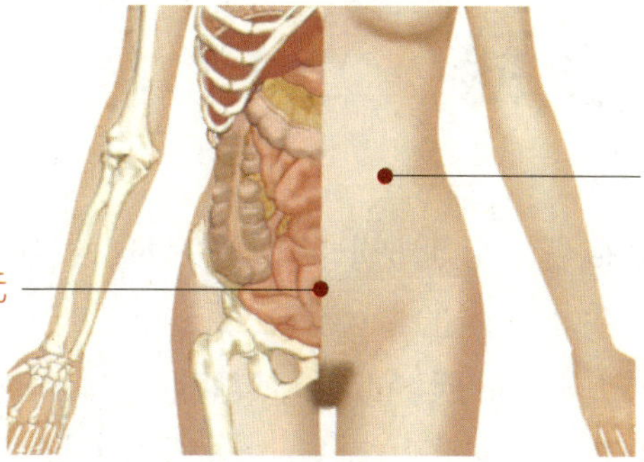

方义分析

肺俞、肝俞、肾俞： 足太阳膀胱经腧穴，分别为肺、肝、肾之背俞穴。肺主皮毛，故皮肤是否靓丽和肺有着直接的关系；肝俞、肾俞可滋阴养血，供给皮肤营养。

关元： 任脉腧穴，又与足三阴经相交，可调肝、脾、肾之经气，益肾阳，补气血。

滑肉门： 足阳明胃经腧穴，可健脾胃，促进皮肤对营养物质的吸收，保证皮肤代谢正常。

拔罐方法

①让患者俯卧，暴露背部皮肤，把罐吸拔在肺俞穴后随即取下，反复闪拔5～7次，至皮肤潮红，然后再留罐10～15分钟。对肝俞、肾俞进行同样的操作。

②让患者仰卧，暴露腹部，用闪罐法吸拔滑肉门和关元，每个穴位闪拔5～7次，至皮肤潮红，留罐10～15分钟。

拔罐提醒

这样的治疗每周2次。

皮肤粗糙

皮肤粗糙多是因为肌肤水油平衡失调、新陈代谢能力下降所导致。日常生活中，强烈的紫外线照射、干燥环境的影响、工作压力大、不良的生活习惯等因素都会导致肌肤干燥，长期得不到改善，便会出现干裂粗糙的现象。中医认为，皮肤粗糙是阴血不足，内有燥火引发的皮肤易长赘物。在相关穴位拔罐能够滋阴补阳、祛除内热，促进新陈代谢，从而改善肌肤。

选穴定位

膀胱经（部分）：后背，脊柱棘突旁开1.5寸和3寸。

肝俞：第9胸椎棘突下，后正中线旁开1.5寸。

滑肉门：脐中上1寸，前正中线旁开 2 寸。

关元：脐中下3寸，前正中线上。

合谷：手背第2掌骨桡侧的中点处。

血海：髌底内侧端上2寸，股内侧肌隆起处。

足三里：犊鼻下3寸，犊鼻与解溪连线上。

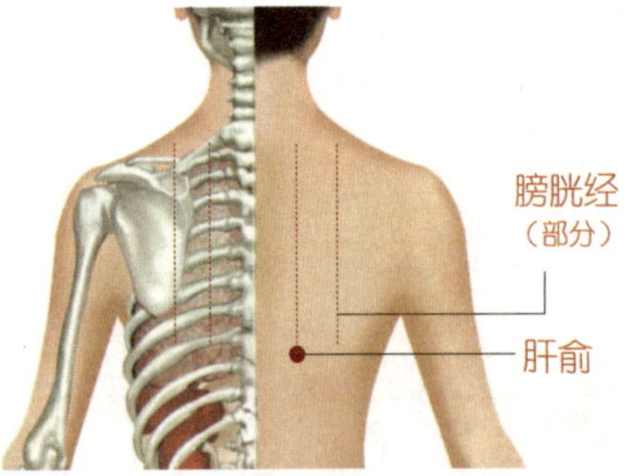

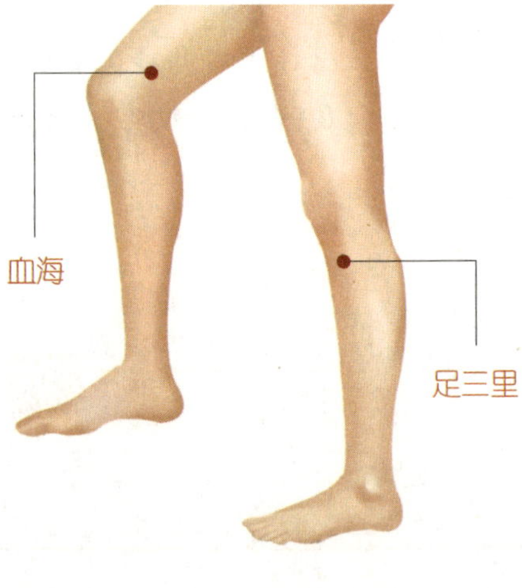

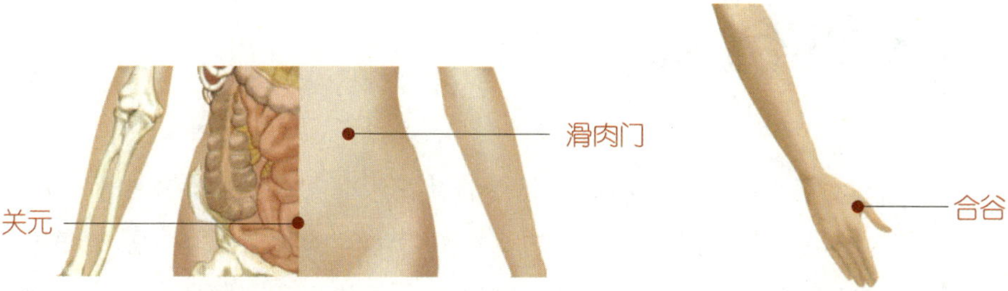

方义分析

膀胱经：具有通调水道、调节水液代谢的作用，可以迅速将人体生理代谢产物排出体外，加快气血运行，畅通经络，令肌肤细腻润泽。

肝俞：足太阳膀胱经腧穴，又是肝之背俞穴，可滋阴养血，供给皮肤营养。

关元：任脉腧穴，又与足三阴经相交，可调肝、脾、肾之经气，益肾阳，补气血。

滑肉门：足阳明胃经腧穴，可健脾胃，促进皮肤对营养物质的吸收，保证皮肤代谢功能正常。

合谷：手阳明大肠经之原穴，对大肠的消导有调节作用。

血海：足太阴脾经腧穴，可以健脾益气、活血凉血、祛湿清热。

足三里：足阳明胃经腧穴，又是“合”穴，可以补气补血，补充皮肤所需之营养。

拔罐方法

①让患者俯卧，暴露背部，先在背上涂抹润滑剂，然后把罐吸拔在背部，沿背部膀胱经走罐，往返5～7遍。若背部皮肤有破损，则慎用走罐法。

②让患者仰卧，把罐吸拔在关元、滑肉门、合谷、血海、足三里，留罐10～15分钟。再让患者俯卧，把罐吸拔在肝俞，留罐10～15分钟。

拔罐提醒

这样的治疗每周2～3次，15次为1个疗程。此法适用于气滞血瘀型患者。患者皮肤粗糙，面色晦暗，伴有口苦口干、心烦易怒、月经不调等症状。

面部皱纹

皱纹是皮肤老化的结果，是皮肤缺乏水分、表面脂肪减少、弹性下降的结果，其直接影响面部的容貌，是美容的大敌，尤其是眼角的鱼尾纹最能体现一个人的衰老。中医认为，此病多因脾胃虚弱，气血化生不足，面部失于濡养所造成；或肝肾阴虚，阴血不足，肌腠失于濡润；或情志失调，忧思悲愁，令气机不畅，气血郁滞，不能上荣于面。在相关穴位拔罐能够滋养脏腑、疏通经络、促进气血运行，从而减少皱纹。

选穴定位

阿是穴： 面部皱纹局部。
阳白： 眉上1寸，瞳孔直上。
地仓： 口角外侧，上直对瞳孔。
颧髎： 颧骨下缘，目外眦直下凹陷中。

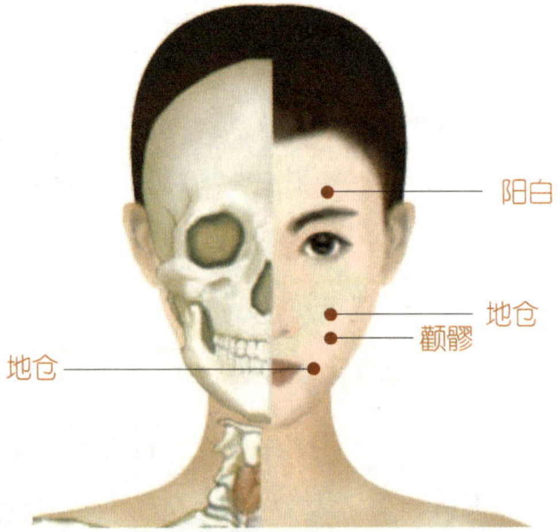

方义分析

阿是穴：可以直达病所，快速取效。

阳白：足少阳胆经腧穴，又是与阳维脉交会穴，可以清热、解毒、除湿、消皱。

地仓：足阳明胃经腧穴，又是手阳明经与阳维脉交会穴，可以通络活血、滋养肌肤。

颧髎：手太阳小肠经腧穴，又是与手少阳三焦经的交会穴，可以清热消风、活血通络。

拔罐方法

①把罐吸拔在阿是穴、阳白上，留罐10分钟，以皮肤潮红为度。因在面部拔罐，力度不可过大，以免损伤皮肤。

②把罐吸拔在颧髎、地仓上，留罐时间不超过10分钟。

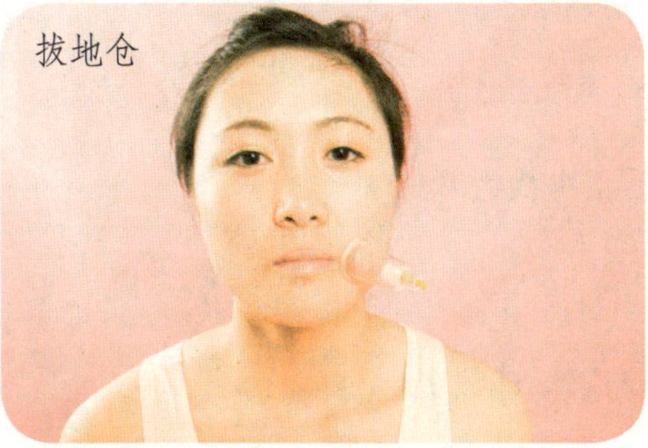

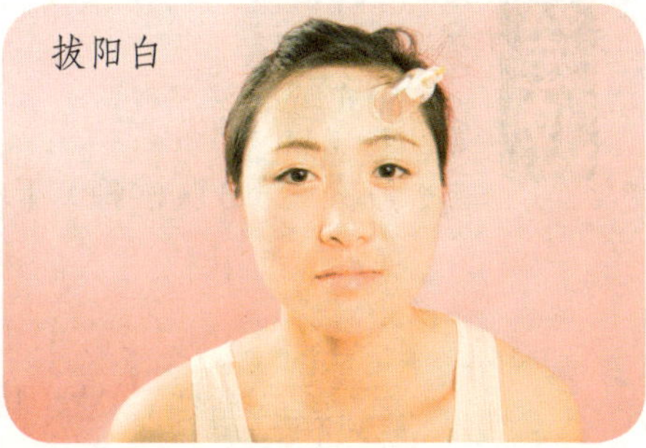

拔罐提醒

这样的治疗每周2次，10次为1个疗程。面部拔罐会影响美观，所以一定要征得患者同意才可施罐。

眼袋

眼袋，即下眼睑浮肿。眼睑皮肤很薄，皮下组织薄而松弛，很容易发生水肿现象，从而产生眼袋。眼袋的形成有诸多因素，遗传是重要因素，而且随着年龄的增长愈加明显。中医认为，眼袋的形成与人体的脾胃功能有着直接的关系，脾胃功能的强弱，直接影响到肌肉功能和体内脂肪的代谢。在相关穴位拔罐可以提高脾胃功能，促进血液循环，对消除眼袋是非常有意义的。

选穴定位

主穴

心俞：第 5 胸椎棘突下，后正中线旁开1.5寸。

脾俞：第11胸椎棘突下，后正中线旁开1.5寸。

肾俞：第 2 腰椎棘突下，后正中线旁开1.5寸。

阴陵泉：胫骨内侧髁下缘与胫骨内侧缘之间的凹陷中。

配穴

肺俞：第 3 胸椎棘突下，后正中线旁开1.5寸。

关元：脐中下3寸，前正中线上。

水分：脐中上1寸，前正中线上。

足三里：犊鼻下3寸，犊鼻与解溪连线上。

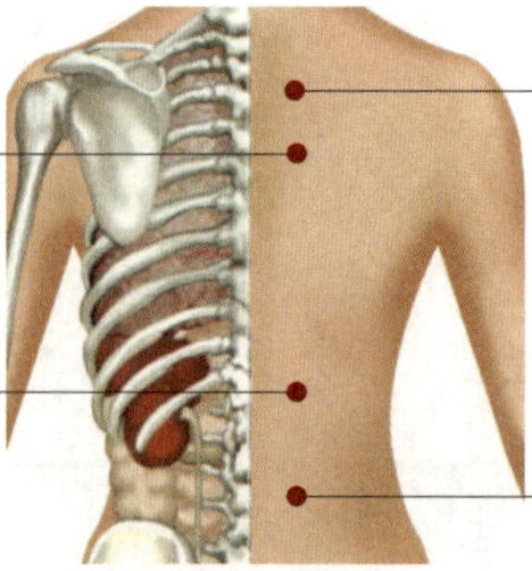

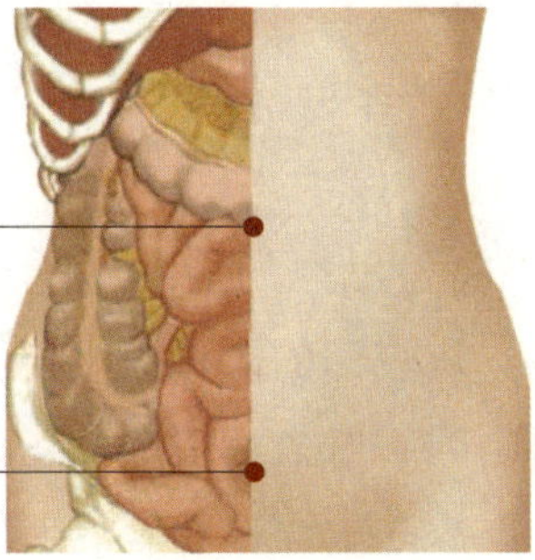

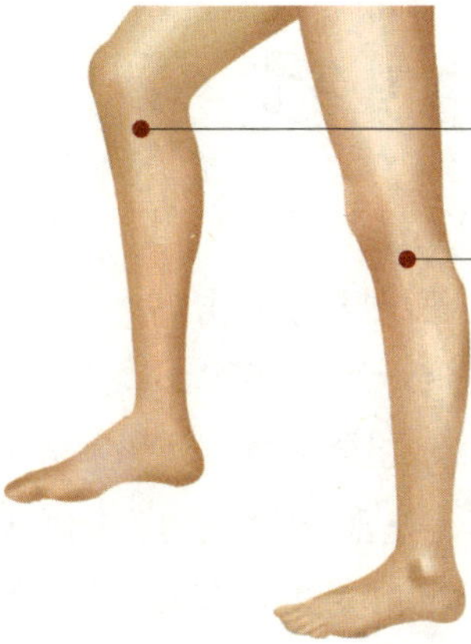

方义分析

心俞、脾俞、肾俞： 足太阳膀胱经腧穴，心主血脉，为气血运行的原动力，脾为气血生化之源，肾乃先天之本。三穴合用可利水除湿、化气泄水，还可滋阴补血，濡养肌肤。

阴陵泉： 足太阴脾经之合穴，可健脾利水，与膀胱经三穴合用则体内的水液代谢功能得以加强，使滞留于眼睑的水液得以输布，眼袋即会消除。

关元、水分： 任脉腧穴，关元又为小肠的募穴，具有补益气血和温化水湿之作用；水分则有分利水湿之作用。

肺俞： 足太阳膀胱经腧穴，又是肺的背俞穴，可利水逐饮。

足三里： 足阳明胃经之合穴，可令脾胃健运，水饮得除，眼袋得消。

拔罐方法

①先让患者俯卧，把罐吸拔在心俞、脾俞、肾俞、阴陵泉上，留罐15～20分钟。

②再从配穴关元、肺俞、水分、足三里中选择1～2个拔罐，留罐15～20分钟。

拔罐提醒

对于所选中的穴位，要先拔背部穴位，再拔腹部穴位。这样的治疗每周2～3次，10次为1个疗程。

手部皲裂

手部皮肤过度干燥，就会出现粗糙、龟裂的情况，甚至还会出现和皮纹一致、深浅长短不一的裂隙，裂隙深的，还会流血，导致手局部活动受限。中医认为，本病主要是因肌肤血液流通缓慢，皮肤失于濡养，进而枯槁龟裂；或血虚之人，皮肤失润，伤寒之邪凝滞而致皴裂。在相关穴位拔罐可祛除肌肤之邪，滋养肌肤之气血，令肌肤平复。

选穴定位

曲池： 在尺泽与肱骨外上髁连线中点凹陷中。

血海： 髌底内侧端上2寸，股内侧肌隆起处。

大陵： 腕掌侧远端横纹中，掌长肌腱与桡侧腕屈肌腱之间。

劳宫： 横平第3掌指关节近端，第2、3掌骨之间偏于第3掌骨。

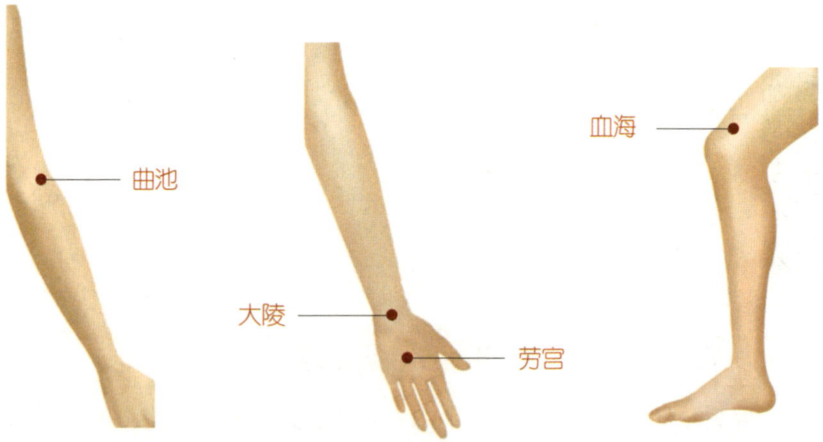

方义分析

曲池： 手阳明大肠经腧穴，又是其合穴，可以疏风清热泻火。

血海： 足太阴脾经腧穴，可补血、活血、凉血、祛风。

大陵、劳宫： 手厥阴心包经腧穴，大陵又为原穴，劳宫又为荥穴，二穴皆有清热之功效。

拔罐方法

让患者取坐位，暴露手臂和腿部，把玻璃罐吸拔在曲池、大陵、劳宫、血海上，留罐15分钟。留罐过程中，要注意观察罐内皮肤的变化，当皮肤充血或有瘀血拔出时应立即起罐。

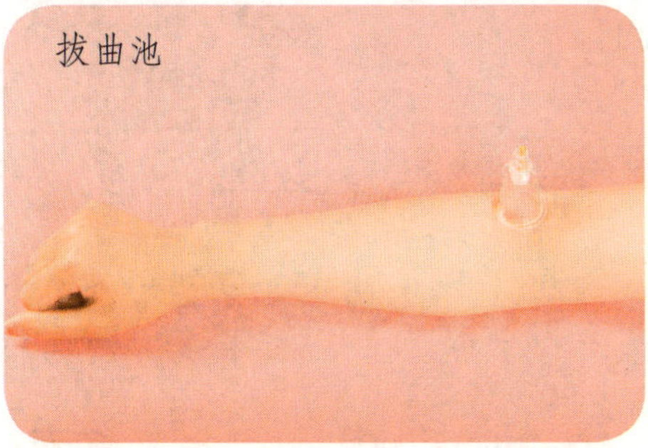
拔曲池

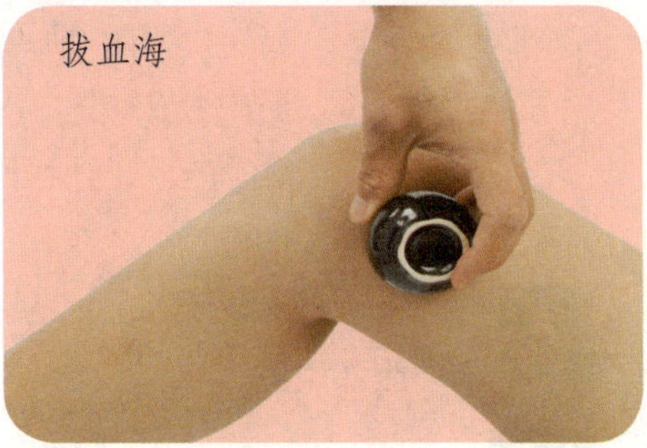
拔血海

拔罐提醒

起罐后，对穴位皮肤进行消毒处理。这样的治疗每周2～3次，10次为1个疗程。

肥胖

肥胖症是指人体脂肪沉积过多，超出标准体重的20%。中医认为，此病多因饮食不节，嗜食肥甘，湿热蕴积，热聚肺胃；或久坐久卧，脾失健运，水湿停聚，凝聚成痰，溢于肌肤；或养尊处优，劳逸失调，痰湿停聚而成。通过对局部部位的拔罐，能疏通经络，平衡气血，调整内分泌，加速血液循环及淋巴液循环，促进肠胃蠕动，从而改善消化功能，使机体新陈代谢加快，产热及脂肪消耗增加，既可减去体表脂肪，又可减去体内深层多余脂肪，从而达到安全、保健的快速减肥目的。

选穴定位

大椎：第7颈椎棘突下凹陷中，后正中线上。

腰阳关：第4腰椎棘突下凹陷中，后正中线上。

中脘：脐中上4寸，前正中线上。

关元：脐中下3寸，前正中线上。

大横：脐中旁开4寸。

居髎：髂前上棘与股骨大转子最凸点连线的中点处。

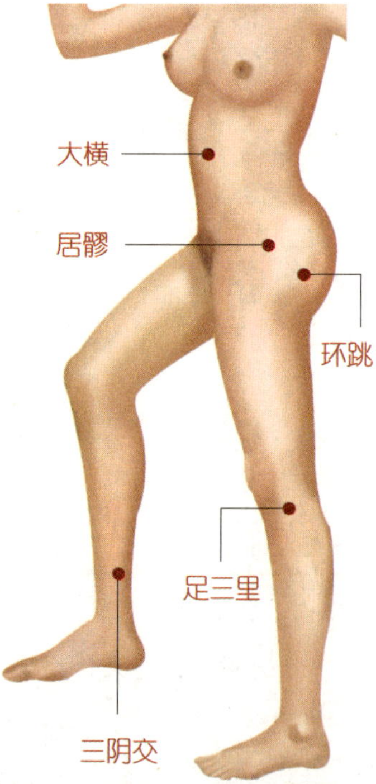

腹部肥胖

水分：脐中上1寸，前正中线上。

足三里：犊鼻下3寸，犊鼻与解溪连线上。

臀部肥胖

环跳：股骨大转子最凸点与骶管裂孔连线上的外1/3与内2/3交点处。

三阴交：内踝尖上3寸，胫骨内侧缘后际。

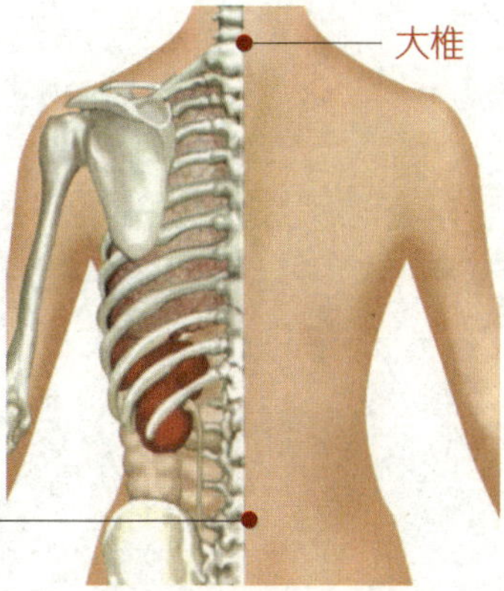

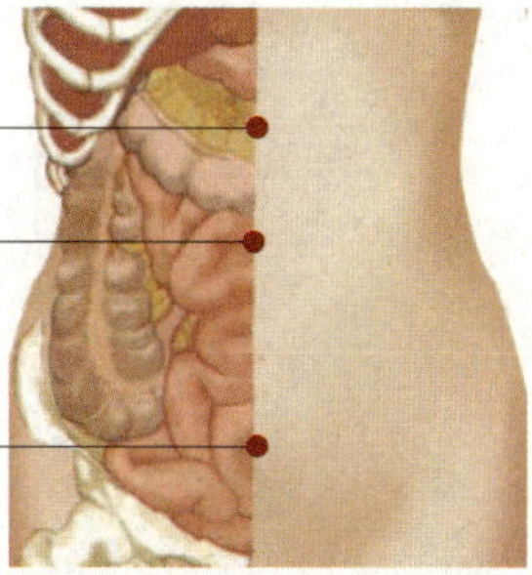

方义分析

大椎、腰阳关：督脉腧穴，总督人体一身之阳，大椎更为手足三阳、督脉之会，二穴合用补阳可消阴，促进脂肪分解。

中脘、水分、关元：任脉腧穴，中脘为胃之募穴，可通调胃腑，关元乃足三阴、任脉之会，小肠之募穴，三穴共用可提振正气，消除壅滞，排出体内代谢产物。

大横、三阴交、足三里：大横、三阴交为足太阴脾经腧穴，足三里为足阳明胃经腧穴，大横与阴维脉交会，三阴交是足三阴经的交会穴，足三里乃胃之合穴，三穴共用具有调理脾胃、消积导滞、消脂减肥之作用。

居髎、环跳：足少阳胆经腧穴，居髎为足少阳、阳跷脉交会穴，环跳则为足少阳与太阳经交会穴，二穴都可排出体内毒素以消除造成肥胖的水毒和血毒。

拔罐方法

①根据临床症状需要，选取适当腧穴。让患者俯卧，将罐吸拔在大椎、腰阳关上，留罐10～15分钟。

②让患者仰卧，将罐吸拔在中脘、水分、关元、大横上，留罐10～15分钟。

③让患者取坐位，将罐吸拔在居髎、环跳、足三里、三阴交上，留罐10～15分钟。

拔罐提醒

起罐后，对穴位皮肤进行消毒处理，这样的治疗每日1次。

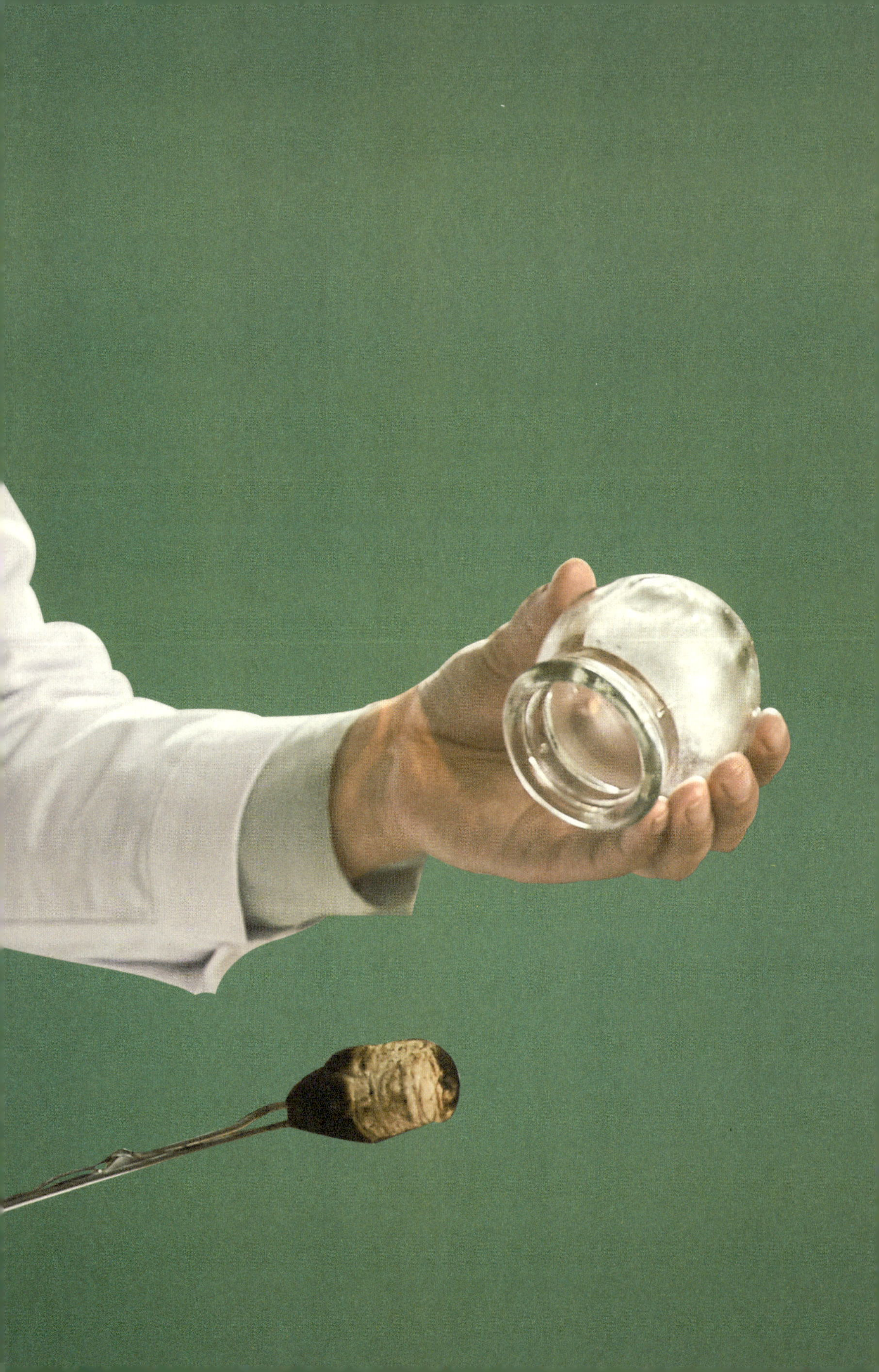